《内经知要》白话解

〔明〕李中梓　辑著
〔清〕薛　雪　补注
黄海波　张孟涵　编著

河南科学技术出版社
·郑州·

图书在版编目（CIP）数据

《内经知要》白话解 / 黄海波，张孟涵编著．-- 郑州：河南科学技术出版社，2025.5

（中医入门白话解丛书）

ISBN 978-7-5725-1445-6

Ⅰ．①内… Ⅱ．①黄… ②张… Ⅲ．①《内经》—分类—汇编 Ⅳ．①R221.3

中国国家版本馆 CIP 数据核字 (2024) 第 029713 号

出版发行：河南科学技术出版社

地址：郑州市郑东新区祥盛街 27 号　　邮编：450016

电话：（0371）65788613　65788629

网址：www.hnstp.cn

出 版 人：乔　辉

责任编辑：邓　为

责任校对：董静云

封面设计：中文天地

责任印制：徐海东

印　　刷：郑州市毛庄印刷有限公司

经　　销：全国新华书店

开　　本：850mm × 1168mm　1/32　　印张：13.25　　字数：294 千字

版　　次：2025 年 5 月第 1 版　　2025 年 5 月第 1 次印刷

定　　价：49.00 元

导读

一、《内经知要》简介

1.《黄帝内经》

《黄帝内经》（以下简称《内经》）是中国最早的医学典籍，是两千多年来中国医学思想发展的基础，其内容法于天象，论辨阴阳，博大精深，对中医诊断治疗、防病保健等具有重要的指导意义，是学习与钻研中医学的必备经典。《内经》又是高等中医药教育中医学专业的基础课，也是学习《中医基础理论》之后的提高课程，其重要性可想而知。纵观历代医学，有所成就的医家都必宗《内经》而一以贯之。然而《内经》出于先秦至西汉时期，实非成于一人一时之手；而文字古朴，义理深邃，加之去古渐远，错简碎文时或有之，所以一般人不容易读懂。

2.《类经》

历代给《内经》注释解读之书众多，则张介宾的《类经》就是其中之一。张介宾（1563—1640），字会卿，号景岳，祖籍四川绵竹，后移居浙江山阴（今浙江绍兴），为明代著名医家。他少年学医，又喜好天文、卜筮、兵法等，博学广通。学术上初期尊崇朱丹溪“阳常有余，阴常不足”之说，后来提倡“阳非有余，阴常不足”之说，治病主张补益真阴元阳，为温补学派主要代表人物。其代表作有《景岳全书》《类经》《类经图翼》等。关于《类经》一书，张介宾认为《内经》分为《素问》与《灵枢》两部分，有诸多不便，且“经文奥衍，研阅诚难”。于是潜心研究，历经30余年，改稿4次，才完成这部医著。全书共32卷，将《素问》《灵枢》两部分重新编排，“从类分门，附意阐发”。目的是以“《灵枢》启《素问》之微，《素问》发《灵枢》之奥，相为表里，通其义也”（《类经·序》）。全书分为十二大类：摄生、阴阳、藏象、脉色、经络、标本、气味、论治、疾病、针刺、运气、会通。十二大类之下又分若干小标题，再分别列入《内经》的原文，进行注释阐述。可以说，这部医著就是《内经知要》的前奏。

3.《内经知要》

《内经知要》的作者李中梓（1588—1655），字士材，号念莪，江苏华亭（今上海松江区）人，为明末清初著名医家。他一生博览群书，撷取众家精华，著述颇多，有《医宗必读》《伤寒括要》《士材三书》《删补颐生微论》等，钻研《内经》，尤通《类经》。《医宗必读》则载有《不失人情论》一文，是选取张介宾《类经·脉色类》“不失人情”句所加按语，删节润色而成。李中梓鉴于《内经》深奥而相关注释内容繁多，有闲暇细玩深究的人不多，为了方便那些没有余力孳孳于诵读医书的世人时医，从《类经》十二大类中辑录了有重要指导意义的《内经》原文与注释，整理归类为八章：道生、阴阳、色诊、脉诊、藏象、经络、治则、病能，编著成一本《内经知要》，因《素问·至真要大论》有言“知其要者，一言而终；不知其要，流散无穷”而定名。相对于《类经》，其书确实提纲挈领，至简至要。其内容之精练，分类之简要，颇受同道之称誉赞扬。清代著名温病学家薛雪（1681—1770）鉴于《内经知要》“至简至要，方便时师之不及用功于鸡声灯影者，亦可以稍有准则于其胸中”，而书商说“其板已没久”，于是取李中梓原辑本进行校正补注，重新刊印于乾隆年间。

《内经知要》虽是《类经》的辑录本，亦有所阐述发挥。如《道生》一章，顾名思义，指顺道而生，内容是《摄生类》的。《内经》的宗旨是防患于未然，特别重视养生，而法取道家思想，广涉阴阳理论等，其哲学内容的阐述就颇费思索。《内经知要》载《素问·四气调神论》曰："夏三月……天地气交。"《类经》解释："岁气阴阳盛衰，其交在夏，故曰天地气交。"李中梓则阐述："即司天在泉，三四气之交，《六元正纪大论》所谓'上下交互，气交主之'是也。"以"司天在泉"及"上下"解释"天地"，以"三四气之交"解释"气交"；其意即是张介宾《类经》"岁气阴阳盛衰，其交在夏"。此处所涉的五运六气内容，颇为深奥，不可数言以尽，亦不可展开论说。《六元正纪大论》是唐代王冰整理《素问》时"受得先师张公秘本"为补缺所增的七篇大论之一，是有关五运六气学说的重要内容，以六气之六元而正六十岁之纪的含义名篇。因为《内经知要》未纳入《类经·运气类》内容，所以将其内容部分穿插于相关阐述之中。

对于《内经知要》全书，至今实无一人进行过全面解读。现有数本所谓"浅解""语译""讲义"，如秦伯未《内经知要浅解》、郭霭春《内经知要补注语译》、安徽中医进修学校《内经知要通俗讲义》等，仅仅是根据《内经知要》所辑录的《内经》原文进行解释、补注、语译。现存《内经》释读之著无数，仅读《内经》辑文，不免有失贯通理解。《内经知要》中的阐述具有穿插、联络与贯通作用，并更有较深的启发意义，不解读则读者未必都能读懂与理解；加之《内经知要》是《类经》的辑录本，读者大多不知其出处，虽然至简至要，要贯通《内经》的宗旨而不查考出处，不仅有一定的难度，而且也有相当大的偏失。

如《内经知要·色诊》一章载《灵枢·五色篇》曰："色者，青黑赤白黄，皆端满有别乡。别乡赤者，其色亦大如榆荚，在面王为不日。"《内经知要》阐发："如赤者心色，应见于两目之间，是其本乡。今见于面王，是别乡矣。不日者，不日而愈也。火色见于土位，是其相生之乡也。""乡（鄉）"与"向（嚮）"同，向同；别乡（xiàng）指别的方位。关于"不日"，解释为"不日而愈也"，则是把邪气"相生"误作生气"相生"。查考《灵枢·五色篇》上文，此处是承前文有关"卒死"问题而言，雷公请问："其死有期乎？"黄帝回答："察色以言其时。"故其意是："察色以言其卒死之时，则为不日。"清代张志聪解释"不终日而卒死"，此释正确；"不日而愈"当更作"不日而死"。

所以《内经》文字古朴而过于简洁，义理却深邃难解，若非深于研究，前后联系，岂能透彻贯通？更何况简辑本，有失篇章间的联系，怎能完全避免断章取义的情况？即使注家也会难免失误。同时薛雪重刊时还进行了有价值的补注，若不对《内经知要》全书进行全面解释语译，则《内经知要》的实际价值不能体现，而其中个别瑕疵又会造成对《内经》理解的误导。鉴于其实用价值与广泛影响，本书对《内经知要》全书详加解读，并进行了全面语译，主要以意译为主。

二、《内经知要》版本及校订

清代张之洞文襄公《书目答问》指出："读书不知要领，劳而无功；知某书宜读，而不得精校精注本，事倍功半。"故本书首先以人民卫生出版社 1956 年影印的繁体版《内经知要》为底本，以人民卫生出版社 1963 年简体版，1982 年第二次印刷的《内经知要》为对照，参考 1999 年中国中医药出版社的《李中梓医学全书》的校订版，并且查考张介宾《类经》（人民卫生出版社 1965 年第一版，1980 年第二次印刷）的原处，同时考证于《内经》原文，尽力整理出一个较完善的本子。

人民卫生出版社 1956 年影印的繁体版，是影印本，有其优越性，可以减少简化字版本因繁简转换带来的识别错误。如《素问·玉机真藏论》“沉以抟，故曰营”，“抟（摶）”字，《内经》及其注译诸本，多误作“搏”，而此本《内经知要》繁体版则不误。然而其他讹误也还是难免，故本书首先予以勘正，此略举数例。

第一则：《内经知要》文字讹误

《素问·大奇论》曰：“脉至如颓土之状，按之不得，是肌气予不足也。五色先见黑，白垒发死。”关于“白垒”，诸注本实不知为何物。《内经知要》阐发：“土败而水反侮之。垒（壘），藟同，即莲藟也。藟有五，而白者发于春，木旺之时，土其绝矣。”“莲藟”，亦不知为何物。查考张介宾《类经》：“垒（壘），藟同，即蓬藟之属。藟有五种，而白者发于春，木王之时，土当败也。”清代高士宗《素问直解》曰：“垒，藟同……藟，葛属，其色白。白藟发于春，春时木旺，土衰，故白藟发死。”“葛属”“蓬藟之属”皆为藤蔓植物。“蓬藟（lěi）”，人民卫生出版社与中国书店等诸版本皆错作“莲藟”。李时珍《本草纲目·草七·蓬藟》载：“莲藟……生于丘陵之间藤叶繁衍、蓬蓬累累，故名莲藟。”李时珍说有五种，多为春季开小白花，《类经》“莲藟之属，藟有五种，而白者发于春”即源于此。“白垒”指花瓣倒卵形或近圆形，而呈白色的蓬藟。于是据张介宾《类经》及李时珍《本草纲目》，将“莲藟”更正为“蓬藟”。

第二则：《内经知要》阐发错误

《素问·阴阳别论》曰：“所谓生阳死阴者，肝之心谓之生阳，心之肺谓之死阴。”《内经知要》阐发：“得阳则生，失阳则死，故曰生阳、死阴也。自肝传心，以木生火，得之生气，是谓生阳，不过四日而愈。心传肺者，为火克金，故曰死阴，不过三日死。”“四日而愈”殊不可解。查考出处，张介宾《类经》亦误。《内经知要》的阐发对《内经》的误解，不免误导诸家，如《内经知要浅解》将“生阳”理解为化险为夷，其他诸家或者避而不解。高士宗《素问直解》曰：“肝移热于心，谓之生阳。肝木生火，脏热相移，故曰生阳，是即刚与刚也。《气厥论》云‘肝移热于心则死’，所以然者，火热自焚，心气厥逆也。心移寒于肺，谓之死阴。肺金如天，心火如日，火日衰微，若天无日，故曰死阴，是即柔与柔也。《气厥论》云‘心移寒于肺，肺消，饮一溲二，死不治’，所以然者，天日虚寒，水精不布也。”根据《素问·阴阳别论》载：“死阴之属，不过三日而死；生阳之属，不过四日而死。”所以“生阳”“死阴”都是死症。则据《素问》《素问直解》，将“谓生阳，不过四日而愈”之“愈”更正为“死”。

第三则：《内经》流传问题

《素问·四气调神论》曰：“天气，清静光明者也，藏德不上，故不下也。天明则日月不明，邪害空窍，阳气者闭塞，地气者冒明，云雾不精，则上应白露不下。交通不表，万物命故不施，不施则名木多死。”关于“藏德不上故下也”诸本都误作“藏德不止，故不下也”，历代诸家都是强为之解，李中梓也难免曲为之解：“藏德者，藏其高明而不肯自以为高明也。不止者，健运不息也。惟藏而不止，虽下降而实不之下，曷尝损其居上之尊乎？故曰不下也。”实是牵强附会，令人难以琢磨。根据清末民国医家彭子益《圆运动的古中医学》，“藏德不止”当是“藏德不上”，意即“地面之下无藏德上升于天”，即地面之下没有由地下水所封藏的阳热上升于天，以形成云雾雨露。藏德之德指造化之气，即闭藏于大地及水面之下的阳气，也就是冬三月的“闭藏之本”。若冬季温暖而无霜雪，大地闭藏阳气不密，则来年春天阳气上升于天就无力，从而导致天地之气不交的状况。如此一解，则前后内容可以贯通了：天气纯净光明，造化之德不上升，则天气也不能下降。如此则日月功能不明，导致天地上下痞塞而大气升降停止，云雾雨露不施于生命之造化而万物枯死的结果。可见《内经》去古久远，流传中的讹误难免，所以一般人不容易读懂。因此根据《圆运动的古中医学》，将《内经》“藏德不止”更正为“藏德不上”。

总之，对《内经知要》勘正与注疏秉承维持原文与原注的宗旨，凡于理通顺，能自圆其说的，对其原文均不予修改。如《素问·四气调神论》曰：“夏气之应，养长之道也。逆之则伤心，秋为痎疟，奉收者少。”其阐述：“夜卧以下皆顺夏令养长之道也，否则与令为逆，乘时秉政之心王，不亦拂其性乎？”“乘时秉政之心王”，“王”当理解为主宰、兴旺之意，则于理通顺，不予修改。而诸本径自改为“乘时秉政之心主”，当属擅改。

三、诠译条例

可以说《内经知要》载录了张介宾、李中梓、薛雪三家的见解与心血，其价值是极其珍贵的，而其诠译的难度也就大了。本着对读者负责的精神，本书查考与引证了相关文献，也参考了相关“注释”“讲义”有价值的内容，希望集众家之长，尽本人之所能，给读者一个完善的读本与参考。

1. 分层次

《内经知要》载录了《内经》原文、李中梓的阐释、薛雪的补注三方面的内容，为了方便读者与研究者区分及查证，本书首先根据《内经知要》影印本进行了以下分类。

《内经》原文，标为【内经】；

李中梓的阐释，标为【知要】；

薛雪的补注，标为【薛注】。

然后进行全面的注释语译工作：

对【内经】【知要】【薛注】的难点、重点词语进行解释，标为【注释】；

对【内经】与【知要】二者综合并进行白话解释，标为【语译】；

对【薛注】进行白话解释，标为【语译】；

全书将每句每节语译的白话文与原书的文言文对应，多按李中梓所断句群或小节进行阐释，排列于【内经】【知要】后的【语译】是对二者的综合翻译，是文白对照译法，方便读者阅读学习。

对各方面问题的分析、提示、概括、说明等，标为【按语】，《道生》章等，内容涉及理论性问题较多，因而按语稍多。

有关校勘的：

【勘误】多对字形讹误的纠正；

【正误】多对概念错误的纠正；

【校释】多是既做【勘误】或【正误】，又做必要的解释；

【校补】多是根据《内经》《类经》补上篇名。

2. 章节安排与概括

《内经知要》一书，根据《内经·至真要大论》“知其要者，一言而终；不知其要，流散无穷”之句中“知其要”而命名。意指抓住医学根本要领“阴阳”二字，一切问题则可迎刃而解；此书亦指抓住根本原理，则可把握《内经》体系，并具体运用以指导临床实践。这本《内经知要》，为广大医务工作人员学习带来了极大便利，也确实体现了李中梓的初衷。若仅仅把《内经知要》当作一本有关《内经》的辑录本，那就失去了它真正的价值。故本书对《内经知要》中《内经》原文及其阐述，都进行了全面为诠释与语译。

李中梓《内经知要》分为八个重要部分：道生、阴阳、色诊、脉诊、藏象、经络、治则、病能。这八个部分辑录得要，提纲挈领，编排有序；有对《内经》的补充与阐述穿插其间，以起网络贯穿作用。为了避免理解的偏差与掌握的片面，本书力图挖掘其中的启示内容，贯通诠译，并予以归纳。全书亦据《内经知要》分为八章，下列原书篇目若干，并标序号，逐篇解释。

全书内容包括如下部分。

《薛雪序》，叙述了《内经知要》一书的重要性及重刊的原因与经过。

《道生》章，叙述了源于道家而重视真气的中医学理念与主导思想，说明了防患未然、师法自然，以求延年益寿的养生方法和意义。《上古天真论》有“真人……能寿敝天地，无有终时，此其道生”句，故效法顺“其道生”，因以名篇。

《阴阳》章，叙述了与易学、道家、儒家思想密切相关的中国传统哲学的主要内容，以及在对立统一基础上演化而成的八卦与五行学说，是中医学的指导思想与方法论，对中医用以分析与把握治疗原则起决定性作用。

《色诊》章，叙述了色诊的判断方法及其原理，是思外揣内的重要诊断方法之一。

《脉诊》章，叙述了切脉部位、脉搏变化及脉诊原理，指出了脉诊及四诊综合运用的重要性。

《藏象》章，叙述了中医思外揣内的重要诊断方法与原理，阐述了脏腑机制、病因病机与外在症状的对应作用，从整体综合、有机联系与发展角度，分析了人体与自然的相应关系，是中医诊断学的重要内容。

《经络》章，叙述了人体经络线路，及其与内脏的对应关系，以及功能原理，对疾病诊治具有极为重要的意义。

《治则》章，叙述了治疗的基本原则与原理，介绍了药物、针刺、按摩、沐浴等疗法，分析了方剂的组成与运用，具有启发性的指导意义。

《病能》章，分析了内外科各种病症，包括诊断、病因、病机、归类、预后、治法，及其原理。《素问》有《病能》篇，及“阴阳更胜之变，病之形能”“上观下观……之病能”等句，因以为篇名。提示诊断必须全面，关键在于把握阴阳。

于每章的每篇之前加简练的概括，均为四字句，易于领会。因而每篇既分析解释得详透细致，又能提纲挈领，明略大旨。

薛雪序

【薛序】古云：为人子者，不可以不知医。此言似乎专指孝友中之一端而言之者也。何也？夫人之禀体毋论，其它六淫戕其外，七情贼其中，苟不知节，鲜不病且殆也。为人子者，可以父母、伯叔、兄弟、妻子及诸眷属付之庸医之手乎？故不可不自知。

【注释】

薛雪（1681—1770）：字生白，号一瓢，又号牧牛老朽，清代著名温病学家。

戕（qiāng）：伤害。

贼：杀戮，毁坏。

【语译】古人说，作为人之子，不可不掌握医学。这话当是专门针对儒家“孝敬父母，友爱兄弟”为人之品行而言。为什么？人的身体禀受于父母且不论，其他如外界致病之六气伤害形体，内心七情六欲残害心情，若不知道疏理调节，很可能有人因此生病而致危重不治。那么，作为人之子，可以把父母、伯叔、兄弟、妻子、儿女，及亲属的生命托付给庸医之手吗？故不可不掌握医学。

【按语】此提纲挈领地强调了解中医学的重要性。作为人之子，掌握医学不仅能孝敬双亲，而且可惠及家人。

【薛序】然知之为知之则可，若强不知以为知，不如无知。从来偾事皆属一知半解之流，而不知奴隶之夫、乳臭之子，一朝而苟得权势，侥幸而世拥多资，便肆其骄慢之气。役医如吏，藐医如工。家有病患，遂促其调治，并以生死之权责成之。初不闻扁鹊有云“臣能使之起，不能使之复生”乎？在医者亦不思往古分医为十四科，使其各治一科为专科，志在济人。今则率皆相习成风，趋炎奔竞，其志不过啖名谋食而已，岂不卑哉！

【注释】

偾（fèn）事：败事。

初不闻：岂不闻。

臣能使之起，不能使之复生：我能把病人治愈，不能让死人复活。

分医为十四科：明代陶宗仪《辍耕录》引《圣济总录》分医为大方脉杂医科、小方脉科、风科、产科兼妇科、眼科、口齿兼咽喉科、正骨兼金镞科、疮肿科、针灸科、祝由科。《明史·职官志》有太医院十三科的记载，即大方脉、小方脉、妇人、疮疡、针灸、眼、口齿、接骨、伤寒、咽喉、金镞、按摩、祝由。明代秦景明《幼科折衷·记录十四科》曰：“其十四科者，中有脾胃一科也。”各家所分略有区别。

啖名谋食：贪求虚名，谋求生存。

【语译】然而要真正懂得才可，不能不懂装懂，否则不如不懂。历来败事的都是一知半解的人，殊不知某些奴才、年少无知者，若是一朝握权得势，侥幸拥有许多钱财，就肆意骄横傲慢，役使医师如差夫，藐视医生如工匠。家中若有病患者，就催促医生调治，并托付病人生死之权而责成医生完全治愈。岂不知即如扁鹊这样的高明医生也曾说过“我能将病人治愈，但不能使死人复生”这话吗？对医生来说，也不想想古代亦将医疗分为十四科，让医生各治一科而成为专科，目的在于让其擅长某科并利于拯治病人。今世则都率相沿袭成风，趋炎附势，彼此竞争，其目的不过是贪求虚名，谋求生存而已，这些世俗之人岂不是很下贱吗！

【按语】强调掌握医学必须具有真知，而非一知半解；批评当世权势者的无知与不良医者不务实的医风。

【薛序】要知此道之源出自轩皇君臣，以羲皇一画之旨，终日详论世人疾病之所以然，垂教天下后世以治法之所当然。而药物则又出乎炎帝躬行阅历，察四时山川水土之宜，考五金八石之性，尝水陆草木之味，以定其有毒无毒、寒热温平、攻补缓急之用。相传各有遗书，轩皇者曰《素问》、曰《灵枢》，炎帝者曰《本草》。《素问》自王冰注后，嗣出者不下数十余家。《本草》自陶氏《别录》外，历代以来何止汗牛充栋！无奈时师心喜置身于时路，茫茫然朝值衙门，退候缙绅，酬应乡党；惟恐一人不悦，则谤端百出，飞祸无穷。所以无日不卑躬屈节，寝食俱废，岂有余力孳孳于诵读者哉！

【注释】

羲皇：即伏羲氏，为三皇之一。相传伏羲作八卦，以八种具有象征意义的基本图形，象征天、地、雷、风、水、火、山、泽八种自然现象，名称为乾、坤、震、巽、坎、离、艮、兑。每个图形用三个分别代表阳的“—”（阳爻）和代表阴的“--”（阴爻）组成。阴阳平衡是中医宗旨。

【语译】要知医道之源出自轩辕黄帝君臣，根据伏羲氏的阴阳概念，对世人疾病的形成与原因所进行的成日详细探讨，目的是用以流传后世，教育天下人如何治病。而药物则又出自神农炎帝对四时、山川、水土的适应情况的考察，对各种金石药物属性的探究，对水陆花草树木性味的品尝，对有毒无毒、寒热温平、攻补缓急作用的鉴定等一系列的亲自实践。相传黄帝、炎帝都留下医书，黄帝的称《素问》《灵枢》，炎帝的称《本草》。《素问》自唐代王冰作注后，继之作注的不下数十余家。《本草》自陶弘景《名医别录》外，历代以来的本草著作岂止汗牛充栋！无奈当代的医师一心置身于世俗名利，茫然无知，早晚恭候官府，应酬乡党；唯恐一人不悦，则诽谤四起，飞来无数横祸。所以时刻卑躬屈节，寝食不安，哪有余力静下心来诵读医书！

【按语】简述中医经典源流，点明羲皇垂教天下后世的良苦用心；哀叹世医奔波忙碌，无暇诵读卷帙繁多的医书，更不能体会医经宗旨。

【薛序】以故卷帙繁多，如李时珍、张介宾之所集，罔弗望涯而退，奚能念及此言似乎专指孝友中之一端而发者？扪心惝恍，务必旁通一贯，由亲亲而兼及于仁民耶。余久遭老懒，自丙子岁后，竟作退院老僧，绝口不谈此道矣。一日偶然忆及云间李念莪先生所辑诸书，惟《内经知要》比余向日所辑《医经原旨》，尤觉近人。以其仅得上下两卷，至简至要，方便时师之不及用功于鸡声灯影者，亦可以稍有准则于其胸中也。叩之书贾，佥云其板已没久矣，遂嗾余为之重刊。惜乎书可补读，理可渐明，其如笼中药物，悉非古之道地所产及时采取者矣。医岂易知而易为者哉？然亦不可不知者也！

乾隆甲申夏日，牧牛老朽薛雪书，时年八十又四

【注释】

惝恍：惆怅，失意，心神不安貌。

退院：指僧人脱离寺院。

云间：古又称华亭，今上海松江。

李念莪（1588—1655）：华亭人，名中梓，字士材，号念莪。

书贾（gǔ）：书商。

佥：都，皆。

嗾（sǒu）：使唤，指使。

【语译】因为医书卷帙繁多，如李时珍、张介宾所撰之著，世医无不望洋兴叹，欲读不能，又岂能念及"为人子者不可不懂医学"这话当是专指儒家"孝友"品行而言！扪心自问，内心替世医们感到不安。读医书务必广通遍晓而贯穿领会，由孝敬双亲而兼及爱护百姓啊！很久以来，我因老而慵懒，自丙子年后竟然做了个退院老居士，不再谈论医道。一天偶然想起松江县李中梓先生所辑诸书，唯觉《内经知要》一书，比我先前所编《医经原旨》，尤为浅显易懂。因为其书仅有上下两卷，十分简要，方便当代无暇用功于早诵夜读的医师们，即使稍稍浏览亦可有准则于胸。询问书商，都说其印版不存已久，于是叫我重刊。可惜医书可补读，医理可渐明，而药笼中的药物则全非古时道地所产、及时所采。医道哪是容易通晓而又容易行使的？然而又不可不知晓啊！

序于乾隆甲申夏日，牧牛老朽薛雪，时年八十又四

【按语】考虑到李中梓《内经知要》简要易明，可备世医方便翻检，而书商久无刻印，于是为之重刊。感叹医不易知而又不可不知！

目 录

卷上

一、道　生

《道生》：本章叙述了源于道家而重视真气的中医学理念与主导思想，说明了防患于未然、师法自然，以求延年益寿的养生方法和意义。《上古天真论》有“真人……能寿敝天地，无有终时，此其道生”句，故效法顺“其道生”，因以名篇。

第一篇：规避外邪，精神内守，真人至人，圣人贤人，同奉古道。

【内经】《上古天真论》曰：夫上古圣人之教下也，皆谓之虚邪贼风，避之有时。

【知要】教下者，教民避害也。风从冲后来者，伤人者也，谓之虚邪贼风。如月建在子，风从南来，对冲之火反胜也；月建在卯，风从西来，对冲之金克木也；月建在午，风从北来，对冲之水克火也；月建在酉，风从东来，对冲之木反胜也。必审其方，随时令而避之也。

【注释】

虚邪贼风：清代高士宗《素问直解》曰：“凡四时不正之气，皆谓之虚邪贼风。”凡从反方向而来并相克的伤人之风，都称之虚邪贼风。

月建：指农历每月所建之辰。古代以北斗七星斗柄的运转作为定季节的标准，将十二地支和十二个月份相配，用以纪月，以通常冬至所在的十一月（阴历）配子，称建子之月，类推，十二月建丑、正月建寅、二月建卯，直到十月建亥，如此周而复始。

冲：星相术数家指相忌相克。如子午相冲，卯酉相冲。

【语译】《素问·上古天真论》指出，上古之时圣王都教导民众要避除邪害，对于外来四时不正之气，反方向而来并相克的伤人之风，都要设法适时避免其侵袭。比如月建在子，正当寒冬之时，风从反向南方而来，冲克北风，南方之火获胜；月建在卯，正当暖春之时，风从反向西方而来，冲克东风，西方之金克木；月建在午，正当盛夏之时，风从反向北方而来，冲克南风，北方之水克火；月建在酉，正当金秋之时，风从反向东方而来，冲克西风，东方之木获胜。对所来之风向一定要仔细考察，根据时令让民众随时规避。

【按语】解读如何规避虚邪贼风，体现中医防患于未然的思想。

【内经】恬澹虚无，真气从之，精神内守，病安从来！

【知要】恬者，内无所营。澹者，外无所遂。虚无者，虚极静笃，即恬澹之极，臻于自然也。真气从之者，曹真人所谓“神是性兮气是命，神不外弛气自定”。张虚静曰“神一出，便收来，神返身中气自回”，又曰“人能常清静，天地悉皆归，真一之气皆来从我矣”。精无妄伤，神无妄动，故曰内守。如是之人，邪岂能犯，病安从生乎！

【注释】

恬澹：同恬淡。恬即内心无欲望，澹即身外无所求。

虚无：道家认为“道”之本体即虚无，能包容万物；性合于道，则有而若无，实而若虚。意即淡泊之极，宁静至深，恬淡之极，顺其自然。

真气从之：指精、气、神均安守于体内。

精神内守：即精不妄动而轻易伤损，神不妄思而随便外耗。

真一：道教名词，本指保持本性，自然无为。中医指天一真水，即天癸、元阴、肾精。

【语译】宁静淡泊而内心无欲，清虚无为而外物不求，即恬淡之极而宁静至深，包容万物而顺其自然。人体真气即可不轻易外泄，精神魂魄则安存体内，如此疾病却从何而来？宋代曹真人《灵源大道歌》说“神即禀性气即命，神不外泄，气自存内而安定”；又有虚静真人张天师说“神一外露即收回，神返身中气自归”，又说“人能常清静，天地全回归，天一真水全来归我体”。故效法道家所为，精神内守则无病！

【按语】道家以“虚无”为本体，提倡包容万物；中医以“清静”为宗旨，提倡无欲无求的内心修养。以道家思想为主导的中医将元气称作真气，推崇天真和谐、纯朴自然的境界。

【内经】有真人者，提挈天地，把握阴阳，呼吸精气，独立守神，肌肉若一。

【知要】真，天真也，不假修为，故曰真人；心同太极，德契两仪。提挈，把握也。全真之人，呼接天根，吸接地脉，精化为气也；独立守神，气化为神也。精气皆化，独有神存，故曰独立。肌肉若一者，神还虚无，虽有肌肉而体同虚空也，仙家所谓“抱元守一”，又曰“了得一，万事毕”，即形与神俱之义也。

【注释】

真人：保持天真，不借助修炼而能心同太极，德合两仪，阴阳调顺的人，称作真人。真，即天真。

提挈：把握，掌握。

天根：指所禀受天之精华、天赋根性。

地脉：地势脉络，指所禀受地之精华、地气生性。

独立：指能吸收天地精华，炼精化气，保存神气而独自生存。

肌肉若一：即形与神俱存之义。而不是精神返还虚无境地，而肌肉虚空，如同形尸走肉。

了得一，万事毕：语出《老子·三十九章》："昔之得一者：天得一以清，地得一以宁，神得一以灵，谷得一以盈，万物得一以生，侯王得一以为天下正。""了得一"意即"了道"，犹如得道，悟道；"万事毕"，意即虚无以待，万事大吉。

【语译】保持天真，不借助修炼而能心同太极，阴阳调顺的真人，能够掌握天地规律，把握宇宙阴阳变化；用吐纳法吸收天地精华而禀赋超凡，炼精化气而保神独自生存；精神不外泄则形神合一，能如仙家般"守护元真之气"，达到"把握天道，万事大吉"而与天地永恒的境界。

【按语】中医践行道家养生与医疗理念，提倡保持天真，强调心性与自然合一。同时融合易学原理于医道，注重精、气、神的保养。

【内经】故能寿敝天地，无有终时，此其道生。

【知要】天地有质，劫满必敝；真人之寿，前乎无始后乎无终。天地有敝，吾寿无终矣，此非恋于形生，盖形神俱微妙，与道合真，故曰此其道生者，明非形生也。

【注释】

敝：王冰注："敝，尽也。"

质：禀性，素质，物质。

劫：佛教指极久远的时节，古印度传说世界经历若干万年毁灭一次，重新再开始，这样一个周期叫作一"劫"。"劫"的时间长短，佛经有各种不同的说法。

【语译】所以真人的寿命可与天地一样长久，永无终结之时，这是得道而永生的境界。物质世界是有极限的，经历若干万年的毁灭之劫，必定竭尽；而真人的寿命，却永无终极之时。说及天地有尽时而人类寿命无尽时，这并不是让人们只追求或贪恋形体的生存，而是推崇形神合一并极尽其妙，与自然之道吻合而获得其真正意义上的生存。所以说真人得道而永生，彰显的是并非形体的永存。

【按语】意在效法真人，与天地同终极，与大道合一而让精神永存。

【内经】有至人者，淳德全道，和于阴阳，调于四时。

【知要】至者，以修为而至者也；淳者，浓也。德浓道全，不愆于阴阳，不逆于四时，庶几奉若天时者矣。

【注释】

至人：指通过修炼而达到极高境界的人。

淳：浓之义。

德：指"道"显现于万物的特殊规律或性质，亦指行为操守。

道：是幽隐无形的，指宇宙万物的本原、本体，及规律。

愆（qiān）：过失，违失。

【语译】通过修炼而达到极高境界的至人，品德淳厚完善而道行高深完备，和合阴阳而不失误，顺应四时而不违逆，是近乎完善地遵奉天时、顺从天意的人。

【内经】去世离俗，积精全神。

【知要】去世离俗，藏形隐迹也。积精全神者，炼精化气，炼气化神也。

【语译】至人藏匿身体的行踪，脱离世俗而隐居修行，全身心贯注于炼精化气，炼气化神，以保持精、气、神俱存。

【内经】游行天地之间，视听八远之外。

【知要】全神之后，便能出隐显之神，故游行天地之间；尘纷不乱，便能彻耳目之障，故视听八远之外。

【语译】然后便让其精神不囿于形体，而自由出游于天地之间；超脱凡俗而不受尘世干扰，消除耳目限制而极尽其视听之能，掌握八方之外的信息。

【内经】此盖益其寿命而强者也，亦归于真人。

【知要】前之真人，则曰道生；此言至人，则曰寿命、曰强，但能全形而已。亦归于真人者，言若能炼神还虚，亦可同于真人，此全以修为而至者也。

【注释】

强：强盛，壮健。

【语译】这也是延年益寿而健康强壮之人，也属于真人一类之人。前文所说真人可谓得道而生，此处所说至人则称增益寿命长、身体壮健，只是保全形体而已。也同属于真人，是说如果修炼达到精神回归于虚无之境界，也可如同真人一样，这属于通过修炼而达到至高境界的人。

【内经】有圣人者，处天地之和，从八风之理。

【知要】圣者，大而化之，亦人中之超类者。与天地合德，四时合序，故能处天地之和而气赖以养，从八风之理而邪弗能伤也。

【注释】

圣人：指伟大而能适应各种变化的人，也是常人中出类拔萃之人。

【语译】常人中出类拔萃的圣人，能顺从天地规律，应合四时变化，处在天地和顺中，借助天地之气养生，了解八方之风的原理而避免邪气伤害。

【薛注】

八风者，《灵枢·九宫八风篇》云，风从所居之乡来者为实风，主生长，养万物；从其冲后来者为虚风，伤人者也，主杀主害。从南方来，名曰大弱风；从西南方来，名曰谋风；从西方来，名曰刚风；从西北方来，名曰折风；从北方来，名曰大刚风；从东北方来，名曰凶风；从东方来，名曰婴儿风；从东南方来，名曰弱风。

【注释】

乡（鄉）：向（嚮）的古字，指方向、方位。

【语译】八方之风，即《灵枢·九宫八风篇》所说八风：风从所居方向来的为实风，主导生长，长养万物；从相反方向来而相克的为虚风，是伤人之风，主杀主害。从南方来，称作大弱风；从西南方来，称作谋风；从西方来，称作刚风；从西北方来，称作折风；从北方来，称作大刚风；从东北方来，称作凶风；从东方来，称作婴儿风；从东南方来，称作弱风。

【内经】适嗜欲于世俗之间，无恚嗔之心，被服章，举不欲观于俗。

【知要】饮食有节，起居有常，适嗜欲也。摄情归性，无恚嗔也。和光混俗，不离世也。被服章者，《皋陶谟》曰“天命有德，五服五章哉”。圣人之心，不磷不淄，虽和光混俗，而未尝观效于俗也。

【注释】

被服章：语出《尚书·皋陶谟》：“天命有德，五服五章哉。”意即天命有天子、诸侯、卿、大夫、士五种德性，而服式根据身份而分为五等文采；人们按照身份贵贱而穿戴相应的服饰，意即不离于世俗。

观于俗：观俗，观察风俗，依照风俗。

和光：语出《老子》：“和其光，同其尘。”后成语以“和光同尘”指随俗而处，不露锋芒。

不磷不淄：即不磷不缁。语出《论语·阳货》：“不曰坚乎？磨而不磷；不曰白乎？涅而不缁。”磷，谓因磨而薄；缁，谓因染而黑。不磷不缁比喻不受外界条件的影响而起变化。

【语译】圣人饮食有节制，起居有常规，生活嗜欲与常人相同；调摄情志而无怨愤之心，不露锋芒；《尚书·皋陶谟》说“天命有天子、诸侯、卿、大夫、士五种德性，则服式根据身份分为五等文采”，故穿戴相应于身份的服饰，并不脱离世俗；行为举止则有节操，却与世俗完全不一样。生活在人间而随缘随分，混同于尘世而掩没其光；心性坚贞高洁，却不受世俗沾染而影响变化。

【内经】外不劳形于事，内无思想之患，以恬愉为务，以自得为功，形体不敝，精神不散，亦可以百数。

【知要】外不劳形则身安，内无思想则神静。恬愉者，调服七情也。自得者，素位而行，无入不自得也。如是者，形不受贼，精神不越而寿可百矣。

【注释】

形体不敝：形体不受损毁。

素位：现在所处之地位。

【语译】圣人外不劳累形体而身体安舒，内则心神清静而无忧无虑；调畅情志而只求愉快，安于现状而自得其乐，则无事不顺，则无意不快。如此则形体不受伤害，精神不会外泄，也可享有寿数长达百岁。

【内经】有贤人者，法则天地，象似日月，辨列星辰，逆从阴阳，分别四时。

【知要】贤人者，精于医道者也。法天地阴阳之理，行针砭药石之术。智者，能调五脏，斯人是已。

【注释】

象：仿效。日月星辰系于天，用象来模拟仿效之，以发现征兆或迹象。

【语译】又有精于医道的贤人，能效法天地规律，依据日月变化，察辨星辰列宿的征象，施针用药以迎随人体阴阳变化，分别四时征候而调理五脏六腑。能行医的智者，就是这类贤人。

【内经】将从上古，协议于道，亦可使益寿，而有极时。

【知要】将从者，有志慕古，未能与之同其归也，合同于道者，医道通仙道也。调摄营卫，培益本元，勿干天地之和，自无夭札之患，故曰亦可益寿。亦者，次别上文之圣人也。有极时者，天癸数穷，形体衰惫，针砭药饵无可致力矣。

【注释】

将：遵奉。

协议：协同谋合。

亦：意指依次区别于上文所说圣人寿至百岁的境界。

天癸：即元阴，肾精，指促进生殖功能的一种物质。

【语译】贤人有志于古道，遵从上古规律，虽未能达到圣人般的层次，亦可谋求协合于古之道，而医道通于长寿之道。只要调理营血卫气，固本培元，不干犯天地的和气，自然没有瘟疫夭亡的祸患，也可增益寿命如圣人而寿至百岁。然而寿命会有极尽之时，就是天癸之数会竭尽，形体会衰老疲竭，最终针灸药物的使用也无力挽回。

【按语】上古真人能全道而寿敝天地无终极时，中古至人修炼能全真而如真人，二者均去世离俗；圣人不劳形神而寿至百岁形体不敝，贤人精于医道而形有疲极时，二者全真以合道而均不离于世俗。在层次上有分别，而在境界上可谓同奉古道。

【薛注】

真人者，无为而成，至人者，有为而至。圣人治未病，贤人治已病。修诣虽殊，尊生则一也。

按：有物浑成，先天地生，强名曰道，无迹象之可泥，岂形质之能几。白玉蟾所以有四大，一身皆属阴，不知何物是阳精之说也。返本还元，湛然常寂，名之曰道。

积精全神，益寿强命，名之曰术。《文始经》云忘精神而超生，见精神而久生是也。忘精神者，虚极静笃，精自然化气，气自然化神，神自然还虚也。见精神者，虚静以为本，火符以为用，炼精成气，炼气成神，炼神还虚也。

嗟！吾人处不停之运，操必化之躯，生寄死归，谁其获免？贪求者妄殆，自弃者失时。即有一二盲修瞎炼，皆以身内为工夫，独不闻《胎息经》云“胎从伏气中结，气从有胎中息，气入身来谓之生，神去离形谓之死，知神气者可以长生”。气有先天后天之别，后天者，呼吸往来之气也；先天者，无形无象，生天生地，生人生物者也。

康节云，乾遇巽时观月窟，地逢雷处见天根。天根月窟间来往，三十六宫都是春，真既醉于先天之说也。惜乎下手无诀，讹传错教。妄以两目为月窟，阳事为天根，令人捧腹。若得诀行持，不过一时辰许，先天祖气忽然来归，鼻管如迎风之状，不假呼吸施为，不事闭气数息，特须一言抉破，可以万古长存。若非福分深长，鲜不闻而起谤，甚有俗医笑其迂妄。不知医道通仙，自古记之，亦在乎人而已矣。

【注释】

泥：持握，掌控。

几：接近，达到。

白玉蟾：民间传说指月中的三足蟾蜍，因明月色白，故称。

四大：道家以道、天、地、人为四大。

阳精：指玉。

湛（zhàn）然：深远，幽深。《老子》曰：“湛呵，佁（似）或存。”“窈兮冥兮，其中有精。”

胎息：胎指圣胎，是真神所结；息为真息，真息无息，指内外呼吸气俱停所形成之息。此明确指出神与气的互相对立而互为其根的关系。

伏气：道家的一种修养法，也叫吐纳。

康节：北宋邵雍，谥号康节，为著名的理学家。著有《皇极经世》《观物内篇》《邵子全书》等。

乾遇巽：乾上巽下为姤卦，一阴始升。

地逢雷：地为坤，雷为震，坤上震下为复卦，一阳始升。

月窟：传说月的归宿处，指月宫，月亮。

天根：星名氐宿，东方七宿的第三宿，共四颗星。

三十六宫：邵雍指六十四卦，即六十四卦中除乾坤坎离等八卦，其他卦颠倒而互为两两相对的共二十八卦，合为三十六卦。

阳事：指男子生殖器。

祖气：道教认为物因气而化生，因此物之来源称为“祖气”。《灵枢悬解·本神》曰：“两精相抟，凝此一段祖气，清虚灵妙，是谓之神。”

【语译】真人是顺其自然而形成，至人是通过努力而达到，圣人能防患于未然，贤人能治已形成的疾病。他们的修炼与造诣虽然不同，但养生目的则是一样的。

薛雪按：《老子》所说，有物浑然而成，在天地之先产生，勉强命名为道，没有迹象可把握与控制，哪里是形体所能接近而达到的？月中蟾蜍所以有四大，一身皆属阴，不知什么是阳精（即玉）之说。返归本源，窈然深远而永恒寂静，称之为道。

积聚精气，保全神气，强壮生命，增益寿数，称之为术。道教《文始经》说，忘记精神而后能超生，显现精神而后能长生，就是这个意思。所谓忘记精神，指恬淡之极，深深宁静，顺其自然，然后精自然化生气，气自然化生神，神自然回复到虚无境界；所谓显现精神，即以虚无寂静为本体，以火法为功用，才能炼精化成气，炼气化成神，炼神回到虚无本体。

啊呀！我们的身体处在不停地运动中，守持着必定会变化的身躯，寄存生命而终归死亡，有谁能免于一死？贪求者妄为而危殆，不求而自弃者错失时光。即使有一两个盲目修炼，都是在身内下功夫，却不知道道家修炼的《胎息经》说“真神凝结在圣胎，吐纳伏气炼圣胎，气驻胎中息止停，气入身中称作‘生’，神离形体称作‘死’，掌握神、气修炼可长生”。气有先天后天的分别，后天之气，是呼吸往来之气；先天之气，是无形无象，生天生地，生人生物之气。

北宋邵雍说，月宫之处阴气升，天根之处阳气升，天根、月宫间来往而顺阴协阳，三十六宫都是春，实在已是令人陶醉于先天八卦说。可惜劣手们无法掌握诀窍，以讹传讹错误地教后人，乱把两目当月宫，错把生殖器作天根，令人笑痛肚子。如果掌握诀窍，不过两小时左右，先天祖气忽然来归，鼻道就如迎风之状，不须借助呼吸作用，不用进行闭气数息，只要一言道破，即可万古长存。若非福分深厚久远，少有不遭诽谤，甚至被俗医讥为迂腐妄为。不知医道通仙道，自古有记载，修成与否亦在于人而已。

第二篇：四季养生，不可违逆；上下不交，生化不施。

【内经】《四气调神大论》曰：春三月，此谓发陈。

【知要】发，生发也；陈，敷陈也。发育万物，敷布寰区，故曰发陈。

【注释】

春三月：农历春季三个月，包括立春、雨水、惊蛰、春分、清明、谷雨六个节气。

发陈：高士宗《素问直解》曰："春气从阴而阳，开发冬时闭藏之气，故此为发陈。" 发，生发；陈，敷陈，展放。

寰区：寰宇，人世间。

【语译】《素问·四气调神大论》说：春季三月，按农历要经过立春、雨水、惊蛰、春分、清明、谷雨六节气；万物生发，春色遍陈，所以称之发陈。

【内经】天地俱生，万物以荣。

【知要】敷和之纪，木德周行。俱生者，氤氲之气也。天地氤氲，万物化醇。荣者，显也，发也。

【注释】

敷和：犹敦睦，亲厚和睦。

纪：指岁、月、日、星辰、历数。

氤氲：阴阳二气交会和合之状。

化醇：变化而成精醇。《易经·系辞》曰："天地细缊，万物化醇；男女构精，万物化生。"

荣：即彰显，生发，欣欣向荣。

【语译】天地皆俱生生之气，万物欣欣向荣。因为春季属亲和时节，风木生发之气遍布大地，阴阳二气交合氤氲，故能变化而成精醇，让万物生长旺盛。

【内经】夜卧早起，广步于庭。

【知要】此言在天主发生之令，在人须善养之方。夫人卧与阴俱，起与阳并，卧既夜矣，起复早焉，令阳多而阴少，以象春升之气也。广步者，动而不休，养阳之道也。

【注释】

广步：早起在庭前闲散行步，动而不停，是养阳之道。

【语译】此时人们应当夜卧早起，在庭前堂下院落中悠闲散步。这是主生发时令季节善于养生的方法。人睡卧时与阴气同在，而起床后与阳同生，睡时已是夜间而起床后又回到早晨，则令阳气多而阴气少，从而象征春升之气。

【内经】被发缓形，以使志生。

【知要】被发者，舒在头之春气也。缓者，和缓以应令也。如是则神志调适，肖天气之生矣。

【注释】

被发：目的是舒展在头上的春气。被，覆盖之义，同“披”。

缓：以和缓顺应时令。

【语译】披散头发，放松形体，使心情放松以顺应时令，从而象征天之大德，正是生生不息之意。

【内经】生而勿杀，予而勿夺，赏而勿罚。

【知要】《尚书纬》曰：“东方青帝，好生不贼。”《禹禁》云：“春三月，山林不登斧。”《管子》云：“解怨赦罪，皆所以奉发生之德也。”

【注释】

杀：杀生，伤害生命。

赏而勿罚：多奖赏好生之德，而不要轻易杀伐生灵。赏，奖赏，赐予；罚，惩罚，杀伐。

青帝：我国古代神话中的五天帝之一，是位于东方的司春之神，又称苍帝、木帝。东方于五行属木，色青。

贼：毁坏，杀生。

《禹禁》：《逸周书·大禹篇》中大禹治理天下所下的政

令，可视为世界上最早的自然资源保护法。

登：升，进入。

【语译】让自然界生生不息而不要伤害生命，多施予生存的机会而不要剥夺生存的希望。正如《尚书纬》说："东方青帝，好生生之德，不好杀生。"《禹禁》篇说："春三月时节，刀斧不进山林，不砍伐森林。"《管子》中有载："解除怨仇，赦免罪人，目的是用以遵奉生长之德的做法。"这些记载都是讲春季不伤害生命的意思。

【内经】此春气之应，养生之道也。

【知要】四时之令，春生夏长，秋收冬藏。以上诸则，乃养生气之道也。

【语译】根据春夏秋冬四时的政令，春主生，夏主长，秋主收，冬主藏的原则，这些做法是为了顺应春天的生气，属于培养生气之道。

【内经】逆之则伤肝，夏为寒变，奉长者少。

【知要】逆者，不能如上养生之道也。奉者，禀承也。肝木旺于春，春逆其养则肝伤，而心火失其所奉，故当夏令火不足而水侮之，因为寒变。寒变者，变热为寒也。春生之气既逆，夏长之气不亦少乎？

【注释】

逆：违背，指不能随季节顺应养生之道。

奉长者少：因违逆春生之气而夏季产生寒变，禀受夏长的物质少了的缘故。奉，禀承，奉养，供养。

寒变：即变热为寒。

【语译】违逆春生之气则伤肝，夏季产生寒变，供奉夏长之气的养分就少了。因为肝木旺于春季，违逆春气则伤肝气，而心火失其供养，则在夏令之时不足，而致肾水侮之，因而产生寒变。

【内经】夏三月，此谓蕃秀。

【知要】布叶曰蕃，吐华曰秀，万物亨嘉之会也。

【注释】

夏三月：农历夏季三个月，包括立夏、小满、芒种、夏至、小暑、大暑六个节气。

蕃：万物茂盛生长，枝叶伸展而遍布。

秀：植物吐穗开花。

亨嘉之会：众多美景呈现于世，犹如《易经·乾卦》所言万物亨嘉之会。

【语译】夏季三月，按农历要经过立夏、小满、芒种、夏至、小暑、大暑六个节气；植物蕃生，遍地花秀，所以称之蕃秀。

【内经】天地气交，万物华实。

【知要】即司天在泉，三四气之交，《六元正纪大论》所谓“上下交互，气交主之”是也。阳气生长于前，阴气收成于后，故万物华实。

【注释】

天地气交，万物华实：明代张介宾《类经》曰“岁气阴阳盛衰，其交在夏，故曰天地气交。斯时也，阳气生长于前，阴气收成于后，故万物华实。”

司天在泉：对气候的影响主要是司天在泉二气。司天通主上半年，在泉通主下半年。

三四气之交：一年四时的主气有三阴三阳六气：一之气即厥

阴风木，二之气即少阴君火，三之气即少阳相火，四之气即太阴湿土，五之气即阳明燥金，终之气即太阳寒水。三四气即少阳相火与太阴湿土，三四气之交指长夏季节，即《类经》“岁气阴阳盛衰，其交在夏”之意。

【语译】天地阴阳之气交会，万物开花结实。根据五运六气规律，司天之气与在泉之气交合，而成天地之和；三之气与四之气交会，而收获阳气生长于前，阴气收成于后的果实。《素问·六元正纪大论》所谓“岁半之前，天气主之；岁半之后，地气主之。上下交互，气交主之”，就是说的此阶段。

【内经】夜卧早起，毋厌于日。

【知要】卧起同于春令，亦养阳之物也。按《荀子》云“夏不宛暍”，言当避赫曦之暍，毋为日所厌苦。

【注释】

宛暍：中暑。宛（yùn）通蕴，积聚，指蕴热；暍（yē），暑热，伤暑。

赫曦：炎暑炽盛貌，《五常政大论》曰：“火曰赫曦。”

【语译】这个时候应当夜卧早起，不要厌烦夏日时长。夜卧早起时间与春令时节相同，也就是要调养身体的阳气。按《荀子·富国》所说“夏日要注意不蕴积暑热”，意指应当避开炎暑炽热，不要为日长所苦恼。

【内经】使志无怒，使华英成秀，使气得泄，若所爱在外。

【知要】怒则气上，助火亢炎，故使志无怒，则生意畅遂，譬如华英渐至成秀也。气泄者，肤腠宣通，法畅遂之时令也。发舒之极，遍满乾坤，其用外而不内，人奉之以养生，故所爱若在外，不知正所以调其中也。

【注释】

气泄：阳气宣泄布散，可以温通皮肤，贯注营养全身。

【语译】尽量使心志舒展而无怨愤，让生机畅遂，如同花朵开放；使气血能够疏泄，如同对外界美景表示所爱。因为发怒则气上逆，会助长体内火热上炎。让气得以疏泄，皮肤腠理宣通，即可顺应夏长之气。夏长之气遍满天地，植物生发伸展到最佳时，这是大自然赠予人类养生的机会，人们顺应自然而所爱若在外，不致气郁于内，这恰是调理身心的好方法！

【内经】此夏气之应，养长之道也。逆之则伤心，秋为痎疟，奉收者少。

【知要】夜卧以下皆顺夏令养长之道也，否则与令为逆，乘时秉政之心王，不亦拂其性乎？心伤则暑乘之，秋金收肃，暑邪内郁，必为痎疟。夏长既逆，则奉长气而秋收者少矣。

【注释】

痎（jiē）：指隔日发作的疟疾。亦为疟疾的通称。

乘时秉政：此时少阴君火主令，在天为热，在地为火，在人为心。

心王（wàng）：即心旺，指心火过旺而亢奋，即不能“使志无怒”，从而使心受伤。

【按语】诸本改“心王”为“心主”，皆误。

【语译】如此都是对夏气的顺应，属于助养夏长之道。违背这规则就会伤害心气，到秋季易患疟疾，供奉秋收之气的养分就少了。

“夜卧”至此一段文字，都是讲的顺从夏令助养夏长之道。否则与时令违背，此时的秉持少阴君火政令的心火过旺而亢奋，其顺从春夏养阳之本性不就被拂逆了吗？心气受伤则暑气就会侵犯它，等到金秋收肃之时，暑邪内郁，必会产生疟疾。对夏长之道已经违逆，则奉长之气少而秋收也少了。

【内经】冬至重病。

【知要】心火受伤，绵延至冬，则水来克火，病将重矣。

【语译】心火受伤，延续到冬季，则寒水来克火，将患重病。

【内经】秋三月，此谓容平。

【知要】阴升阳降，大火西行，万物之容，至此平定，故曰容平。

【注释】

秋三月：农历秋季三个月，包括立秋、处暑、白露、秋分、寒露、霜降六个节气。

容：万物之容，即万物的状态。

平：大火向西而行，阴升阳降，天地之气平和。

【语译】秋季三月，按农历要经过立秋、处暑、白露、秋分、寒露、霜降六个节气；动容始静，阴阳始平，所以称之容平。

【内经】天气以急，地气以明。

【知要】风气劲疾曰急，物色清肃曰明。

【注释】

急：指自然界风气强劲有力而疾速。

明：指外界景色清肃，即清净明肃。

【语译】天气转急，即风气强劲而疾速；地气变明，即遍地景色清净而明肃。

【内经】早卧早起，与鸡俱兴。

【知要】早卧以避初寒，早起以从新爽。

【语译】此时应当早睡早起，日间活动与鸡的起卧时间相仿。早睡则避免秋季的初寒，早起则顺从新近天气的肃爽。

【内经】使志安宁，以缓秋刑。

【知要】阳德日减，阴惨日增，故须神志安宁，以缓肃杀之气。

【语译】必须使情志安宁，以减缓秋气的肃杀。秋来生长之阳气日减，消杀之阴气日增，唯有神志安宁，才能减缓秋天肃杀之气。

【内经】收敛神气，使秋气平；勿外泄精神，使肺气清。此秋气之应，养收之道也。

【知要】曰收敛，曰无外，皆秋气之应，养收之道。

【语译】尽量收敛神气，让秋气阴阳平衡；不外耗精神，使肺气清肃畅通。这都是对秋气之顺应，属于助养收气之道。

【内经】逆之则伤肺，冬为飧泄，奉藏者少。

【知要】肺金主秋，秋失其养，故伤肺。肺伤则肾失其主。故当冬令而为飧泄。飧泄者，水谷不分，肾主二便，失封藏之职故也。

【注释】

飧（sūn）泄：大便泄泻清稀，并有不消化的食物残渣。飧泄，就是水谷不分，完谷不化，

【语译】违逆养收之道则会伤肺，冬季产生飧泄，供奉养藏的养分就少了。因为肺属金而主秋气，秋季失养则肺伤；金生水，肺受伤则肾失其来源；肾主二便而失去其正常的封藏功能，则冬季产生飧泄，因而供奉冬藏的养分就少了。

【内经】冬三月，此谓闭藏。

【知要】阳气伏藏，闭塞成冬也。

【注释】

冬三月：农历冬季三个月，包括立冬、小雪、大雪、冬至、小寒、大寒六个节气。

【语译】冬季三月，按农历则经过立冬、小雪、大雪、冬至、小寒、大寒六个节气；阳气伏藏，闭塞成冬，所以称之闭藏。

【内经】水冰地坼，无扰乎阳。

【知要】阴盛阳衰，君子固密，则不伤于寒，即无扰乎阳也。

【语译】此时天寒地冻，应当不搅动身体的阳气。因为是阴盛阳衰季节，君子当固密肾精而不使之外泄，则不会受寒邪而伤阳气。

【内经】早卧晚起，必待日光。

【知要】所以避寒也，即养藏也。

【语译】作息安排应当早睡晚起，活动必待阳光出现，即可避免受寒邪侵袭。这是冬季助养封藏之道。

【内经】使志若伏若匿，若有私意，若已有得。

【知要】曰伏曰匿，曰私曰得，皆退藏于密，法闭藏之本也。

【注释】

若伏若匿：即居守屋内，伏藏深秘，不搅动阳气。伏，伏藏；匿，隐藏。

私：不与他人分享。

得：仿佛身怀私密。

【语译】要使肾志封藏，若隐若藏；仿佛心有私意，又仿佛身怀秘密；居守屋内，伏藏深秘，不搅动阳气。这就是效法冬季“闭藏”之道的根本做法。

【内经】去寒就温，无泄皮肤，使气亟夺。

【知要】去寒就温，所以养阳。无使泄夺，所以奉藏。真氏曰：闭藏不密，温无霜雪，则来年阳气无力，五谷不登。人身应天地，可不奉时耶？

【注释】

亟（qì）：屡次，一再。

真氏：明代张介宾《类经》曰：“真氏曰：冬气闭藏不密，温暖无霜雪，则来年阳气无力，五谷不登；人身亦是如此，静时纷扰，则动时安能中节？故周子以主静为本，程子以主敬为本，其理一也。”真氏当指宋代理学名儒真德秀，继朱熹之后的理学正宗传人，曾创立“西山真氏学派”。

【语译】避开室外寒冷，趋就室内温暖，不要让皮肤受寒而屡屡耗泄阳气。就是护养阳气而供奉闭藏的做法。《类经》载真氏说：大地闭藏阳气不密而温暖无霜雪，则来年阳气上升无力而五谷不会丰收。人身应合天地规律，动静作息怎可不遵守时节？

【内经】此冬气之应，养藏之道也。逆之则伤肾，春为痿厥，奉生者少。

【知要】水归冬旺，冬失所养，则肾伤而肝木失主。肝主筋，故当春令筋病为痿；冬不能藏，则阳虚为厥。冬藏既逆，承气而为春生者少矣。

【注释】

痿厥：肝主筋，肝木失养则生筋痿，肌肉萎缩或机能失控；肾水冬藏不密则春来阳虚为厥，出现手足逆冷等症。

【语译】去寒就温是对冬气的顺应，属于助养封藏之道。违背这规律则会伤肾而春季产生痿厥，供奉生气的养分就少了。因为肾水旺于冬季，冬季失养则肾伤而肝木失其来源。肝主筋，肝木失养则生筋痿，肌肉萎缩或机能失控；肾水冬藏不密则春来阳虚而生厥，出现手足逆冷等症。冬藏规律既已违背，供奉春季生气的养分自然就少了。

【内经】天气，清静光明者也。

【知要】静当作净。清阳之气，净而不杂，天之体也；居上而不亢，下济而光明，天之用也。

【注释】

清静：当更作“清净”。

【语译】天之气，是清净而光明的。天之本体是清阳之气，纯净而无杂质；天之功用是居上而不亢，其光明普照大地。

【内经】藏德不止，故不下也。

【知要】藏德者，藏其高明而不肯自以为高明也。不止者，健运不息也。惟藏而不止，虽下降而实不之下，曷尝损其居上之尊乎？故曰不下也。

【校释】

藏德：德指造化之气，藏德即造化之气封藏于大地及水面之下，来年升出地面的阳气。也就是冬三月的“闭藏之本”。

不止：当更正作“不上”。根据彭子益《圆运动的古中医学》，“藏德不止”当是“藏德不上”，意即“地面之下无藏德上升于天”，指地面之下没有由地下水中所封藏的阳热上升于天，以形成云雾雨露。藏德之德指造化之气，即闭藏于大地下及水面下的阳气，也就是冬三月的“闭藏之本”。若冬季大地闭藏阳气不密，温暖而无霜雪，则来年春季阳气上升于天则无力。

【注释】

健运不息：出自《易经·乾卦》："天行健，君子以自强不息。"

【语译】藏德不上，故不下也：地面下及水中所封藏的阳热之气不能上升于天，天空则无云雾雨露下降于地。

【按语】此下李中梓的两句注释，皆属于就《易经》"天行健"而曲为之解，不免牵强附会。此处请参见本书《导读》。

【内经】天明则日月不明，邪害空窍。

【知要】惟天藏德，不自为用，故日月显明以表造化。使天不藏德而自露其光明，则日月无以藉之生明，大明见者小明灭矣。此喻身中元本不藏，发皇于外，明中空而邪凑也。

【注释】

天明：指天气清净光明，即无雨露无云雾。

日月不明：日月功能不明，指上下隔阻，阴阳不交。故出现下文所说"云雾不精，白露不下"的状况。

空窍：人体孔穴。空，通"孔"。

凑：会合，聚集。

【语译】天无云雾雨露，则日月功能不明，上下隔阻，阴阳不交，大气不升不降，地面浊气不发泄；人体亦受害而浊气不能发于外，邪气则聚集于人体之孔穴。

【内经】阳气者闭塞，地气者冒明。

【知要】天气自用，则孤阳上亢而闭塞乎阴气，地气隔绝而冒蔽乎光明矣。

【注释】

冒：覆盖，笼罩。

【语译】上下不交，则阳气闭塞不通，地气覆盖光明。

【内经】云雾不精，则上应白露不下。

【知要】地气上为云雾，天气下为雨露。上下痞隔，则地气不升，而云雾不得输精于上；天气不降，而雨露不得施布于下。

【语译】云雾不获阳精，则相应天空白露不降。因为地气上升则为云雾，天气下降则生雨露。上下隔阻，则云雾不获精于上而雨露不能施布于下。

【薛注】

人身上焦如雾，膻中气化则通调水道，下输膀胱。气化不及州都，则水道不通，犹之白露不降矣。

【注释】

上焦：六腑中的三焦之一，指胃上口到舌下部位，包括心肺。主要功能是呼吸和血液循环等。《灵枢·营卫生会篇》曰："上焦出于胃上口并咽以上，贯膈而布胸中。"

膻（dàn）中：指胸腔中央心包所在处。《素问·灵兰秘典论》曰："膻中者，臣使之官，喜乐出焉。"王冰注："膻中者，在胸下两乳之间，为气之海。"

气化：人体内之气的运行变化和升降开阖。如脏腑的功能活动，气血、津液的输布流注，中气的升降，机枢的开阖等。

州都：指膀胱。

【语译】人体三焦上下痞塞也是如此。上焦如雾，膻中气化功能正常，则水道通调，至下可输入膀胱；气化功能不足施及于膀胱，则水道不通，犹如白露不降。

【内经】交通不表，万物命故不施，不施则名木多死。

【知要】独阳不生，独阴不成。若上下不交，则阴阳乖而生道息，不能表见于万物之命，故生化不施而名木多死。

【注释】

交通不表：即大气升降停止，生化不施。彭子益《圆运动的古中医学》："水之能藏阳热，全赖冬令寒冷；若冬时不寒，封藏无力，水中所藏的阳热散漫消亡，则地面之下无藏德上升于天，天空之间即无雨露下降于地。天气本来清净光明，无雨露无云雾，雨露云雾皆地下水中所藏的阳热上升成的，上升下降的交通停息，成了无中气的表现。中气乃万物的生命，今造化无中气以施于万物，极有名之大木必多枯死，而况人乎？"

【语译】天地上下痞塞则大气升降停止，云雾雨露不施于生命之造化，极有名之大木多枯死，何况人呢？因为孤阳不生而孤阴不长，上下不交则阴阳违逆，生生之道停息则不能施予万物生命力，所以生化功能不施而万物枯死。

【内经】恶气不发，风雨不节，白露不下，则菀槁不荣。

【知要】恶气不发，浊气不散也。风雨不节，气候乖乱也。白露不下，阴精不降也，即不表不施之义也。菀槁不荣，言草木抑菀枯槁，不能发荣，即名木多死之义也。上文言天地不交，此则专言天气不降也。

【注释】

恶气不发：即浊气不发散。

白露不下：指阴精不降也，不表不施之义，不施于生命之造化。

菀（yùn）槁不荣：指草木郁结枯槁，不能繁茂生长。菀，通蕴，郁结。王冰注："菀谓蕴积也。"

【语译】自然界的浊气不发散，风雨不节而气候错乱；阴精不降而白露不下，雨露不施；草木枯槁而不能繁茂生长，即使名木也多枯死。前文说天地之气不相交，而此处则专言天气不下降。

【内经】贼风数至，豪雨数起，天地四时不相保，与道相失，则未央绝灭。

【知要】阴阳不和，贼风豪雨，数为侵侮，生长收藏不保其常，失阴阳惨舒自然之道矣。央，中半也。未及中半而早已绝灭矣。

【注释】

豪雨：暴雨。

未央绝灭：不到一半而早已绝灭了。央，中半，一半。

惨舒：语出汉代张衡《西京赋》："夫人在阳时则舒，在阴时则惨，此牵乎天者也。"后以"惨舒"指忧乐、宽严、盛衰等。

【语译】反常的气候（如贼风、暴雨）频繁发生，破坏了自然界的正常秩序。天地（代指自然规律）与四时（春夏秋冬）无法协调，导致万物生长周期紊乱。若违背这一规律，生命未及盛年便会夭折。阴阳不和，四时不正的气候时时到来，暴雨屡屡侵袭，春生、夏长、秋收、冬藏不按其正常之序，四季错乱而与自然规律相违背，而人的寿命未及中年就丧失了。

【内经】惟圣人从之，故身无奇病，万物不失，生气不竭。

【知要】从之者，法天地四时也，存神葆真以从其藏德，勇猛精勤以从其不止，收视返听以从其不自明，通任会督以从其阴阳之升降，则合乎常经，尚安得有奇病？万物不失，与时偕行，生气满乾坤也。不竭者，无未央绝灭之患也。

【注释】

不竭：指不会有未及中年而死亡之患。

葆真：保护天真之气。葆，通保。

藏德……不止：此句仍是曲为“藏德不止”之义说解。

【语译】惟有圣人能顺从自然之道，效法天地四时规律；收视返听而保存真精，贯通督任之脉以顺从天地阴阳之升降，所以合乎自然界正常规律而身无大病。与四时偕同运行而不违背万物规律相，则生生不息之气遍布乾坤，故生气永不衰竭。

【薛注】

愚按：四时者，阴阳之行也；刑德者，四时之合也。春凋秋荣，冬雷夏雪，刑德易节，贼气至而灾。夫德始于春，长于夏；刑始于秋，流于冬。刑德不失，四时如一；刑德离乡，时乃逆行。故不知奉若天时，非尊生之典也。是以《天真论》曰“调于四时”，曰“分别四时”。四气者，天地之恒经；调神者，修炼之要则。故“春夏养阳，秋冬养阴，以从其根”。根者，人本于天，天本于道，道本自然，此皆治未病之方，养生者所切亟也。

【注释】

四时：即阴阳的运行变化。

刑德：指四时的循环交替，五行的生克。刑，即阴克；德，指阳生。

离乡：背离方向。乡，同向。

奉若：遵循。若，顺从。

【语译】薛雪按：若春季凋零而秋季繁荣，冬季打雷而夏季飘雪，是阴阳五行生克的颠倒，季节的错乱，则贼风恶气到来成灾。阳生始于春而长于夏，阴克始于秋而行于冬，则阴阳五行生克不错乱，四时运行正常。阴阳五行生克背离常道，则时序逆行。所以说，不知道遵循天时，则不懂养生的法则。所以《上古天真论》指出“调于四时”“分别四时”。四气，指天地之常规；调神，则是修炼之要则。所以要求“春夏养阳，秋冬养阴，以从其根”。所谓根，即人根源于天，天根源于道，道根源于自然，这都是治未病的方法，是养生者所切实亟待重视的规则。

第三篇：七损八益，阴阳消长；阳升阴降，养生要理；与道合一，寿命无穷。

【内经】《阴阳应象大论》曰：能知七损八益，则二者可调，不知用此，则早衰之节也。

【知要】二者，阴阳也。七为少阳之数，八为少阴之数。七损者，阳消也；八益者，阴长也。阴阳者，生杀之本始。生从乎阳，阳惧其消也；杀从乎阴，阴惧其长也。能知七损八益，察其消长之机，用其扶抑之术，则阳常盛而阴不乘，二者可以调和，常体春夏之令，永获少壮康强，是真把握阴阳者矣。不知用此，则未央而衰，用者，作用也。如复卦一阳生，圣人喜之，则曰不远复，无祇悔，元吉；姤卦一阴生，圣人谨之，则曰系于金柅，贞吉，有攸往，见凶，羸豕孚蹢躅。此即仙家进阳火、退阴符之妙用也。朱紫阳曰：“老子言，治人事天，莫若啬。夫惟啬，是谓早服，早服是谓重积德。”早服者，言能啬则不远，而复便在此也；重积德，言先有所积，而复养以啬，是又加积之也。此身未有所损，而又加以啬养，是谓早服而重积；若损而后养，仅足以补其所损，不得谓之重积矣。知此，则七阳将损，八阴将益，便早为之所，阳气不伤，阴用不张。庶调燮阴阳，造化在手之神用也。

【注释】

七损八益：马王堆出土文物汉简《天下至道谈》载“七损八益”，指房事中七项需要避免的有害做法，与八项可取的有益方法。

复卦：《周易·复卦》曰：坤上震下，其爻辞曰：“初九，不远复，无祇悔，元吉。”《象》曰：“不远之复，以修身也。”《类经·论治》曰：“来复之义，即易之复卦，一阳生于五阴之下，阳气渐回则生意渐长，同此理也。”复卦阳气渐回，意味大吉，亨通，顺利。

姤卦：《周易·姤卦》曰：乾上巽下，其爻辞曰：“初六，系于金柅，贞吉。有攸往，见凶，羸豕孚蹢躅。”姤卦一阴始于下，阴气始升，现凶象。

柅（nǐ）：塞于车轮下的制动之木，其作用是制止车轮转动。

贞吉：守正道则吉利。

羸豕：母猪。

孚：相应。

蹢（zhí）躅：徘徊不进貌。

阴符：泛指兵书，此指杀气。

“老子言”句：语出《老子·五十九章》：“治人事天，莫若啬。夫为啬，是谓早服；早服谓之重积德；重积德则无不克；无不克则莫知其极；莫知其极，可以有国；有国之母，可以长久；是谓深根固柢，长生久视之道。”

啬：即爱也，珍爱，珍惜，节俭。河上公注老子：“治国者当爱民则不为奢泰，治身者当爱精气不放逸。”言国家治理者珍节省财而不奢侈，养生者则应当珍爱精气而不放纵。

早服：河上公注老子：“早，先也；服，得也。夫独爱民财、爱精气，则能先得天道也。”指先得天道，早行天道。此指能珍爱生命而不背离养生之道，则阳气能够回复。

重积德：指先有所积，阳气回复而又珍爱精气与生命，这又加倍积德。

燮：调和，协和。

【语译】《素问·阴阳应象大论》指出：能掌握七损八益的原理，则阴阳二气可调理协和，不明白此原理的作用并照此去做，则是早衰的征象。

根据河图，七为少阳之数，代表东方、春季；八为少阴之数，代表南方、夏季。七损，就是阳消；八益，就是阴长。阴阳，是万物生杀的根本。万物生于阳气，故阳气惧怕衰减；万物消杀于阴气，故阴气惧怕增长。人们能懂得七损八益，细察阴阳消长之机，用扶阳抑阴之术，则阳气常盛而阴气不会伤害阳气，二者就可以调和，时常体察春夏之令，就能永获少壮的健康与强壮，这就是真正把握阴阳之法。不知道使用这个原则，就会未及中年衰老；掌握这个原则，就能产生良好效用。如复卦（坤上震下）一阳由下而生，圣人就喜欢它，此意味即将回复阳气上升的状态，无须悔恨，大吉；姤卦（乾上巽下）一阴由下而生，圣人则谨慎对待它，其爻辞说车轮下系有制动器，此意味具有阻止运转作用，人能遵守正道而不自乱则吉，有所往而显现凶象，母猪亦相应徘徊不前。这就是仙家进阳火、退杀气之妙用。道教人物朱紫阳指出："老子说，治理百姓而顺应四时，没有比得上珍爱的做法。唯有珍惜生命，才是得道之举。早得天道就会不断地积德。"因此养生者在身体尚未有损时，而又珍爱精气，这就是先得天道，而又不断地积德；若身体已损而后调养，仅仅足以补其所损，不能说是德行的不断积累。明白这一点，则知七阳将损而八阴将增，就要早做预防，使阳气不要受伤，阴气也因此不涨。或许能调和阴阳，造化之理则在于得心应手的神妙运用。

【按语】关于“七损八益”，历代文献有多种解释，《内经知要》所采内容按传统哲理阐释，亦可备以参考。

【薛注】

华元化曰：“阳者生之本，阴者死之基。阴宜常损，阳宜常益，顺阳者生，顺阴者灭。”数语可作七损八益注疏。

【注释】

“阳者生之本”句：出自华佗《中藏经》：“阳者生之本，阴者死之基。阴宜常损，阳宜常益，顺阳者生，顺阴者灭。”

注疏：注和疏的并称。注，是对经书字句的注解，又称传、笺、解、章句等；疏，是对注的注解，又称义疏、正义、疏义等。

【语译】华佗说：“阳气是万物生长的本始，阴气是死亡的根基。阴气应当常常削损，阳气应当常常增益，阳气顺数增长者生存，阴气顺数增长者灭亡。”这几句可作为《内经》“七损八益”原文与李中梓注释的说明。

【内经】年四十，而阴气自半也，起居衰矣。

【知要】二十为少阳，三十为壮阳。东垣云：行年五十以上，降气多而升气少。降者阴也，升者阳也。由是则四十之时，正升阳之气与降阴之气相半，阳胜阴则强，阴胜阳则衰。阴阳相半，衰兆见矣。

【语译】人四十岁时，而阴精之气减半，行动已经衰落。因为人之年纪二十时为少阳，三十时为壮阳。李东垣说：行年至五十以上，降气多而升气少。降气为阴，升气为阳。因此四十岁时，正是上升之阳气与下降之阴气各半之时，阳胜阴则强健，阴胜阳则衰老。阴阳各半，衰老的征兆已经出现了。

【内经】年五十，体重，耳目不聪明矣。

【知要】阳气者，轻而善运；阴气者，重而难舒。五十阴盛，故体重也。阳主通达，阴主闭塞，故耳不聪；阳为显明，阴为幽暗，故目不明。

【语译】年纪五十岁时，则身体笨重，耳不灵眼不明了。因为阳气轻清而善于运行，阴气重浊而难以舒展，五十岁时阴气已盛，所以身体笨重。阳气主导通达，阴气主导闭塞，阴气已盛则耳朵不灵；阳气为彰显明亮，阴气为隐幽晦暗，阴气已盛则眼睛不明。

【内经】年六十，阴痿，气大衰，九窍不利，下虚上实，涕泣俱出矣。

【知要】阳气大衰，所以阴痿也。九窍不利者，阳气不充，不能运化也。下虚者，少火虚也；上实者，阴乘阳也。涕泣俱出，阳衰不能摄也。

【注释】

阴痿：男子性功能衰败，阴茎不举的病症。

九窍：指头面耳、目、口、鼻七窍与尿道、肛门二阳窍。

下虚上实：下虚即生气之火虚衰，上实即阴气凌驾于阳气。

少（shào）火：与壮火相对而言，壮火是亢盛之火，即相火也；少火是和缓之火，即君火也。亢盛之壮火散气，宜于衰减，和缓之少火生气，宜于壮盛。

【语译】年纪六十岁时，男子则阳气大衰而出现阴痿，九窍功能不正常；下则生气之火虚衰，上则阴气乘克阳气，眼泪鼻涕都出现了。这些都是因为阳气衰微而不能运化，以致失控的缘故。

【内经】故曰：知之则强，不知则老。

【知要】知七损八益而调之，则强；不知，则阴渐长而衰老。

【语译】所以说：掌握七损八益的原理而进行调理，则身体强健；不能掌握，则阴杀之气渐生而衰老。

【内经】故同出而名异耳。

【知要】同出者，阴与阳也；名异者，强与老也。

【语译】故阴与阳同源于一气，而阴阳各自升降不同，则相应出现强健与衰老不同状况。

【内经】智者察同，愚者察异。

【知要】智者洞明阴阳之故，故曰察同。愚者徒知强老之形，故曰察异。

【语译】智者关注事物的本质共性，而非表现差异。愚者纠结于表象差异，忽略根本原因。智者洞察阴阳同源之理，愚者只见强健与形衰之异。

【内经】愚者不足，智者有余。有余则耳目聪明，身体轻强，老者复壮，壮者益治。

【知要】愚者阴长，日就衰削，故不足；智者阳生，日居强盛，故有余。有余则聪明轻健，虽既老而复同于壮，壮者益治，即老子早服重积之说也。

【语译】不注重养生的人常感精力匮乏，身体虚弱；重视调摄的人精气旺盛，生命力充沛。精力旺盛使人耳聪目明，反应敏捷，体态轻盈强健，行动有力，老年人恢复年轻态，青壮年更健康。愚者阴杀之气不断增长，而阳气不足；智者阳气不断生长，身体日强，故阳气充足。阳气充足则耳聪目明而身轻体健，即使年老而能恢复壮盛，壮盛者则更加正常。这种情况就是《老子》所说先得天道，而又不断积德的结果。

【内经】是以圣人为无为之事，乐恬淡之能。

【知要】无为者，自然之道也。恬淡者，清静之乐也。《老子》之无为而无不为、《庄子》之乐全得大是也。

【语译】所以，圣人无为而顺其自然，恬静澹泊而享清静之乐。此亦正合于《老子》所谓“无为而无不为”、《庄子》所谓“乐全得道”之意。

【内经】从欲快志于虚无之守，故寿命无穷，与天地终。

【知要】从欲者，如孔子之“从心所欲”也。快志，即《大学》之自慊也。“至虚极，守静笃”，虚无之守也。天下之受伤者，实也，有也；与虚无同体，不受坏矣。故寿命无穷，与天地终。

【注释】

从欲：即从心所欲，可像孔子那样随心所欲，办任何事情都可按照自己心意而不出差错。

快志：即快志于心，如儒家《大学》篇所说慊意行事。

虚无：道家指“道”之本体，此指清静无杂念，即捐情去欲而五内清净，心静无扰而笃守诚信的状态。

慊（qiè）：满足，满意。

至虚极：虚极指太空，谓得道之人捐情去欲，五内清净，到达了虚极的状态。

守静笃：保持心境洁净，不受外扰；行为诚信，忠实厚道。

【语译】从心所欲，快志于心，保持清静虚无的状态，故寿命无止尽，同天地一般长久。天下人之所以性命受伤，是因为不能达到虚无的状态，而占有欲太强；若能抛弃物质与名利，与道合一，则不会受伤而与天地同始终。

【薛注】

愚按：阳者轻清而无象，阴者重浊而有形。长生之术必曰虚无，得全于阳也。故仙真之用在阴尽阳纯，仙真之号曰“纯阳”“全阳”，皆以阳为要也。《中和集》云：大修行人，分阴未尽则不仙；一切凡人，分阳未尽则不死。明乎此，而七损八益灼然不疑矣。

【语译】薛雪按：阳为轻清举扬而无形无象，阴为重浊沉降而有形有状。长生之术必须强调虚无，在于能得全于阳气。故道家仙人的功用，在于阴气消尽而阳气纯全，仙人之号都称“纯阳”“全阳”，皆是因为阳气是关键。道家著作《中和集》说：大修行人，一分阴气未消尽就不能成仙；一切凡人，一分阳未消尽就不死。明白这个道理，而“七损八益”之理明显无疑义了。

第四篇：虚无静修，生津吞咽。

【内经】遗篇《刺法论》曰：肾有久病者，可以寅时面向南，净神不乱思，闭气不息七遍，以引颈咽气顺之，如咽甚硬物，如此七遍后，饵舌下津令无数。

【知要】肾为水脏，以肺金为母。肺金主气，咽气者，母来顾子之法也。咽津者，同类相亲之道也。人生于寅，寅为阳旺之会，阳极于午，午为向明之方。神不乱思者，心似太虚，静定凝一也。闭气不息者，止其呼吸，气极则微微吐出，不令闻声。七遍者，阳数也。引颈者，伸之使直，气易下也。如咽甚硬物者，极力咽之，汩汩有声，以意用力送至丹田气海，气为水母，气足则精自旺也。饵舌下津者，为命门在两肾之间，上通心肺，开窍于舌下，以生津。古人制活字，从水从舌者，言舌水可以活人也。舌字从千从口，言千口水成活也。津与肾水，原是一家，咽归下极，重来相会，既济之道也。

【按语】古人制活字：根据古文字学，隶定后的字形多是不能分析创制时的意义的。“活”为形声字，从水舌声；“舌”为象形字，此处二字的字形解释，是用附会之说描绘人的生理。

【注释】

既济：既济卦（上坎下离，坎为水，离为火），代表心肾相交，水火既济。既济，万事皆成之意。

【语译】遗篇《素问·刺法论》载：肾有久病的情况，可在寅时阳旺之际面向南方，精神清静而不胡思乱想，屏息不呼吸七遍，以牵引颈脖咽气而使气顺畅，就如吞咽什么硬物一样，如此做七遍后，再服食舌下之津液无数次。

因为肾脏属水脏，肺金为水脏之母，肺金主气，咽吸清气，是用母脏肺来调理子脏肾的办法。吞咽津液，是同类相亲之道。人体经脉起于寅时，寅时为阳旺之际，阳气旺盛极点在午时，午为南方。心神不可乱思，因为心似太空，清静安定则凝为一体。闭气不息，即止住呼吸，闭气到极点就微微吐出，不让听到声音。需要做七遍，是因为“七”是少阳之数。伸展脖子使它挺直，则气息容易往下延伸。如同吞咽什么硬物，是形容极力吞咽，仿佛汩汩有声，用意使劲送到丹田气海，肺气为肾水之母，肺气足则肾精自然旺盛。服食舌下津液，是因为命门在两肾之间，上通心肺，开窍于舌下而产生津液。可见舌与津液对拯救人命，极其重要。津与肾水，本来是一家，吞咽送归会阴，重新来相会，是心肾相交，坎离既济的原理。

【薛注】

《仙经》曰：气是添年药，津为续命芝，世上漫忙兼漫走，不知求我更求谁。气为水母，水为命根，勤而行之，可以长生。《悟真篇》曰：咽津纳气是人行，有药方能造化生，炉内若无真种子，犹将水火煮空铛。此言虚极静笃，精养灵根气养神，真种子也。

【语译】道教《仙经》说：气是延年之药，津为续命灵芝，世上遍地是忙碌奔走之人，不知求索气与水，却还再求啥？肺气为肾水之母，而水为命根，常常吞咽，可以长生。道教《悟真篇》说：咽津纳气，人人可行，有药才能产生造化，炉内若无真种子，如同水火煮于空锅中。这是讲“虚极”“静笃”之道，精滋真水，阳气养神，所滋养的真种子，即真水真气。

【薛注】

愚按：《素问》《灵枢》各九卷，何字非尊生之诀。兹所摘者，不事百草而事守一，不尚九候而尚三奇。盖观天之道，执天之行，进百年为万古，尊生之道，于是为大矣。因知不根于虚静者，即是邪术；不归于易简者，即是旁门。诚能于此精求，则道德五千，丹经五卷，岂复有余蕴哉！

【注释】

三奇：中医指人的精、气、神。

【语译】薛雪总结《道生》篇：《素问》《灵枢》各九卷，哪个字不是养生要诀。本篇所摘录，不是讨论医药而研究守一，不注重九候而强调精、气、神。因为观察天道，效法而执行，争取寿至百岁进而万古，养生之道于此为最重大之事。因知不落实在虚静上，即是歪门邪道；不归根于《易》简易从，即是旁门左道。果真能在养生方面精心探求，则老子《道德经》五千言，孙思邈《丹经》五卷，哪里还有余蕴未发之处！

【按语】总结《道生》，指出《内经》养生内容放在首篇首位的重要意义。

二、阴　阳

《阴阳》：本章叙述了与易学、道家、儒家思想密切相关的中国传统哲学的主要内容，以及在对立统一基础上演化而成的八卦与五行学说，是中医学的指导思想与方法论，对中医用以分析与把握治疗原则起决定性作用。

第一篇：阴阳变化，万物之源；治病求本，不离阴阳；阴阳升降，天地主宰。

【内经】《阴阳应象大论》曰：阴阳者，天地之道也。

【知要】太极动而生阳，静而生阴，天主于动，地主于静。《易》曰：“一阴一阳之谓道。”阴阳者，本道体以生，道者，由阴阳而显。

【语译】《素问·阴阳应象大论》载：阴阳，是天地之道。因为太极运行则产生阳气，而静止则产生阴气，天属阳而主于动，地属阴而主于静。《周易·系辞》说：“一阴一阳称之为道。”阴阳禀承道体而生，阴阳之道借助阴与阳的动静而显现。

【内经】万物之纲纪。

【知要】总之为纲，大德敦化也；纷之为纪，小德川流也。

【注释】

纲纪：统言指总纲领。析言则纲指总纲，即事物的总要；纪指细则，即事物的端绪。

敦化：仁爱敦厚，化生万物。《礼记·中庸》曰：“小德川流，大德敦化，此天地之所以为大也。”郑玄注：“小德川流，浸润萌芽，喻诸侯也；大德敦化，厚生万物，喻天子也。”孔颖达疏：“孔子所作《春秋》，若以诸侯小德言之，如川水之流，浸润萌芽；若以天子大德言之，则仁爱敦厚，化生万物也。”

【语译】阴阳是万物的纲纪，总括化生万物而生生不息之大德，细涵浸润萌芽而川流不息之小德。

【内经】变化之父母。

【知要】经曰：物生谓之化，物极谓之变。《易》曰：“在天成象，在地成形，变化见矣。”朱子曰：“变者化之渐，化者变之成。”阴可变为阳，阳可变为阴，然变化虽多，靡不统于阴阳，故为父母。

【注释】

变化：指事物在形态上或本质上产生新的状况。《周易·乾卦》曰：“乾道变化，各正性命。”孔颖达疏：“变，谓后来改前；以渐移改，谓之变也。化，谓一有一无；忽然而改，谓之为化。”即渐变谓之变，速变谓之化。

【语译】阴阳是变化的父母。《内经》提及：生命诞生的过程称作“化”，生命生长到极限的过程称作“变”。《周易·系辞》说：“在天出现征象，在地形成形状，各种变化就展现出来了。”南宋朱熹说：“变是化的缓慢发展之由来，化是变的形成结果。”阴可变为阳，阳可变为阴，然而变化虽多，无不统属于阴阳，所以称之为父母。

【内经】生杀之本始。

【知要】阴阳交则物生，阴阳隔则物死；阳来则物生，阴至则物死。万物之生杀。莫不以阴阳为本始也。

【语译】阴阳是生死的根源。因为阴阳相交则万物生长，阴阳不交则万物死亡；阳气产生则万物生存，阴气到来则万物死亡。万物的生死，没有不以阴阳为根源的。

【内经】神明之府也。

【知要】变化不测之谓神，品物流形之谓明。府者，言变化流形，皆从此出也。

【注释】

神：变化不测，指事物的诞生与终极的神妙过程。

明：品物成形，事物显现。

府：府库，此处指精神与物质的来源处。

【语译】阴阳神妙不测而能化物成形，是一切精神与物质变化的来源处。

【内经】治病必求于本。

【知要】人之疾病，虽非一端，然而或属虚，或属实，或属寒，或属热，或在气，或在血，或在脏，或在腑，皆不外于阴阳，故知病变无穷，而阴阳为之本。经曰“知其要者，一言而终”是也。但明虚实，便别阴阳，然疑似之间大难剖别。如至虚有盛候，反泻衔冤；大实有羸状，误补益疾；阴症似阳，清之者必败；阳症似阴，温之者必亡。气主煦之，血主濡之，气药有生血之功，血药无益气之理。病在腑而误攻其脏，谓之引贼入门；病在脏而误攻其腑，譬之隔靴搔痒。洞察阴阳，直穷病本，庶堪司命。若疑似之际，混而弗明，攻补之间，畏而弗敢，实实虚虚之祸尚忍言哉。

【注释】

司命：掌管生命之神。

实实虚虚：使实证更实，使虚证更虚。

【语译】治病一定要探求其根本。因为人之疾病，症状及因素虽多，有的属虚证，有的属实证，有的属寒证，有的属热证，有的在气分，有的在血分，有的在五脏，有的在六腑，然而都不外乎阴阳。所以可知病变无穷，而阴阳是其根本。《内经》说“知其要者，一言而终”就是这意思。只要明白虚实，就分清阴阳了，然而，疑似之间，太难剖析了。比如极虚者有实证之候，反而用泻法使之含冤而死；大实证者有虚羸之状，误用补法使之病情加重；阴症者仿佛阳证，使用清法则必定失败；阳症者有似阴证，使用温法则必定死亡。气主温煦，血主滋润，气药有生血之功效，而血药没有补气的性能。病在六腑而误用攻法伤害五脏，称作引贼入门；病在五脏而误攻六腑，如同隔靴搔痒。能洞察阴阳原理，径直彻究疾病根源，实是堪任掌命之神。如果病在疑似之际，模糊不清，用药在攻补之间，畏缩不前，导致实证更实、虚证更虚之祸，其残忍后果就不堪言了。

【内经】故积阳为天，积阴为地。阴静阳躁。

【知要】积者，汇萃之称也。合一切之属于阳者，莫不本乎天；合一切之属于阴者，莫不本乎地。阴主静，阳主躁，其性然也。

【注释】

积：指荟萃，集聚。

【语译】故天之气，聚积一切阳气而形成；地之气，聚积一切阴气而形成。因而一切属于阳之物汇合，没有不起因于天的；一切属于阴之物汇合，没有不来源于地的。阴主安静而阳主躁动，其本性就是如此。

【内经】阳生阴长，阳杀阴藏。

【知要】阳之和者为发育，阴之和者为成实，故曰阳生阴长，此阴阳之治也。阳之亢者为焦枯，阴之凝者为封闭，故曰阳杀阴藏，此阴阳之乱也。

【语译】阳气生阴气亦长，阳气消杀阴气亦收藏。因为阳气合和则具有发育功能，而主生长；阴气合和则具有形成果实的作用，而随阳气助其生长，这是阴阳之正常状态。阳气亢盛则产生焦枯，从而具有消杀作用；阴气凝聚则导致封闭，从而就随阳气而收藏起来，这是阴阳之混乱状态。（这是第一说）

【薛注】

《天元纪大论》曰："天以阳生阴长，地以阳杀阴藏。"夫天为阳，阳主于升，升则向生，故曰天以阳生阴长，阳中有阴也。地为阴，阴主于降，降则向死，故曰地以阳杀阴藏，阴中有阳也，此言岁纪也。上半年为阳升，天气主之，故春生夏长；下半年为阴降，地气主之，故秋收冬藏。

阳不独立，得阴而后成，如发生赖于阳和，而长养由乎雨露，故曰阳生阴长。阴不自专，因阳而后行，如闭藏因于寒冽，而肃杀出乎风霜，故曰阳杀阴藏。

按：三说俱通，故并存之。第二则本乎经文，尤为确当。愚意万物皆听命于阳，而阴特为之顺承者也。阳气生旺，则阴血赖以长养；阳气衰杀，则阴血无由和调，此阴从阳之至理也。

【注释】

岁纪：一年四时六气司天在泉之纲纪、法度。《内经·六元正纪大论》曰："岁半之前，天气主之；岁半之后，地气主之；上下交互，气交主之，岁纪毕矣。"

【语译】《内经·天元纪大论》载："天行使阳生阴长的作用，地行使阳杀阴藏的作用。"因为天为阳，阳主升，升则向生长趋势发展，所以说天行使阳生阴长的作用，是阳中有阴的缘故。地为阴，阴主降，降则向死亡的趋势发展，所以说地行使阳杀阴藏的作用，是阴中有阳的缘故。这是讲一年四时的气候规律。上半年为阳升，天气主之，故春生夏长；下半年为阴降，地气主之，故秋收冬藏。（这是第二说）

阳气不可孤立存在，阳气合阴气而后才能形成，如萌发生长有赖于阳和，而成长壮大则根源于雨露，所以说“阳生阴长”。阴气也不能独自专擅，阴气凭借阳气而后才能行使功用，如闭藏由于严冬凛冽，而肃杀因为秋风寒霜，所以说“阳杀阴藏”。（这是第三说）

薛雪按：三说都可通，所以在此并存。第二说来源于《内经》原文，尤为确当。我认为万物都听命于阳气，而阴气只是顺承阳气而已。阳气生长旺盛，则阴血借以长养；阳气衰微消杀，则阴血无从和调，这是阴气顺从阳气的精深道理。

【内经】阳化气，阴成形。

【知要】阳无形，故化气；阴有质，故成形。

【语译】阳性无形而能化生为气，阴性有质体而能成为形状。

【内经】寒极生热，热极生寒。

【知要】冬寒之极，将生春夏之热，冬至以后，自复而之乾也。夏热之极，将生秋冬之寒，夏至以后，自姤而之坤也。

【语译】寒冷到极点则变生热气，暑热到极点则变生寒气。因为一年四季中，冬天寒冷至极，将会出现春夏之热，冬至后的时序是从复卦（坤上震下，一阳由下而生）过渡到乾卦（上乾下乾，为纯阳）的渐变过程；夏天炎热至极，将会出现秋冬之寒，夏至后的时序是自姤卦（乾上巽下，一阴由下而生）而向坤卦（上坤下坤，为纯阴）的渐变过程。

【内经】寒气生浊，热气生清。

【知要】寒属阴，故生浊。热属阳，故生清。

【语译】寒气属阴而产生重浊，热气属阳而产生轻清。

【内经】清气在下，则生飧泄，浊气在上，则生䐜胀。

【知要】清阳主升，阳陷于下而不能升，故为飧泄，完谷不化也。浊阴主降，阴逆于上而不能降，故为䐜胀，胸膈胀满也。

【注释】

飧泄：腹泻而完谷不化。

䐜（chēn）：胸膈胀满。

【语译】清气为阳气而主升，阳气陷于下而不能升，则出现飧泄；浊气为阴气而主降，阴气逆行于上而不能降，则出现䐜胀。

【内经】清阳为天，浊阴为地，地气上为云，天气下为雨。

【知要】此以下，明阴阳之升降，天人一理也。阴在下者为精，精即水也，精升则化为气，云因雨而出也。阳在上者为气，气即云也，气降即化为精，雨由云而生也。自下而上者，地交于天，故地气上为云。自上而下者，天交于地，故天气下为雨。就天地而言，谓之云雨；就人身而言，谓之精气，人身一小天地，讵不信然！

【按语】从这里以下，阐明阴阳升降的原理，天人相应，同一原理。

【语译】清阳为天之气，浊阴为地之气，地气上升变为云气，天气下降变为雨水。因为阴在下则生精，精即水，精上升就能化为气，云气因借雨水而出现；阳在上则产生气，气即云，云气下降就化成精，雨水由于云气而产生。自下而上，地交于天，故地气上升则为云气；自上而下，天交于地，故天气下降则为雨水。就天地而言，称作云雨；就人身而言，称作精与气。人身就如一个小天地，岂非确实如此！

【内经】故清阳出上窍，浊阴出下窍。

【知要】上有七窍，耳目口鼻也；下有二窍，前阴、后阴也。

【语译】故人体轻清之阳气出于头面耳目口鼻这上七窍，重浊之阴气出于前阴、后阴这下二窍。

【内经】清阳发腠理，浊阴走五脏；清阳实四肢，浊阴归六腑。

【知要】阳位乎外，阴位乎内。腠理四肢皆在外者，故清阳居之；五脏六腑皆在内者，故浊阴居之。

【语译】清阳之气发散于腠理，浊阴之气行走于五脏；清阳之气充实到四肢，浊阴之气回归到六腑。因为阳位于外而阴位于内，腠理四肢均在外而清阳之气居于其中，五脏六腑均在内而浊阴之液居于其中。

【内经】水为阴，火为阳。

【知要】水润下而寒，故为阴；火炎上而热，故为阳。炎上者，欲其下降；润下者，欲其上升，谓之水火交而成既济。火不制其上炎，水不禁其就下，谓之水火不交而成未济。肾者水也，水中生气，即真火也。心者火也，火中生液，即真水也。阴中有阳，阳中有阴，水火互藏，阴阳交体，此又不可不知者也。

【注释】

未济：未济卦（上离上坎，离为火，坎为水），代表心肾不交，水火未济。未济，诸事未成之意。

【语译】水属阴而火属阳，因为水具有滋润作用而趋下流动且性寒，火有炎盛属性而向上漫延且性热。炎热向上的，要使之下降；滋润趋下的，要使之上升，这称作水火相交而形成既济。火之向上漫延趋势不能被制止，水之向下流行趋势不能被禁止，称作水火不交而形成未济。肾属水，水中产生的阳气，就是真火；心属火，火中产生的阴液，就是真水。阴中有阳，阳中有阴，水中藏火，火中藏水，阴阳相交，互为一体，这又是不可不掌握的原理。

【内经】阳为气，阴为味；味归形，形归气。

【知要】气无形而升，故为阳；味有质而降，故为阴。味归形者，五味入口，生血成形也；形归气者，血皆倚赖于气，气旺则自能生血，气伤而血因以败也。

【注释】

味归形，形归气：前“归”，化生，产生；后“归”，源于，形成于。

【语译】阳为气，阴为味，味可成形，形则源于气。气无形而其属性升腾，所以为阳；味有质体而其性属沉降，所以为阴。五味入口能生血滋养形体，而形体的保持则是由于气能生血养形的缘故。凡血都依赖于气，气旺盛则自然能生血，气受伤而血亦因此而枯败。

【内经】气归精，精归化。

【知要】气者，先天之元气与后天之谷气并而充身者也。肺金主之，金施气以生水，水即精也。精者，坎府之真铅，天一之最先也。精施则能化生，万化之本元也。

【注释】

气归精，精归化：《素问直解》曰：“气归精，阳气归于阴精也。精归化，阴精归于变化也。”归，产生，化生。

坎：《周易》卦名，八卦之一。坎象征险难，代表水，为北方之卦。

铅：指在人体内运行的元精、元气，属阴。宋代苏轼《续养生论》曰：“何谓铅？凡气之谓铅，或趋或蹶，或呼或吸，或执或击，凡动者皆铅也。”铅与汞，道家外丹指炼金丹所用的两种主要原料，道家内丹则以铅喻元精、元气，以汞喻元神。

天一：《河图》中载有十个数字，双双成配。天一生水，地六成之。

【语译】阳气化生阴精，阴精化生一切生命。因为气是先天之元气与后天之谷气共同充养身体的真气，肺金主气，肺金之气布行则能生水，水即阴精，就是肾水府中的真精，亦即天一所生之水，是生命最先的物质。精气布施才能具有化生作用，它是万物化生的本元。

【内经】精食气，形食味。

【知要】气为精母，味为形本。食者，子食母乳之义也。

【注释】

食：赖以为生，如子受养于母乳之义。

【语译】气生精而精受养于气，味生形而形受养于味。

【内经】化生精，气生形。

【知要】万化之生必本于精，形质之生必本于气。

【注释】

化生精：万物之变化及生命的出现皆源于精。生，生于，源于。

【语译】万物变化及生命出现皆源于精，一切物质与形体的产生均根于一气。

【内经】味伤形，气伤精。

【知要】味本归形，味或不节，反伤形也。气本归精，气或不调，反伤精也。

【语译】五味能调养形体，五味若不加节制则会伤害形体；阳气能化生阴精，阳气若不调和则会伤损阴精。

【内经】精化为气，气伤于味。

【知要】气本归精，气为精母也。此云精化为气者，精亦能生气也。如不好色者，气因以旺也。水火互为之根，即上文天地云雨之义也。味不节则伤形，而气不免焉。如味过于酸，肝气以津，脾气乃绝之类。

【注释】

肝气以津，脾气乃绝：《素问直解》曰："肝气以津，肝木盛也。肝木盛，则脾土受制，故脾气乃绝。是酸味生肝，太过则伤脾矣。"津，润泽，满溢。

【语译】阴精可化为阳气，阳气亦会受伤于五味。因为气为精之母，阳气可化生阴精，阴精亦能化生阳气。比如不好色者，精气因此而旺盛。水火互为之根，即前文所说天地云雨的含义。五味不节制则伤害形体，而阳气亦不免于伤害。比如五味过于酸，肝木之气满溢而过盛，脾土之气受克则亡绝之类。

【内经】阴味出下窍，阳气出上窍。

【知要】味为阴，故下；气为阳，故上。

【语译】五味属阴而向下行，则阴味从下窍出；气属阳而往上行，则阳气由上窍出。

【内经】味浓者为阴，薄为阴之阳；气浓者为阳，薄为阳之阴。

【知要】味属阴，味浓为纯阴，味薄为阴中之阳；气属阳，气浓为纯阳，气薄为阳中之阴。

【语译】味属阴而浓味属纯阴，即阴中之阴，薄味属阴中之阳；气属阳而气浓者属纯阳，即阳中之阳，气薄者属阳中之阴。

【内经】味浓则泄，薄则通；气薄则发泄，浓则发热。

【知要】阴味下行，味浓者能泄于下，味薄者能通利也；阳气上行，故气薄者能泄于表，气浓者能发热也。

【语译】阴味向下行，浓味能泄于下，薄味能通利；阳气往上行，故气薄能泄于表，气浓能发散热气。

【内经】壮火之气衰，少火之气壮。壮火食气，气食少火；壮火散气，少火生气。

【知要】火者，阳气也。天非此火不能发育万物，人非此火不能生养命根，是以物生必本于阳。但阳和之火则生物，亢烈之火则害物，故火太过则气反衰，火和平则气乃壮。壮火散气，故云食气。少火生气，故云食火。

【注释】

壮火：《素问直解》曰："亢盛之火，即相火也……所谓壮火食气，实壮火散气也。"食，消耗。

少火：《素问直解》曰："和缓之火，即君火也……所谓气食少火，实少火生气也。"食（sì），滋养。

【语译】壮火之气易于衰落，少火之气能逐渐壮盛；壮火吞噬阳气而少火滋养阳气，壮火耗散阳气而少火生发阳气。因为火为阳气，天没有此火则万物不能发育生长，人没有此火则不能养育维持生命，故万物生长必须以阳气为本。然而阳和之火才能生化万物，而亢盛之火则会伤害万物。因而火太亢盛则吞噬阳气而易于衰落，火平和则滋养阳气而能逐渐壮盛。

【薛注】

阳气者，身中温暖之气也。此气绝，则身冷而毙矣。营运三焦，熟腐五谷，畴非真火之功？是以《内经》谆谆反复，欲人善养此火。但少则壮，壮则衰，特须善为调剂。世之善用苦寒、好行疏伐者，讵非岐黄之罪人哉？

【注释】

畴：谁，何。

讵：岂，难道。

【语译】阳气就是身中温暖之气，此气消亡则身体冰冷而死亡。三焦运化，五谷腐熟，哪项不依赖真火之功用？所以《内经》反复谆谆教导，要求人们好好滋养此火。然而此火温和才能壮盛，一旦亢盛就要衰落，特别需要善于调理。社会上好用苦寒之药，或爱用疏利杀伐之药的医生，岂不都是岐黄医家的罪人吗？

【内经】阴胜则阳病，阳胜则阴病；阳胜则热，阴胜则寒。

【知要】阴阳和则得其平，一至有偏胜，病斯作矣。

【语译】阴气偏胜则阳病，阳气偏胜则阴病；阳气偏胜则生热病，阴气偏胜则生寒病。唯有阴阳和合，才能达到平衡而正常；一旦出现偏胜的情况，疾病就产生了。

【内经】重寒则热，重热则寒。

【知要】阴阳之变，水极则似火，火极则似水；阳盛则隔阴，阴盛则隔阳。故有内真寒而外假热，内真热而外假寒之症。不察其变，妄轻投剂，如水益深，如火益热，虽有智者莫可挽救矣。

【注释】

重（chóng）寒：马莳注："寒之又寒，是重寒也。寒久则热生。"

重（chóng）热：马莳注："热之又热，是重热也。热久则寒生。"

【语译】寒之又寒则变生热证，热之又热则变生寒证。阴阳的变化，水寒过极则似火热，火热过极则似水寒；阳盛则隔绝阴气，阴盛则隔绝阳气。所以有内里真寒而外部假热，内里真热而外部假寒之症。若不细察其变化，随便轻率下药，结果病人就会陷于水深火热之中而更加严重，即使智慧者也无法挽救了。

【内经】寒伤形，热伤气。

【知要】寒属阴，形亦属阴，故寒则形消也；热为阳，气亦为阳，故热则气散也。

【语译】寒伤形，热伤气。因为寒属阴而形亦属阴，故寒则形体消减而受伤；热为阳而气亦为阳，故热则阳气耗散而受损。

【内经】气伤痛，形伤肿。

【知要】气喜宣通，气伤则壅闭而不通，故痛；形为质象，形伤则稽留而不化，故肿。

【语译】气伤则疼痛，形伤则瘀肿。因为气宜于宣通，气受伤害则阻塞不通而疼痛；形是质体，形体受伤则气血阻滞不消而瘀肿。

【内经】故先痛而后肿者，气伤形也；先肿而后痛者，形伤气也。

【知要】气先伤而后及于形，气伤为本，形伤为标也。形先伤而后及于气，形伤为本，气伤为标也。

【语译】所以先痛而后肿的情况，是气受伤而累及形体；先肿而后痛的情况，是形体受伤而影响到气。前者气受伤是根本原因，形体受伤是次生因素；后者形体受伤是根本原因，气受伤为次生因素。

【内经】喜怒伤气，寒暑伤形。

【知要】举喜怒而悲恐忧统之矣。内伤人情，如喜则气缓，怒则气上，悲则气消，恐则气下，忧则气结，故曰伤气。举寒暑而风湿燥统之矣。外伤天气，如风胜则动，热胜则肿，燥胜则干，寒胜则浮，湿胜则泻，故曰伤形。

【语译】喜怒易于伤气，寒暑易于伤形。此处仅举喜怒而实际上概括悲忧惊恐等。内伤情志，如过喜则气松缓，愤怒则气上逆，悲伤则气消散，惊恐则气下降，忧思则气郁结，都是伤气的情况。仅举寒暑而实际上概括风湿燥火等。外伤于天气，如风胜则搐动，热胜则痈肿，燥胜则干枯，寒胜则浮肿，湿胜则泄泻，都是伤形的情况。

【内经】天不足西北，故西北方阴也，而人右耳目不如左明也。地不满东南，故东南方阳也，而人左手足不如右强也。

【知要】天为阳，西北阴方，故天不足西北；地为阴，东南阳方，故地不满东南。日月星辰，天之四象，犹人之有耳目口鼻，故耳目之左明于右，以阳胜于东南也。水火金木，地之四体，犹人之有皮肉筋骨，故手足之右强于左，以阴强于西北也。

【注释】

西北：古人房屋坐北朝南，故西北为右边与背后，东南则为左边与前面。

【语译】天之阳气在西北方相对不足，故西北方属阴，而人的右耳目不如左边的灵敏明亮。地之阴气在东南方相对不满，故东南方属阳，而人的左手足不如右边的强健。因为天为阳而西北属阴方，故天之阳气不足于西北；地为阴而东南属阳方，故地之阴气在东南方不满。日月星辰，是天之四象，犹如人有耳目口鼻，故左边的耳目比右边的灵敏明亮，因为阳气在东南方较胜。

水火金木，是地之四肢，犹如人有皮肉筋骨，故右边的手足比左边的强健，因为阴气在西北方较强。

【内经】阳之汗，以天地之雨名之。

【知要】汗出从表，阳也，而本于阴水之属，故以天地之雨应之。雨虽属阴，非天之阳气降，则不雨也。知雨之义者，知汗之故矣。

【语译】阳之汗，用天地之雨来命名。因为汗从体表出而属阳，又来源于阴水之类，故与天地之雨相应，可用天地之雨来称呼。雨虽属阴，如果不是天之阳气下降，则不会下雨。懂得雨之含义，则可知汗之缘故了。

【内经】阳之气，以天地之疾风名之。

【知要】气为阳，阳胜则气逆喘急，如天地之疾风，阳气鼓动也。

【语译】阳之气，用天地之疾风来命名。因为气属阳，而阳胜则气逆，喘息急促，如同天地之疾风，是阳气鼓动的缘故，故阳气可用天地之疾风来称呼。

第二篇：四时阴阳，人体内外。

【内经】《金匮真言论》曰：平旦至日中，天之阳，阳中之阳也；日中至黄昏，天之阳，阳中之阴也；合夜至鸡鸣，天之阴，阴中之阴也；鸡鸣至平旦，天之阴，阴中之阳也。

【知要】子、午、卯、酉，天之四正也，平旦至日中，自卯至午也；日中至黄昏，自午至酉也：合夜至鸡鸣，自酉至子也；鸡鸣至平旦，自子至卯也。以一日分四时，则子、午当二至，卯、酉当二分，日出为春，日中为夏，日入为秋，夜半为冬也。

【按语】以“日出”“日入”为卯、酉，平分白昼与黑夜；

以“夜半”“日中”为子、午，“日中”中分白昼，“夜半”中分黑夜。《内经》此处仅言其大概，则鸡鸣相当于夜半之子正，平旦相当于日出之卯初，黄昏相当于日入之酉正，唯有日中恰是午时。析分细言则有差异，比合混言则大致相近。

【语译】《素问·金匮真言论》载：日出至日中，为天之阳，属阳中之阳；日中至日入，为天之阳，属阳中之阴；日入至夜半，为天之阴，属阴中之阴；夜半至日出，为天之阴，属阴中之阳。以十二支记，子、午、卯、酉，为天的四个正方位，从日出到日中，即是自卯至午；从日中到日入，即是自午至酉；从日入到夜半，即是自酉至子；从夜半至日出，即是自子至卯。将一日视作一年四时，则子时、午时相当于冬至、夏至二至，卯时、酉时相当于春分、秋分二分，日出为春分，日中为夏至，日入为秋分，夜半为冬至。

【内经】夫言人之阴阳，则外为阳，内为阴。

【知要】以表里言。

【语译】人体阴阳从表里而言，则体表为阳，体内为阴。

【内经】言人身之阴阳，则背为阳，腹为阴。

【知要】以前后言。

【语译】人身阴阳从前后而言，则背部为阳，腹部为阴。

【内经】言人身之脏腑中阴阳，则脏者为阴，腑者为阳，肝、心、脾、肺、肾五脏皆为阴，胆、胃、大肠、小肠、膀胱、三焦六腑皆为阳。

【知要】五脏属里，藏精气而不泻，故为阴；六腑属表，传化物而不藏，故为阳。

【语译】脏腑阴阳，则五脏为阴，六腑为阳。肝、心、脾、肺、肾五脏为阴为里，胆、胃、大肠、小肠、膀胱、三焦六腑为阳为表。五脏作用是储存精气，精气则以充足满盈为佳，故精气内存而为阴；六腑作用是传化水谷，食物充实其中而以更迭为畅，故变化之物外泄而为阳。

【内经】故背为阳，阳中之阳，心也；背为阳，阳中之阴，肺也；腹为阴，阴中之阴，肾也；腹为阴，阴中之阳，肝也；腹为阴，阴中之至阴，脾也。

【知要】老子曰，负阴而抱阳，是以腹为阳、背为阴也。《内经》乃以背为阳、腹为阴，何也？邵子曰：天之阳在南，故日处之；地之刚在北，故山处之。然则老子之说言天象也，《内

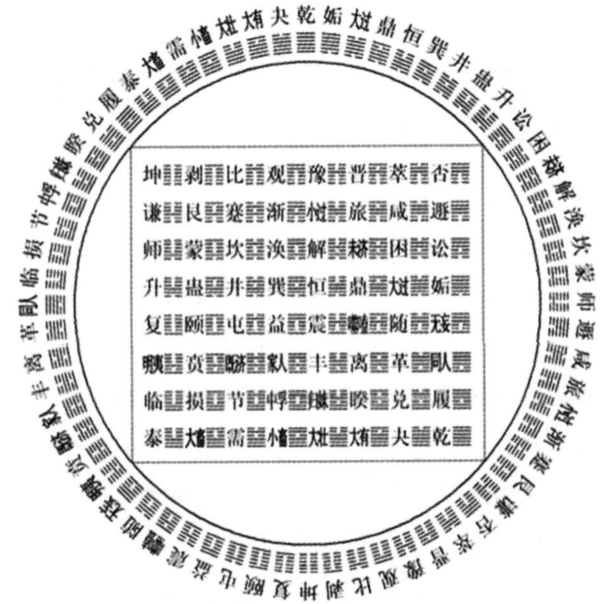

六十四卦方圆图

圆图象天，阳在东南，

方图象地，阳在西北。

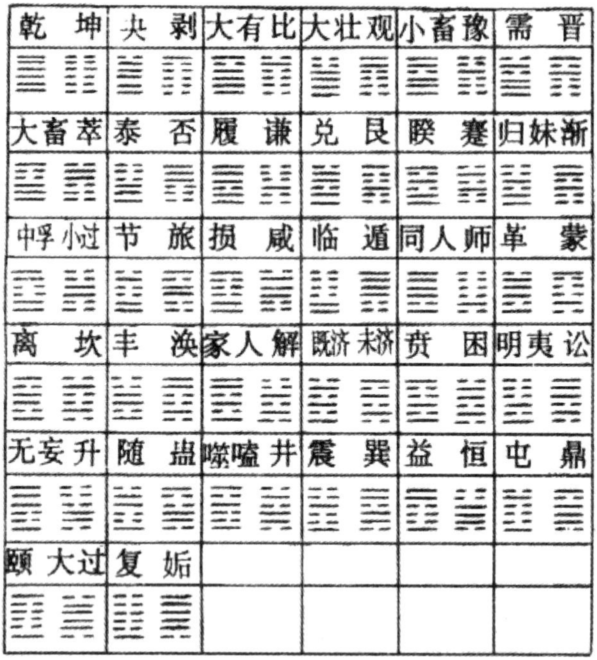

三十二对杂卦图

经》之说言地象也，况阳经行于背，阴经行于腹，人身脏腑之形体，本为地象也，第考伏羲六十四卦方圆二图，其义显然，夫圆图象天，阳在东南，方图象地，阳在西北，可以洞然无疑矣。心肺为背之阳，肝脾肾为腹之阴，何也？心肺在膈上，连近于背，故为背之二阳脏；肝脾肾在膈下，附近于腹，故为腹之三阴脏。然阳中又分阴阳者，心象人身之日，故为阳中之阳；肺象人身之天，天体虽阳，色玄而不自明，包藏阴德，比之太阳有间，故肺为阳中之阴。阴中又分阴阳者，肾属水，故为阴中之阴；肝属木，故为阴中之阳；脾属坤土，故为阴中之至阴也。

【注释】

玄：幽远而赤黑。

间：空间，容量。

【语译】所以背为阳，心为阳中之阳，肺为阳中之阴；腹为阴，肾为阴中之阴，肝为阴中之阳，脾为阴中之至阴。根据《老子·四十二章》“万物负阴而抱阳”，是以腹为阳，以背为阴。《内经》却以背为阳，以腹为阴，这是为什么呢？宋代邵雍指出：天之阳在南，所以太阳处于其地；地之刚在北，所以山陵处于其地。然而，老子之说是讲天象，《内经》之说是讲地象，何况人体阳经循行于背部，阴经循行于腹部。人身脏腑与形体，本为地象，只要考察伏羲六十四卦方圆二图，其义就很明了，圆图象天，阳在东南（乾、夬、大有、大壮、小畜、需、大畜、泰等卦在东南，而坤、剥、比、观、豫、晋、萃、否等卦在西北）；方图象地，阳在西北（乾、夬、大有、大壮、小畜、需、大畜、泰等卦在西北，而坤、剥、比、观、豫、晋、萃、否等卦在东南），可以清楚无疑了。心肺为背之阳，肝脾肾为腹之阴，为什么呢？心肺在膈上，靠近背部，所以属背部的二阳脏；肝脾肾在膈下，靠近腹部，所以属腹部的三阴脏。然而，阳中又分阴阳，心象人身的太阳，故为阳中之阳；肺象人身之天，天体虽属阳，幽远而赤黑，不自彰显明亮，包容万物而收藏阴德，比太阳有容量，所以肺为阳中之阴。阴中又分阴阳，肾属水，所以为阴中之阴；肝属木，所以为阴中之阳；脾属坤土，所以为阴中之至阴。

【按语】《老子·四十二章》载“万物负阴而抱阳”，并非指腹为阳、背为阴。根据太极图之阴阳鱼，阴阳交粿，互为腹背，可以说阴之背负阳，阳之背负阴；阴之腹抱阳，阳之腹抱阴。所以“负阴而抱阳”是讲阴阳交粿，腹背是相对而言的。

第三篇：阳为生气，万物之本。阴平阳秘，精神乃治。

【内经】《生气通天论》曰：阳气者，若天与日，失其所，则折寿而不彰。故天运当以日光明。

【知要】此明人生全赖乎阳气也。日不明则天为阴晦，阳不固则人为夭折，皆阳气之失所者，故天不自明，明在日月。月体本黑，得日乃明，此天运当以日光明也。太阳在午则为昼，而日丽中天，显有象之神明，离之阳在外也。太阳在子则为夜，而火伏水中，涵无形之元气，坎之阳在内也。天之营运，惟日为本，天无此日，则昼夜不分，四时失序，晦冥幽暗，万物不彰矣。在于人者，亦惟此阳气为要。苟无阳气，孰厘清浊，孰布三焦，孰为呼吸，孰为营运，血何由生，食何由化，与天之无日等矣。欲保天年，其可得乎？《内经》一百六十二篇，惟此节发明天人大义，最为切要，读者详之。

【注释】

昼：指日中，正午。

日丽中天：即日耀天空。丽，附着。《易经·离卦》曰：“彖曰：离（lí），丽也。日月丽乎天，百谷草木丽乎土。”《易经·说卦》曰：“离，为火，为日……”又指南方。《易经·说卦》曰：“离也者，明也，万物皆相见，南方之卦也。”

发明：阐发，说明。

【语译】《素问·生气通天论》说：阳气就像天空与太阳，人体阳气若离失其所在位置，则夭折而寿命不长。所以天体运行必当借助于日光的照耀。

此处指出人的生存依赖阳气。天无日光则阴暗，人身阳气不固则夭亡。而月亮本体原也无光，获得阳光的照射才出现亮光，这就是运行的天体借助日光而发亮的例子。太阳当午则为日中，太阳当空照耀天际，彰显了有象之物的神明，这就是离卦之阳在外的显现。太阳在子时则为夜半，而阳气潜伏于水中，蕴涵了无形之物的元气，这就是坎卦之阳在内的含义。天际万物的运行都以太阳为根本，天际无日，则昼夜不分而四时乱序，黑暗无光而万物不生。人类也唯独视阳气为最重要的源泉。如果没有阳气，怎么分别清浊？怎么输布三焦？怎么呼吸？怎么促使运化？血液如何产生？饮食如何消化？这些都与天际无日一样。要想保养天年，这怎么能行？《内经》一百六十二篇，唯独这一节阐明了天人关系的意义，是最切要的重大内容，读者必须详细领悟。

【内经】凡阴阳之要，阳密乃固。两者不和，若春无秋，若冬无夏，因而和之，是谓圣度。

【知要】阴主内守，阳主外护，阳密于外，则邪不能侵，而阴得以固于内也。不和者，偏也。偏于阳，若有春而无秋；偏于阴，若有冬而无夏。和之者，泻其太过，补其不足，俾无偏胜，圣人之法度也。

【注释】

圣度：圣人之法度，最高的法度。

【语译】总之，阴阳要诀是阳气固密则阴气内守。阴阳不和，若春无秋，若冬无夏，因而调和阴阳使之平衡，这是最高标准。

因为阴气主宰内守，阳气主宰外护，体表阳气固密，则邪不易入侵，而阴气亦能巩固于内。阴阳出现不平衡，偏于阳则如有春无秋，偏于阴则如有冬无夏。调和阴阳，就要泻其太过而补其不足，使其不致出现偏胜或偏衰的状况，这就是圣贤的法度。

【内经】故阳强不能密，阴气乃绝。

【知要】阳密则阴固，阳强而亢，岂能密乎？阴气被扰，将为煎厥而竭绝矣。

【注释】

煎厥：发高热而昏厥。

【语译】故阳气太强盛而不能固密，则阴气竭尽。因为阴气被亢阳扰动，会出现高热昏厥状况，以致耗竭消尽。

【内经】阴平阳秘，精神乃治。

【知要】阴血平静于内，阳气秘密于外。阴能养精，阳能养神，精足神全，命之曰治。

【语译】阴阳只有平和才能固密，而人的精气神也才正常饱满。因为阴血平静于内而阳气固密于表，则阴气能养精而阳气能养神，精气神足而又可保全，才能身体健康。

第四篇：阴阳调理，养生要旨。

【内经】《五常政大论》曰：阴精所奉其人寿，阳精所降其人夭。

【知要】岐伯本论东南阳方，其精降下而多夭，西北阴方，其精向上而多寿。余尝广之，此阴阳之至理，在人身中者亦然。血为阴，虽肝藏之，实肾经真水之属也。水者，先天之本也。水旺则阴精充而奉上，故可永年，则补肾宜急也。气属阳，虽肺主之，实脾土饮食所化也。土者，后天之本也。土衰则阳精败而下陷，故当夭折，则补脾宜亟也。先哲云，水为天一之元，土为万物之母。千古而下，独薛立斋深明此义，多以六味地黄丸壮水，为奉上之计；兼以补中益气汤扶土，为降下之防，盖洞窥升降之微，深达造化之旨者欤！

【注释】

薛立斋：明代医家薛己（1487—1559），字新甫，号立斋。吴县（今属江苏）人。其一生著述颇丰，有《内科摘要》两卷，以虚证立论，认为诸病皆以脾胃、脾肾亏损，命门火衰为要，治疗重在固护脾胃，补益肝肾。

【语译】《素问·五常政大论》说：人受精气奉养则长寿，阳气下陷则短寿。根据岐伯所论，东南方为阳方，其地精气下降不足而人多不长寿；西北方为阴方，其地精气上升较足而人多长寿。李中梓曾拓展其说，认为这是阴阳至理要论，在人身来说也是如此。血属阴，虽然肝脏藏血，实际根源在于肾经真水。肾水，是先天之本。肾水旺盛则阴精充足而能奉养中焦上焦，所以人可以长寿，那么补肾应是当务之急。气属阳，虽然肺主气，实属脾土饮食所化生。脾土，是后天之本。脾土衰弱则精微物质消减而阳气下陷，所以人会夭亡，那么补脾应是当务之急。先贤说，水为天一之本元，土为万物之载体。千古以来，唯独薛立斋深明此要义，多用六味地黄丸滋补肾水，考虑能奉养中上焦；兼用补中益气汤来扶助脾土，考虑能防止中气下陷，可谓洞察升降的奥秘，深通造化的宗旨啊！

【薛注】

愚按：医经充栋，不越于阴阳。诚于体之脏腑腹背、上下表里，脉之左右尺寸、浮沉迟数，时令之春夏秋冬，岁运之南政北政，察阴阳之微而调其虚实，则万病之本咸归掌握，万卷之富只在寸中，不亦约而不漏，简而可据乎！

【注释】

南政北政：五运六气术语。参看《素问·至真要大论》，清代高士宗《素问直解》曰："五运之中，戊癸化火，以戊癸之岁为南政，甲乙丙丁己庚辛壬之岁为北政。"

【语译】薛雪总结《阴阳》篇：医经医著浩如烟海，其根本原理不外乎阴阳。果真在人体脏腑腹背、上下表里，经脉左右尺寸、浮沉迟数，时令的春夏秋冬、岁运的南政北政各方面，细察阴阳的微妙而调理人体的虚实，那么所有疾病的根本全都在掌握之中了，浩如烟海的医著也只在方寸之中了，岂不是简约而不至挂一漏万，容易而又切实可据吗！

三、色　诊

《色诊》：本章叙述了色诊的判断方法及其原理，是思外揣内的重要诊断方法之一。

第一篇：睛明五色，精气外荣。

【内经】《脉要精微论》曰：夫精明五色者，气之华也。

【知要】精明见于目，五色显于面，皆气之华也，言气而血在其中矣。

【语译】《素问·脉要精微论》说：眼睛明亮，目中有光，五色彰显于面部，是五脏精气的表现。这些精气之光华，也是血气外荣的表现。

【内经】赤欲如白裹朱，不欲如赭；白欲如鹅羽，不欲如盐；青欲如苍璧之泽，不欲如蓝；黄欲如罗裹雄黄，不欲如黄土；黑欲如重漆色，不欲如地苍。

【知要】五色之欲者，皆取其润泽。五色之不欲者，皆恶其枯槁也。

【注释】

赭（zhě）：红土，赤红如赭土的颜料。

苍璧：青色之玉。

罗：稀疏而轻软的丝织品。

雄黄：矿物名，橘黄色，有光泽。

地苍：地之苍黑，形容枯暗如尘。

【语译】面部红色应是白里透红，而不是纯赤的通红色；面部白色应如鹅毛样白而有光泽，而不是像盐一样呆白；面部青色应是苍绿而光润，而不是干枯的蓝色；面部黄色应是黄里透红，而不是枯槁的黄土色；面部黑色应是黝黑而有光泽，而不是晦暗的青黑色。面部五色所希望的颜色，都是滋润而有光泽的正常之色；所不希望的颜色，则都是令人厌恶的憔悴枯槁的非正常之色。

【内经】五色精微象见矣，其寿不久也。

【知要】此皆五色精微之象也，凶兆既见，寿不久矣。

【语译】五脏精微之色呈现于外，是人体精微物质不能内藏而凶兆已经显露的表现，其寿命不会久长了。

【内经】夫精明者，所以视万物，别白黑，审长短，以长为短，以白为黑，如是则精衰矣。

【知要】脏腑之精气，皆上朝于目而为光明，故曰精明。若精明不能上奉，则颠倒错乱，岂能保其生耶！

【注释】

精明：即睛明，谓眼睛明亮；因为脏腑的精气都上注于目而显现光明，所以眼睛称作精明。

【语译】所谓精明，即睛明，具有察看万物，分别白黑，审视长短的作用；若误以长为短，误以白为黑，这是精气神已经衰微的表现。因为脏腑的精气都上注于目而眼之精珠明亮；否则体内循环颠倒错乱，连保持生命都困难！

第二篇：五脏外候，次于面部；疾病变化，面诊可见；辨部施治，万举万当。

【内经】《灵枢·五色篇》曰：明堂者鼻也，阙者眉间也，庭者颜也，蕃者颊侧也，蔽者耳门也。其间欲方大，去之十步，皆见于外，如是者寿必中百岁。

【知要】庭者，天庭也，俗名额角。蕃蔽者，屏蔽四旁也。十步之外而部位显然，则方大可知，故寿可百岁也。

【注释】

蕃：通藩，藩篱，屏障之义，此指两颊的外侧。

庭：天庭，俗称额角。

蕃蔽：藩卫、屏蔽，是防卫四周之意。

【语译】《灵枢·五色篇》说：明堂即鼻子，阙就是两眉之间，庭就是额头，蕃即两颊的外侧，蔽是耳门前的部位。这些部位必须方正而宽大，若在十步之外都看得清清楚楚，则可知其端正而丰隆宽大，这样的特征是寿命百岁之面相的表现。

【内经】明堂骨高以起，平以直，五脏次于中央，六腑挟其两侧，首面上于阙庭，王宫在于下极。五脏安于胸中，真色以致，病色不见，明堂润泽以清。

【知要】五脏之候皆在中央，六腑之候皆在四旁。次者，居也。挟者，附也。下极，居两目之中，心之部也。心为君主，故称王宫。若五脏安和，正色自显，明堂必清润也。

【注释】

次：位于，即居之义。

挟：即夹，附之义，位于左右相对的位置。

王宫：心为君主，所居之处称作王宫。

下极：在两目之间，是心所处的部位。

【语译】鼻子骨高而挺立，平正且端直，五脏之外候依次分布于面部中部，六腑之外候附处于两旁，头部面部在上分布于阙中和天庭之处，心脏在两目之间的下极部位。若五脏之气平和而安居于胸中，则正常面色自然显现，疾病之色不会出现，鼻子颜色必定润泽而清亮。

【内经】五色之见也，各出其色部。部骨陷者，必不免于病矣。其色部乘袭者，虽病甚不死矣。

【知要】五色之见，各有部位。若有一部骨弱陷下之处，则邪乘之而病。若色部虽有变见，但得彼此生王，有乘袭而无克贼者，病虽甚不死矣。

【注释】

乘袭：指子气乘袭母部，清代张志聪注："谓子袭母气也，如心部见黄，肝部见赤，肺部见黑，肾部见青，此子之气乘袭母部。"

彼此生王：指母子相生而彼此相旺。

【语译】五脏精微之色外现，各有其相应脏腑的颜色与部位。若出现某部位骨弱而陷下，则不免邪气侵袭其处而产生疾病。若颜色与部位已出现变化，但颜色与部位属彼此相生而气旺，并无相克之贼邪，出现子邪侵袭母脏的情况，即使病得厉害也不会死亡。

【内经】青黑为痛，黄赤为热，白为寒。

【知要】此言五色之所主也。

【语译】面部青黑色主痛，黄赤色主热，白色主寒。这是讲五色之所主之病证。

【内经】其色粗以明者为间，沉夭者为甚，其色上行者病益甚，其色下行如云彻散者病方已。

【知要】粗者，明爽之义。沉夭者，晦滞之义。言色贵明爽，若晦滞者为病甚也。色上行者，浊气方升，故病甚。下行者，浊气已退，故病已。

【校释】

其色粗以明：原文其下缺漏“者为间”，此据《针灸甲乙经》补；《针灸甲乙经》下文又有“色明不粗，沉垩（一作夭）为甚；不明不泽，其病不甚”，即是其印证。粗，是明爽之义。间，病间，痊愈。

【注释】

沉夭（è）：晦滞之义。颜色以明爽为佳，如果晦暗滞涩，属于病重。《素问·玉机真脏论》王冰注：“夭，谓不明而恶。”夭，通垩（è），白色泥土，亦白泥土之色。此指枯萎色。

【语译】其颜色明显而润泽的情况为病将痊愈，颜色晦暗而滞涩的情况为疾病加重。颜色部位上移，显示浊气正在上升，是疾病更重；颜色部位下移，是浊气已衰退的表现，而如浮云消散的情况，说明病将痊愈。

【内经】五色各有脏部，有外部，有内部也。色从外部走内部者，其病从外走内；其色从内走外者，其病从内走外。病生于内者，先治其阴，后治其阳，反者益甚；其病生于阳者，先治其外，后治其内，反者益甚。

【知要】五色各有脏部，言脏而腑在其中矣。外部者，六腑之表，六腑挟其两侧也。内部者，五脏之里，五脏次于中央也。

凡病色先起外部，而后及内部者，其病自表入里，是外为本而内为标，当先治其外，后治其内。若先起内部，而后及外部者，其病自里出表，是阴为本而阳为标，当先治其阴，后治其阳。若反之者，皆为误治，病必转甚矣。

【语译】五色各有其分属的脏腑，外部指六腑之表，六腑附在脏部的两侧；内部指六腑里侧之五脏，五脏依次在面部中央位置。大凡病色先起于外部而后延及内部，其病由表入里，颜色由外部向内部发展，则疾病从六腑传入五脏。这种情况是，腑为病之本而脏为病之标，应当先治其腑而后治其脏。如果疾病先起于内部而后延及外部，其病由里出表，颜色由内部向外部发展，则疾病从五脏传入六腑。这种情况是，脏为病之本而腑为病之标，应当先治其脏而后治其腑。病生于内，则先治五脏而后治六腑；若病生于外，则先治六腑而后治五脏。如果治法相反，都是误治，疾病必定变得更加严重。

【内经】常候阙中，薄泽为风，冲浊为痹，在地为厥，此其常也，各以其色言其病。

【知要】阙中，眉间也，肺之部也。风病在阳，皮毛受之，故色薄而泽。痹病在阴，肉骨受之，故色冲而浊。厥逆为寒湿之变，病起于下，故色之先于地。地者，相家所谓地阁，即巨分巨屈之处也。

【注释】

阙中：指眉间，属诊候肺脏的部位。

薄泽：指颜色浮浅而光泽。

冲浊：与薄泽相对，沉暗而重浊之义。据《广韵》：冲，尺容切，平钟昌；沉，直深切，平侵澄；重，柱用切，去用澄，冲、沉、重为准双声之字，音近义通。

地：即相术家的所谓地阁，面部下颌位置，是巨分巨屈所在之处。所谓“地阁方圆”为福相。

巨分：在口旁大纹处。

巨屈：指颊下曲骨，在地阁，巨分外下处。

【语译】通常诊候阙中，颜色淡薄而光润为风，因风病在体表，而皮毛受了风寒则阙中颜色淡薄而光润；颜色沉暗而重浊为痹，因痹病在里，而肉骨受侵袭则阙中颜色沉暗而重浊。颜色显现在下巴部位为厥逆，即为寒湿之变，因厥逆属寒湿之变，疾病产生于下部则面部颜色会先期显现于下巴部位。这些都是常规现象，各部位按照其颜色来论其病。

【内经】大气入于脏腑者，不病而卒死。

【知要】大气者，大邪之气也，如水色见于火部，火色见于金部之类。此元气大虚，贼邪已至，虽不病，必卒然而死矣。

【注释】

已：随后，旋即。

卒然：卒同猝，突然，出乎意外。张介宾《类经》曰：“元气大虚而后邪得袭之，故致卒死。卒，猝同。”

【语译】外界贼风大邪之气入侵脏腑，不病而突然死亡。这是元气太虚的缘故，如肾水之色显现于心火部位，心火之色显现于肺金部位之类。

【内经】赤色出两颧，大如拇指者，病虽小愈，必卒死。黑色出于庭，大如拇指，必不病而卒死。

【知要】形如拇指，最凶之色。赤者出于颧，颧者应在肩，亦为肺部，火色克金，病虽愈必卒死。天庭处于最高，黑者干之，是肾绝矣，虽不病，必卒死也。

【语译】赤红色出现于两颊的颧部，大小如拇指般，即使疾病稍愈，也会突然死亡。因形如拇指是最凶险的特征，赤色出现于颧部则相应部位在肩与肺部，心火之色克伤肺金，故会意外突然死亡。黑色出现于天庭部位，大小如拇指般，即使不病，也会意外突然死亡。因天庭部位最高，黑色干犯额头，是肾气竭绝的现象，故会意外突然死亡。

【按语】此节讲面部色诊与脏腑病变联系，指出几个猝死病象，是古人宝贵临床经验的总结。

【内经】庭者，首面也。

【知要】天庭处于最高，应首面之有疾。

【语译】天庭相应的部位是头面，所处部位最高，相应症状的显现是头面疾病。

【内经】阙上者，咽喉也。

【知要】阙上者，眉心之上也，应咽喉之有疾。

【语译】阙上在两眉间之上，相应症状的显现是咽喉疾病。

【内经】阙中者，肺也。

【知要】阙中者，正当两眉之中也，色见者，其应在肺。

【语译】阙中正在两眉之中，其颜色显现，相应症状的显现是肺部疾病。

【内经】下极者，心也。

【知要】下极者，眉心之下也，相家谓之山根，心居肺下，故下极应心。

【注释】

山根：近于眉心处的鼻梁。

【语译】下极在两眉间之下，相术家称之为山根，心脏居于肺部之下，所以下极部位相应症状的显现是心脏疾病。

【内经】直下者，肝也。

【知要】下极之下为鼻柱，相家谓之年寿。肝在心之下，故直下应肝。

【注释】

直下：即鼻柱、鼻梁，相术家称年寿。

【语译】直下在下极之下，相术家称年寿，相应的部位是肝脏。肝脏在心脏之下，故直下相应症状的显现是肝脏疾病。

【内经】肝左者，胆也。

【知要】胆附于肝之短叶，故肝左应胆，而在年寿之左右也。

【语译】肝之左，相应的部位是胆腑。胆腑附于肝脏的短叶而对应肝左，其部位在年寿的左右。

【内经】下者，脾也。

【知要】年寿之下，相家谓之准头，亦名土星，本经谓之面王，又名明堂。准头居面之中央，故属土应脾。

【注释】

面王：即明堂，《内经》又称作面王，在年寿之下，相术家称之准头，也称作土星。

【语译】年寿之下是明堂，相应部位是脾脏。明堂居面部的中央位置，所以属土而相应部位是脾脏。

【内经】方上者，胃也。

【知要】准头，两旁为方上，即迎香之上，鼻隧是也，相家谓之兰台廷尉。与胃为表里，脾居中而胃居外，故方上应胃。

【注释】

准：鼻子。准头为鼻尖。

迎香：人体经穴名，鼻孔旁五分之处，即鼻翼外缘中点旁。

鼻隧：鼻道。

兰台廷尉：兰台，历代所指不一，汉代指御史台，唐代指秘书省；相术家指鼻的左侧。廷尉，九卿之一，秦代始设，掌管刑狱之官；相术家指鼻的右侧。

【语译】方上相应部位是胃腑。方上在鼻头两旁，在迎香之上，即鼻道之上，相术家称之兰台与廷尉。脾与胃相表里，脾脏居中，胃腑居外，所以方上相应症候是胃腑疾病。

【内经】中央者，大肠也。

【知要】人中外五分迎香穴，大肠之应也，亦在面之中，故曰中央。

【注释】

中央：《类经》曰："面之中央，谓迎香之外，颧骨之下。"因人中之外五分处的迎香穴之外，相应部位是大肠，其位置也处在面部之中，所以称中央。

【语译】面部中央的迎香之外，颧骨之下，相应症状的显现是大肠之腑的疾病。

【内经】挟大肠者，肾也。

【知要】挟大肠迎香穴者，颊之上也。四脏皆一，惟肾有两；四脏居腹，惟肾附脊。故四脏次于中央，而肾独应于两颊。

【语译】大肠部位之外侧的相应部位是肾脏。肾脏夹于迎香穴及大肠之外，亦在面颊之上。肺心肝脾四脏都只有一个，唯独肾脏有两个；四脏居于腹部，而肾脏附于脊背处。故四脏依次在中央部位，而只有肾脏相应部位在两颊。

【内经】当肾者，脐也。

【知要】肾与脐对，故当肾之下应脐。

【语译】肾与脐前后相对，故对应部位是肾脏之处，面颊相应部位是肚脐。

【内经】面王以上者，小肠也。

【知要】面王，鼻准也。小肠为腑，应挟两侧，故面王之上，两颧之内，小肠之应也。

【语译】鼻头之上，两颧之内，相应部位是小肠。小肠属六腑，相应附在鼻子外两侧。

【内经】面王以下者，膀胱、子处也。

【知要】面王以下者，人中也，乃膀胱、子处之应。子处者，子宫也。凡人人中，平浅而无髭者，多主无子；妇人亦以人中深长者，善产育。此以上皆五脏六腑之应也。

【注释】

子处：子宫。

【语译】鼻子以下，指人中处，是膀胱、子宫的相应部位。大凡男子人中平浅而唇上无胡须的人，多主无生育能力；女子则人中深而长者，生育能力较佳。这以上的都是讲五脏六腑的相应部位。

【内经】颧者，肩也。

【知要】此下皆言肢节之应也。颧为骨之本，居中部之上，故以应肩。

【语译】以下内部都是讲肢体、关节的相应部位。

颧骨处相应部位是肩膀。因颧为骨之本，居于中部之上，故相应部位是肩膀。

【内经】颧后者，臂也。

【知要】臂接于肩，故颧后以应臂。

【语译】颧之后的部位，相应的肢体是手臂。因手臂连接肩膀而在面部位于颧之外侧。

【内经】臂下者，手也。目内眦上者，膺乳也。

【知要】目内眦上者，阙下两旁也。胸两旁高处为膺，膺乳者，应胸前也。

【注释】

膺乳：胸两旁高处为膺，乳房对应胸前位置。

【语译】手臂之下，相应的肢体是手。目内眦上，相应部位是胸部、乳房。因目内眦在阙中之下的两旁，胸口两旁高处为膺中，乳房相应部位亦在胸前。

【内经】挟绳而上者，背也。

【知要】颊之外曰绳，身之后曰背，故背应于挟绳之上。

【注释】

绳：连缀之义，古代称深衣后幅居中的衣缝为绳，借指脊椎；面诊指颊之外侧，是身体后面脊背的相应部位。

【语译】夹脊之外，相应部位是背部。面诊在颊之外侧。

【内经】循牙车以下者，股也。

【知要】牙车，牙床也。牙车以下主下部，故以应股。

【注释】

牙车：牙床。

【语译】循行牙床以下的部分，其相应部位首先是大腿。因牙床以下主下部，故用以应合大腿。

【内经】中央者，膝也。

【知要】中央者，牙车之中央也。

【注释】

中央：此处指牙床之中央。

【语译】牙床部位的中部，其相应的位置是膝盖。

【内经】膝以下者，胫也。当胫以下者，足也。

【知要】胫次于膝，足接于胫，以次而下也。

【语译】膝盖以下，连接着小腿；小腿以下，是足部。因膝盖以下，依次为小腿与足部，按次序而排列。

【内经】巨分者，股里也。

【知要】巨分者，口旁大纹处也。股里者，股之内侧也。

【注释】

巨分：口旁的大纹处。

股里：大腿内侧。

【语译】口旁的大纹处，相应部位是大腿内侧。

【内经】巨阙者，膝膑也。

【知要】巨阙，颊下曲骨也。膝膑者，膝盖骨也，此盖统指膝部而言。

【校释】

巨阙：《灵枢》《类经》皆作“巨屈”，指颊下曲骨。

膝膑：膝盖骨，此处统指膝部而言。

【语译】颊下曲骨处，相应的位置是膝盖骨部位。

【内经】各有部分。有部分，用阴和阳，用阳和阴，当明部分，万举万当。

【知要】部分既明，阴阳不爽，阳亢则滋其阴，谓之用阴和

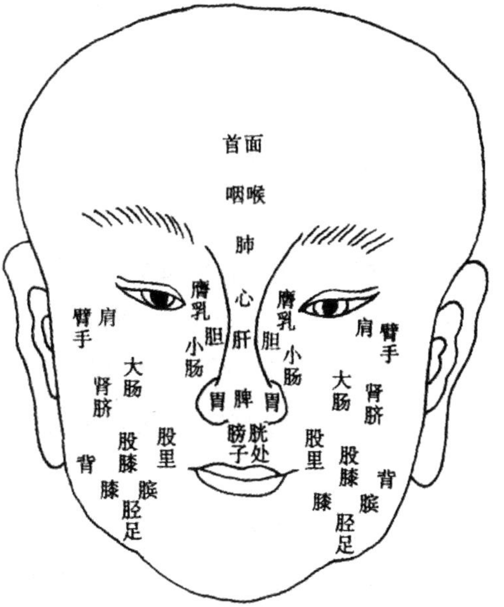

《灵枢》脏腑肢节应于面之图

阳；阴寒则补其火，谓之用阳和阴。故明部分而施治法，万举万当也。

【注释】

用阴和阳：指阳亢则滋补其阴以达到阴阳平衡。

用阳和阴：指阴寒则温补其阳以达到阴阳平衡。

【语译】以上各有部位的分辨。部位分辨已经明确，阴阳不错乱。阳亢则用阴和阳，阴寒则用阳和阴。清楚部位的分辨而施行治法，一切都恰当合宜。

【内经】能别左右，是谓大道；男女异位，故曰阴阳。审察泽夭，谓之良工。

【知要】阳左阴右。左右者，阴阳之道路也，故能别左右，是为大道。男女异位者，男子左为逆、右为从，女子右为逆、左为从，故曰阴阳。阴阳既辨，然后审其色之润泽枯夭，以决死生，医之良也。

【注释】

左右：阳即左，阴即右。所谓左右，就是阴阳之道路，所以说能分别左右，就是掌握了大道。

【语译】面诊能够分别左右，就是掌握了阴阳之道路。男女病色的逆顺，左右位置不同，男子左为逆而右为顺，女子右为逆而左为顺，故要强调阴阳法则。阴阳已经分辨，然后审察男女不同部位颜色的明爽润泽或沉夭枯涩，以分清可治与否而决断其死生，这就是高明医生。

【内经】沉浊为内，浮泽为外。

【知要】色之沉浊晦滞者为里，色之浮泽光明者为表。

【语译】通常颜色沉浊晦夭的属里病，颜色浮泽明爽的属表病。

【内经】黄赤为热，青黑为痛，白为寒，黄而膏润为脓，赤甚者为血。痛甚为挛，寒甚为皮不仁。

【知要】凡五色之见于面者，可因是而测其病矣。痛甚即青黑之极也，寒甚即白之极也。

【正误】

黄赤为热：原文作“黄赤为风”，此据《灵枢·五色篇》“青黑为痛，黄赤为热，白为寒”，及《古今医统大全·举痛论篇》“黄赤为热，白为寒，青黑为痛”，加以更正。

【注释】

不仁：肌肉或皮肤麻木而无感觉。

【语译】比如黄赤色属热证，青黑色为痛证，白色为寒证，黄而油亮润泽的即将化脓，深红色的为瘀血。痛得厉害的则会抽搐，寒证严重的则皮肤麻木不仁。大凡五色出现于面部，可以借此诊法而预测其病。痛得厉害的就会出现极度青黑之色，寒证严重的就会出现极白之色。

【内经】五色各见其部，察其浮沉，以知浅深；察其泽夭，以观成败；察其散抟，以知远近；视色上下，以知病处。

【知要】色之浮者病浅，色之沉者病深；润泽者有成，枯夭者必败；散而不聚者病近，抟而不散者病远。上下者，即前脏腑肢节之见于面者也。

【注释】

抟（tuán）：盘旋，聚集，音同团。

上下：指前面所论脏腑肢节出现于面部的位置的上移与下移。

【语译】五色表现在各个部位，细察其浮沉以知疾病的浅深，颜色浮则病浅，颜色深则病亦深；明辨其润泽或枯涩以观察疗效的好坏，润泽则疗效好，枯涩则治疗必不见效；察看其颜色的消散或结聚以了解疾病的远近，消散而不结聚则病近，结聚而不散则病远；审视其颜色位置的上移或下移，从而推知疾病的所在位置。

【内经】色明不粗，沉夭为甚；不明不泽，其病不甚。

【知要】粗者，显也。言色之光明不显，但见沉滞枯夭，病必甚也。若虽不明泽，而不至于沉夭者，病必不甚也。

【注释】

粗：明显，明爽。

【语译】若是颜色光泽而不明爽，只显现沉滞枯涩，其病必定严重；如果即使光泽不明显，而不至于沉滞枯涩，其病则不一定很严重。

【内经】其色散，驹驹然未有聚，其病散而气痛，聚未成也。

【知要】驹，马之小者，未装鞍辔，散而不聚也。譬色之散而无定者，病亦散而无坚积聚也，即有痛者，不过因无形之气耳。

【注释】

驹驹：形容分散的样子。驹，即小马，还没安装马鞍与辔头，形体无拘束而闲散未集聚于定处。此比喻病色散而无定处，疾病也散软而未成坚硬之积聚。

【语译】如果病色分散而尚未形成结聚，其疾病则散而无定处，仅是气滞瘀痛而结聚尚未成形。即使有疼痛感，也不过为无形之气郁结罢了。

【内经】肾乘心，心先病，肾为应。色皆如是。

【知要】肾乘心者，水邪克火也。心先病于内，而肾之色则应于外，如黑色见于下极是也。不惟心肾，诸脏皆然，此举一以例其余也。

【语译】若肾脏侵凌心脏，即为肾水之邪克心火，心脏先病于内而肾脏之色在面部应合，即肾之黑色出现在心之下极部位。其他各脏相克的颜色显示也是这样，此仅举一例以概括其余的。

【内经】男子色在于面王，为小腹痛，下为卵痛，其圜直为茎痛，高为本，下为首，狐疝㿗阴之属也。

【知要】面王上，应有上字。面王上为小肠，下为膀胱子处。卵者，睾丸也。圜直，指人中水沟穴也，人中有边圜而直者，故人中色见主阴茎作痛。在人中上半者曰高，为茎根痛，在人中下半者为茎头痛，凡此皆狐疝㿗阴之病也。㿗即癞也。

【校释】

面王：“面王”后应该有“上”字。面王上属小肠部位，面王下为膀胱、子处。

卵：睾丸。

圜直：指人中的水沟穴，位于人中上半位置；人中形状边圆且直，故人中病色出现主阴茎痛。

高为本：在人中上半位置称高，本即根部。

狐疝：即疝气。《医宗金鉴·杂病心法要诀·疝证总括》“经云任脉结七疝”注：“卧则入腹，立则出腹入囊，似狐之昼则出穴而溺，夜则入穴而不溺者，为狐疝也。”

痜（tuí）：阴部病。《本草纲目·百病主治药上·腰痛》曰：“腹病曰疝，丸部曰痜。”痜，即㿗。《素问·至真要大论》曰：“丈夫㿗疝，妇人少腹痛。”

【语译】男子病色出现在鼻子上方，主小腹痛；病色出现在鼻子下方，主睾丸痛；病色出现在人中水沟穴上，主阴茎痛。在人中上半位置，主茎根痛；在人中下半位置，主茎头痛。大凡这类现象都是疝气下阴之病。

【内经】女子在于面王，为膀胱子处之病，散为痛，抟为聚，方圆左右，各如其色形。其随而下至胝为淫，有润如膏状，为暴食不洁。

【知要】面王下，宜有下字。面王下为人中，主膀胱子处。色散为痛，无形之气滞也；色抟为聚，有形之血凝也。积之或方或圆，或左或右，各如其外见之形，若其色从下行而至尾，则为浸淫带浊，有润如膏之物，此症多因暴食不洁所致。不洁犹言不节，非污秽之谓也。或多食冷物，或多食热物，一切非宜之物皆是也。

【校释】

面王："面王"后应该有"下"字。面王下为人中，主膀胱、子宫疾病。

【注释】

胝：《针灸甲乙经》作"骶（dǐ）"，骶骨与尾骨所在部位的合称。《类经》曰："胝，当作骶，音底，尻臀之间也。"

浸淫：浸染，濡染，漫延。

带浊：指阴部排泄物污浊，是女性生殖系统的疾病。

不洁：此犹言不加节制，不是指污秽肮脏，而是指不良生活习惯。

【语译】女子病色出现在鼻子下方，主膀胱与子宫的疾病，颜色分散主痛，属无形气滞血瘀；颜色抟集主结聚，属有形血瘀肿块。积聚形状或方或圆，或左或右，各自如其在鼻子下方外现的形状。如果其颜色往下移而行至尾骨相应部位，则会蔓延成白带污浊之疾，出现油亮润泽的脓肿之物。这类症状多为暴饮暴食等不良生活习惯所致，或是多吃冰冷食物，或是多吃热烫食物，总之都因吃了不合宜的食物。

【内经】色者，青黑赤白黄，皆端满有别乡。别乡赤者，其色亦大如榆荚，在面王为不日。

【知要】五色皆宜端满。端者，正色也，满者，充润也。别乡犹言它乡，即别部位也。如赤者心色，应见于两目之间，是其本乡。今见于面王，是别乡矣。不日者，不日而愈也。火色见于土位，是其相生之乡也。此举赤色为例，而五色缪见者，皆可类推矣。

【注释】

端满：端，即正色；满，即充润。

别乡（xiàng）：指别的方位。《类经》曰："有别乡者，言方位时日各有所主之正向也。别乡赤者，又言正向之外，而有邪色之见也。赤如榆荚见于面王，非其位也。乡，向同。"

榆荚：榆树的果实。初春时先于叶而生，连缀成串，形似铜钱，俗呼榆钱。

缪（jiū）：通"纠"，交缠，关联。

【正误】

不日而愈：当更作"不日而死"。《类经》曰："不日者，失其常度之谓。"李中梓言"不日而愈"，误解。清·张志聪注："即不终日而卒死。"此释正确。

【语译】所谓五色，指五脏所主青黑赤白黄五种颜色，都端正而饱满，且分别出现在本脏的部位，这是正常法度。又有出现在其他脏部位的，比如赤色为心色，本当出现在两目之间，即心脏本位，却出现在鼻子部位，这是邪色，其色大如榆钱，即当日死亡。因为心火色出现于脾土的位置，则火土邪气相生。这里仅举赤色为例，而其他五色关联出现的情况，都可以进行类推。

【按语】不日，李中梓注："不日者，不日而愈也。火色见于土位，是其相生之乡也。""相生"指邪气相生而非生气相生。此"不日"承前文"卒死"而言，雷公请问"其死有期乎？"黄帝回答："察色以言其时。"故张志聪言"不终日而卒死"，此释正确。

【内经】其色上锐，首空上向，下锐下向，在左右如法。

【知要】邪色之见，各有所向。其尖锐之处是乘虚所犯之方，故上锐者以首虚，故上向也。下锐亦然，其在左右者皆同此法。

【语译】邪色呈现，各有所在方位；其色尖锐之处，是乘虚所侵犯的方位。故上端尖锐的是因头部虚而邪气向上侵袭，下端尖锐的为邪气向下侵袭，左右情况也如此类推。

第三篇：可治与否，胃气为据。

【内经】《五脏生成论》曰：面黄目青，面黄目赤，面黄目白，面黄目黑者，皆不死。

【知要】黄者，中央土之正色，五行以土为本，胃气犹在，故不死也。

【语译】《素问·五脏生成篇》说：面黄目青，面黄目赤，面黄目白，面黄目黑的情况，皆不会死。因为黄色是中央脾土的正色，五行以土为本，胃气还在，所以不会死。

【内经】面青目赤，面赤目白，面青目黑，面黑目白，面赤目青，皆死也。

【知要】色中无黄，则胃气已绝，故皆死也。

【语译】面青目赤，面赤目白，面青目黑，面黑目白，面赤目青的情况，都会死。因为面无黄色，则是胃气已绝，所以都会死。

【薛注】

愚按：望闻问切，谓之四诊，而望色居四诊之先，未有独凭一脉，可以施疗者。经曰："切脉动静而视精明，察五色，观五脏有余不足、六腑强弱，形之盛衰，以此参伍，决死生之分。"又曰："形气相得，谓之可治；色泽以浮，谓之易已。"又曰："能合色脉，可以万全。"仲景尝以"明堂阙庭尽不见察"，为世医咎；好古尝论治妇人不能行望色之神，为病家咎。则色固不要欤？而医顾可忽欤？

【注释】

经曰：见《素问·脉要精微论》《素问·平人气象论》《素问·五脏生成篇》。

参伍：参照对比，加以验证。

固：岂，难道。

顾：岂，难道。

【语译】薛雪总结《色诊》篇：望闻问切，称作四诊，而望色居四诊之首，没有单独仅凭一个脉诊，就可以施行治疗的。《内经》说：切脉动静而诊视精明，观察五色，查看五脏有余不足、六腑强弱，及形之盛衰，以此参照验证，来决定可治与否。又说：形气相合，称之可治；色光泽而浮润，谓之易治。又说：能合色脉，可以万全。汉代张仲景曾在《伤寒杂病论·序》中指责当世医生“鼻子、阙中、天庭各部位，竟然都不加诊察”的失诊现象；元代王好古曾于治疗妇女疾病的论述中，谴责病家让女子处帷幔内，致使医家不能实施望色之神妙功用的谬误做法。因此，怎能说望色不重要？而医生又岂可忽视？

四、脉　诊

《脉诊》：本章叙述了切脉部位、脉搏变化及脉诊原理，指出了脉诊及四诊综合运用的重要性。

第一篇：平旦诊脉，病脉易见；脏脉对应，内外相参。

【内经】《脉要精微论》曰：诊法常以平旦，阴气未动，阳气未散，饮食未进，经脉未盛，络脉调匀，气血未乱，故乃可诊有过之脉。

【知要】人身营卫之气，昼则行于阳分，夜则行于阴分，至平旦皆会于寸口，故诊脉当以平旦为常也。阴气正平而未动，阳气将盛而未散，饮食未进，虚实易明。经脉未盛，络脉调匀，气血未常因动作而扰乱，乃可诊有过之脉。过者，病也。

【注释】

平旦：古代十二时之一，即寅时三点到五点；亦指清晨。《医宗金鉴·四诊心法要诀下》曰："凡诊病脉，平旦为准，虚静宁神，调息细审。"

过：即病。

分（fèn）：分际，界限，范畴。如精、血、津、液等生理基础物质均属阴，故称阴分。阳分则与阴分相对而言。如肩背处上焦为阳分，气虚则阳病。

未常：未尝，未曾。常通尝，曾经。

【语译】《素问·脉要精微论》说：诊法常规以平旦为准，因为人身之营气、卫气，白天则循行于阳分，夜晚则循行于阴分，至平旦都会合于寸口，此时阴气正平而未曾扰动，阳气即将旺盛而未尝耗散，加之饮食未进而虚实易明，经脉尚未充盛而络脉之气也调和，气血也未因动作而扰乱，所以可诊出有病之脉。

【内经】切脉动静而视精明，察五色，观五脏有余不足、六腑强弱，形之盛衰，以此参伍，决死生之分。

【知要】切者，切近也，手按近体也。切脉之动静，诊阴阳也；视目之精明，诊神气也；察五色，以观脏腑之虚实；审形体，以别病势之盛衰。以此数者，与脉参伍推求，则阴阳表里、虚实寒热自无遁状，可以决死生之分矣。不齐之谓参，剖其异而分之也。相类之谓伍，比其同而合之也。脉唯一端，诊有数法，此医家之要道也。

【注释】

切：切近之义，用手按到身体部位。切脉即诊脉。

参伍：即分析而归类。以不相同的情况作对比称作“参”，即剖析其不同而进行分析；相类似而作比较称作“伍”，即比较其相同类似情况而进行归类。

【语译】诊察脉之动静以诊断其属阴属阳，审察目之精明以判断人体神气，考察面部五色以了解脏腑之虚实，观察身形体态以分别病势的盛衰。用这几种方式，与脉诊参考比较来推求，那么阴阳、表里、寒热、虚实八纲自然无一漏诊，可以用来决定疾病的可治与否了。脉诊仅是望闻问切四诊中的一项，而诊法却有多种方式，这是医家必须掌握的重要规律。

【内经】尺内两傍，则季胁也。

【知要】关前曰寸，关后曰尺。季胁，小肋也，在胁之下，为肾所近，故有季胁之下，皆尺内主之。

【注释】

季胁：指胸部下方的两侧软肋处，即胁之下小肋，靠近肾脏处。凡季胁之下，皆由尺内主之。

【语译】寸口关脉之前是寸脉，关脉之后是尺脉。尺内两旁，所主则为季胁之下部位。

【内经】尺外以候肾，尺里以候腹。

【知要】尺外，尺脉前半部也；尺里，尺脉后半部也。前以候阳，后以候阴。人身以背为阳，肾附于背，故外以候肾；腹为阴，故里以候腹，而大小肠、膀胱、命门皆在其中矣。诸部言左右，此独不分者，以两尺皆主乎肾也。

【注释】

尺外：即尺脉前半部分，前半部分用以候阳。

尺里：即尺脉后半部分，后半部分用以候阴。

【语译】尺外用以诊候肾脏，尺里用以诊候腹部。尺外以候阳而尺里以候阴，人身以脊背为阳而肾靠近脊背，故尺外用以诊候肾；人身以腹部为阴，故尺里用以诊候腹部，而大肠、小肠、膀胱、命门均在其中。各部位说左右，此处却不分，因为两尺都主肾的缘故。

【内经】中附上，左外以候肝，内以候膈。

【知要】中附上者，言附尺之上而居乎中，即关部也。左外言左关之前半部。内者，言左关之后半部也。肝为阴中之阳，而亦附近于背，故外以候肝。内以候膈，举膈而中焦之膈膜、胆腑，皆在其中矣。

【注释】

中附上：指靠近尺之上而居于中部，即关脉部位。

左外：指左手关脉的前半部分。肝属阴中之阳，同时也靠近背部，故左外用以诊候肝。

内：即左内，指左手关脉的后半部分。左内用以诊候横膈，此处只举横膈，而中焦之膈膜、胆腑都包括在其中了。

【语译】靠近尺之上而居于中部，即关脉部位。因肝属阴中之阳，且靠近背部，故左关外用以诊候肝；左关内用以诊候横膈，而中焦之膈膜、胆腑亦包括在内。

【内经】右外以候胃，内以候脾。

【知要】右关前半候胃，右关后半候脾，脾胃皆处中州，而以表里言之，则胃为阳，脾为阴，故外以候胃，内以候脾。

【注释】

右外：右手关脉前半部分，用以诊候胃，中焦脾胃相为表里，则胃为阳，故右外侧用以诊候胃。

内：即右内，右手关脉后半部分，用以诊候脾。中焦脾胃相为表里，则脾为阴，故右内侧用以诊候脾。

【语译】中焦脾胃相为表里，则胃为阳，脾为阴，故右关外用以诊候胃，右关内用以诊候脾。

【内经】上附上，右外以候肺，内以候胸中。

【知要】上附上者，上而又上，则寸部也。五脏之位，肺处至高，故右寸前以候肺；右寸后以候胸中，言胸中而膈膜之上皆是矣。

【注释】

上附上：指尺之上而居于上部，即寸脉部位。

右外：右手寸脉前半部分。在五脏之位中，肺处于最高位置，故右寸前部分用以诊候肺。

内：即右内，右手寸脉后半部分，用以诊候胸中，仅举胸中，而横膈膜以上都概括在其中了。

【语译】尺之上而居于上部，即寸脉部位。因肺在五脏位置中，处于最高位置，故右寸外用以诊候肺；右寸内用以诊候胸中及横膈膜以上部分。

【内经】左外以候心，内以候膻中。

【知要】左寸之前以候心，左寸之后以候膻中。膻中者，即心胞络也。

【注释】

左外：指左寸之前关部分，用以诊候心。

内：即左内，指左寸之后关部分，用以诊候膻中，即心包络。

【语译】左寸外用以诊候心，左寸内用以诊候心包络。

【薛注】

按：《灵兰秘典》有膻中而无胞络，以膻中为臣使之官，喜乐出焉。《灵枢》叙经脉，有胞络而无膻中，而曰动则喜笑不休，正与喜乐出焉之句相合。夫喜笑属火之司，则知膻中与心应，即胞络之别名也。

【语译】薛雪按：《素问·灵兰秘典论》中有膻中而无心包络，因为膻中是“臣使之官，喜乐出焉”。《灵枢·经脉篇》叙述经脉，有心包络而无膻中，而说病发作时则“喜笑不休”，正与“喜乐出焉”之句相吻合。喜笑属于火所主，那么可知膻中与心相应，膻中就是心包络的别名。

第二篇：寒热虚实，脉诊可见；脉至失常，非病即死。

【内经】《平人气象论》曰：人一呼脉再动，一吸脉亦再动。呼吸定息脉五动，闰以太息，命曰平人。平人者，不病也。

【知要】动，至也。一呼再动，一吸再动，一呼一吸合为一息，是一息四至也。呼吸定息脉五动者，当其闰以太息之时也。历家三岁一闰，五岁再闰，人应天道，故三息闰一太息，五息再闰一太息。太息者，长息也。此言平人无病之脉，当以四至为准，若五至便为太过。惟当闰以太息之时，故得五至；苟非太息，仍四至也。

【注释】

平人：阴阳平调之人，无病之人。

动：即脉搏跳动，亦称作至。

太息：即长息，长呼吸，这是说的平人无病之脉。《类经》

注："闰，余也，犹闰月之谓。言平人常息之外，间有一息甚长者，是为闰以太息。"

【语译】《素问·平人气象论》说：人一呼脉搏跳动两次，一吸脉搏跳动两次，共四次；呼吸定息间有一次长息而脉搏跳动第五次。这样的人称作平人，即无病之人。闰以长息，就如同历法的闰法一样。农历历法家每三年闰一个月，然后每五年再闰一个月，人与天道相应，故每三息闰一次长息，然后每五息再闰一次长息。然而平人闰以长息，当以四至为准，若五至就属太过。只有当闰以长息之时，才能获五至；如果不是长息，仍然是四至。

【内经】人一呼脉一动，一吸脉一动，曰少气。

【知要】呼吸各一动，是一息二至也。二至为迟，迟主寒疾。夫气为阳，气虚则阳虚，故曰少气。

【语译】人一呼脉搏跳动一次，一吸脉搏跳动一次，称作少气。因为呼吸各是脉搏跳动一次，就是一息二至。二至属迟脉，迟主寒之疾。气为阳，气虚则阳虚，所以说少气。

【内经】人一呼脉三动，一吸脉三动而躁，尺热曰病温；尺不热脉滑曰病风，脉涩曰痹。

【知要】呼吸各三动，是一息六至也。六至为数，躁者数之义也。尺热者，尺中六至也。病温犹言患热，非伤寒之温病也。左尺为水，而数则水涸而热也；右尺为火，而数则火炎而热也，故咸曰病温。尺不数而诸脉滑者，阳邪盛也，故当病风。涩为血凝气滞，故当病痹也。

【注释】

躁：即数之义，六至为数。尺中六至为热，因为左尺属肾水，而左尺数则是肾水枯竭而发热；右尺为火，而右尺数则是相火上炎而发热，所以患热病。

病温：犹如说患热病，并非伤寒之温病。

【语译】人呼一次脉搏跳动三次，吸一次脉搏跳动三次而出现数脉，脉数主热，尺热则患热病；尺不热而诸脉滑，则是患风病；尺不热而脉涩，则是患痹病。因为一息六至而为数脉，尺中六至则患热病，左尺数则为肾水枯竭而发热，右尺数则为相火上炎而发热。尺不热而诸脉滑，应是阳邪盛炽而致风病；尺不热而脉涩，当属血凝气滞而致痹病。

【内经】人一呼脉四动以上曰死，脉绝不至曰死，乍疏乍数曰死。

【知要】一呼四动，则一息八至矣，况以上乎，故知必死。脉绝不至，则营卫已绝。乍疏乍数，则气血溃乱，不死安待。

【语译】人呼一次脉搏跳动四次，即一息八至，是死症；而八至以上，则必是死症。脉绝不至，则已是营卫竭绝，必是死症。脉搏忽疏忽数，则已是气血溃乱，岂能不死！

第三篇：经脉营运，五脏禀受，脉至可察，虚实可考。

【内经】《灵枢·根结篇》曰：一日一夜五十营，以营五脏之精，不应数者，名曰狂生。

【知要】营者，运也。人之经脉营运于身者，一日一夜凡五十周，以运五脏之精。凡周身上下、前后左右计二十七脉，共长十六丈二尺。人之宗气积于胸中，主呼吸而行经络，一呼气行三寸，一吸气行三寸，呼吸定息，脉行六寸。以一息六寸推之，则一昼一夜凡一万三千五百息，通计五十周于身，脉八百一十丈。其有太过不及，则不应此数矣。狂生者，妄生也，其生未可保也。

【注释】

营：即运之义，营运，循环。

狂生：即妄生，谓其生命难保。狂，疯癫，狂乱，精神失常。

二十七脉：十二经合十五别络，即十二经及其十二别络，合督任别络与脾之大络。《类经》曰："周身上下左右前后凡二十八脉。"即二十七脉再加胃之大络。

【语译】《灵枢·根结篇》说：一日一夜，人体经脉循环于全身共有五十周，从而营运五脏之精气而输布于周身；不应合这个数字的人，称作狂生。人体全身上下、前后、左右共计二十七脉，全长十六丈二尺。人的宗气积于胸中，主呼吸而运行经络，呼一次气运行三寸，吸一次气运行三寸，呼吸定息，脉运行六寸。用一息六寸来推算，那么一昼一夜共一万三千五百息，通常以五十周循环于全身计算，运行脉长共八百一十丈。若有太过或不及的情况，则不能应合五十周。不应合这个数字的人，称作狂生，即癫狂而精神失常者。

【内经】所谓五十营者，五脏皆受气，持其脉口，数其至也。

【知要】五十营者，五脏所受之气，持寸口而数其至数，则虚实可考也。

【语译】一日一夜循环五十周，就是五脏都禀受精气，只要诊寸口脉可计算其至数，是虚是实就可以考察清楚了。

【内经】五十动而不一代者，以为常也，以知五脏之期。

【知要】（期）当作气。以为常者，经常之脉也，可因以知五脏之气也。

【注释】

代：指异常跳动。《类经》曰："代，更代之义，谓于平脉之中，而忽见软弱，或乍数乍疏，或断而复起。盖其脏有所损则气有所亏，故变易若此，均名为代。"马莳注："代脉中止，不能自还，有如求代之意。"

期：李中梓指出"期应当写作气"。

【语译】脉搏跳动五十次而不出现止歇的情况，这是经脉之气运行正常表现，从而可知五脏精气亦运行正常了。

【内经】予之短期者，乍数乍疏也。

【知要】若乍数乍疏，则阴阳乖乱，死期近矣。短者，近也。

【注释】

予：认为，确认。

短期：接近于死期。短，近之义。

【语译】若脉至忽数忽疏，则阴阳错乱，应当可确定死期就近了。

第四篇：独异诸部，七诊之法。

【内经】《三部九候论》曰：独小者病，独大者病，独疾者病，独迟者病，独热者病，独寒者病，独陷下者病。

【知要】此言七诊之法也。独者，谓于三部九候之中，以其独异于诸部者，而推其病之所在也。

【注释】

独：独特，特别，指在三部九候之中，以这一部特异于其他各部，从而推断其病所在之处。

疾：急速。

陷下：沉伏。

【语译】《素问·三部九候论》说：九候中其脉特小者有病，特大者有病，特疾者有病，特迟者有病，特热者有病，特寒者有病，特陷下者有病。此处所说是七诊之法。

第五篇：形脉相参，脉重于形。

【内经】《方盛衰论》曰：形气有余，脉气不足，死；脉气有余，形气不足，生。

【知要】此言脉重于形气也。形气有余，外貌无恙也。脉气不足，五内已伤也，故死。若形虽衰而脉未败，根本犹存，尚可活也。故《三部九候论》曰：形肉已脱，九候虽调，犹死，盖脱则大肉去尽，较之不足，殆有甚焉。脾主肌肉，肉脱者脾绝，决无生理。

【注释】

形气：指人体外貌所表现的精神状态。

【语译】《素问·方盛衰论》说：形气有余而外貌看似无病，脉气不足而五脏已伤，则必死；脉气尚未衰而外貌形气虽衰，是根本犹存，尚且可救治。此处所说脉气比人体外貌所见形气重要。所以《素问·三部九候论》说：形肉已消脱，九候脉虽调和，还是会死，因为形体消脱则是大肉消尽，比脉气不足，实是更为严重。脾主肌肉，肌肉消脱则是脾之气已经竭尽的表现，绝无生还之理。

第六篇：持脉有道，虚静宁神；四时内外，诊脉大法。

【内经】《脉要精微论》曰：持脉有道，虚静为保。

【知要】虚者，心空而无杂想也。静者，身静而不喧动也。保而不失，此持脉之道也。

【注释】

虚静：虚，即虚无，心地清静而无杂念；静，即清静，身体安泰而不喧哗躁动。

【语译】《素问·脉要精微论》说：诊候脉象掌握一定规律，要保持心地清静而身体安泰。保持虚无清静的状态，则不会失误，这是诊脉的规律。

【内经】春日浮，如鱼之游在波。

【知要】春阳虽动，而未全彰，故如鱼之游在波也。

【语译】春天脉象呈现升浮状态，仿佛鱼在水面游动一般。因为春天阳气虽上升，但是尚未达到全盛程度，故如同鱼在水面浮游。

【内经】夏日在肤，泛泛乎万物有余。

【知要】夏气畅达，万物皆备而无亏欠也。泛泛，盛满之貌。

【注释】

泛泛：即茂盛充实的样子。

【语译】夏天脉象由里升至于肤表，如万物生长已充实满盛的状态。因为夏日阳气畅达，万物都生长齐备而繁茂旺盛。

【内经】秋日下肤，蛰虫将去。

【知要】秋金清肃，盛者渐敛，如蛰虫之将去而未去也。

【语译】秋天脉象开始沉于肤下，如同蛰虫准备撤离外界的状态。因为金秋季节天气清肃，繁盛生长之万物渐渐收敛，人体气机亦随之而由外入内，如蛰虫般将准备收敛。

【内经】冬日在骨，蛰虫周密，君子居室。

【知要】冬令闭藏，沉伏在骨，如蛰畏寒，深居密处。君子法天时而居室，退藏于密也。

【语译】冬天脉象沉伏在骨，如同蛰虫深居周密的洞穴。因为冬令季节阳气闭藏，蛰虫畏惧寒冷而密藏，脉象亦随节气寒冷而伏藏。君子则效法天时而深居屋内，退藏密室。

【内经】故曰：知内者按而纪之，知外者终而始之。此六者，持脉之大法。

【知要】内言脏气，脏象有位，故可按而纪也。外言经气，经脉有序，故可终而始也。明此四时内外六法，则病之表里阴阳，皆可灼然明辨，故为持脉之大法。

【注释】

内：指脏腑之气，脏象有对应的位置，故可查考脉象。

纪：探寻端绪。

外：指六经之气，经络循环有序，四时终而复始。

【语译】所以说：掌握脏腑之气情况，则可查考脉象；掌握经脉之气情况，则要知道经络循环有序，四时终而复始的原理。春、夏、秋、冬、内、外这六方面，是诊脉的重要法则。明白这六法，就能清楚地辨明疾病的表里阴阳，所以这六法称为诊脉之大法。

第七篇：春夏秋冬，脉应四时；弦钩浮营，反此则病。脾善不见，恶则可见。

【内经】《玉机真藏论》曰：春脉者肝也，东方木也，万物之所以始生也，故其气来，软弱轻虚而滑，端直以长，故曰弦，反此者病。

【知要】端直以长，状如弓弦，则有力矣。然软弱轻虚而滑，则弦不至于太劲，宛然春和之象也。

【注释】

来：凡脉自骨出肤谓之来，自肤入骨谓之去。见下文李注。

端：正而不偏斜，直而不弯曲。

【语译】《素问·玉机真藏论》说：春脉是肝脉，于五行属东方属木，是万物所生之开端的象征，所以其脉气的出现，软弱轻虚而滑，端正且直而长，故称作弦脉。端直而长，如同弓弦状，是有力的状态；软弱轻虚而滑，则是弦而不至于力太过。如此则宛然如春时柔和之象，春脉与此脉象不相吻合则会生病。

【内经】其气来实而强，此谓太过，病在外；其气来不实而微，此谓不及，病在中。

【知要】实而强大，则不能软弱轻虚矣，不实而微，不能端直以长矣，皆弦脉之反也。故上文曰反此者病。外病多有余，内病多不足，大抵然也。

【语译】肝之脉气来时实而强，这是说太过，病在表；脉气来时不实而微，这是说不及，病在里。实而强大则不能软弱轻虚，不实而微弱则不能端直而长，都与弦脉正常状态相反，所以会生病。外病多属太过而内病多为不足，基本上如此。

【内经】太过则令人善忘，忽忽眩冒而巅疾；其不及则令人胸痛引背，下则两胁胠满。

【知要】忘，当作怒。《本神》篇曰：肝气虚则恐，实则怒。《气交变大论》曰：岁木太过，忽忽善怒，眩冒巅疾。眩者，目花也。冒者，神昏也。足厥阴之脉会于巅，贯膈布胁，故见症乃尔。

【注释】

忘：当是“怒”字。《灵枢·本神篇》说：“肝气虚则恐，实则怒。”《素问·气交变大论》说：“岁木太过，忽忽善怒，眩冒巅疾。”

忽忽：眩晕的感觉与状态。

眩冒：目眩神昏。眩，目眩眼花。冒，头晕神昏。

胠（qū）：腋下，亦胁也。

【语译】肝脉之气太过则会令人善怒，晕晕乎目眩头昏而出现头部疾病；肝气不及则使人胸痛延至背部，下至两胁胀满。因为足厥阴肝经之脉经过头部，贯穿横膈而分布于胁肋，所以出现如此症状。

【内经】夏脉者心也，南方火也，万物之所以盛长也，故其气来盛去衰，故曰钩，反此者病。

【知要】钩义如木之垂枝，即洪脉也。其来则盛，其去则衰，阳盛之象。

【注释】

钩：像树木下垂枝条一样，钩脉即洪脉。

【语译】夏脉是心脉，于五行属南方属火，是万物所长之盛期，所以其气来时洪盛，而去时减弱，故称作钩脉。钩脉是脉如树木垂枝的意思，亦称洪脉。其脉是阳盛的征象，夏脉与此不相吻合则会生病。

【内经】其气来盛去亦盛，此谓太过，病在外；其气来不盛去反盛，此谓不及，病在中。

【知要】来盛去盛，钩之过也；来不盛去反盛，钩之不及也。去反盛者，非强盛也。凡脉自骨出肤谓之来，自肤入骨谓之去。

【语译】心脉来盛去亦盛，属钩脉太过，病在外；脉来不盛反而去时盛，属钩脉不及，病在里。去时反盛之脉，不是强盛之脉。大凡脉从骨而出于肤，称作来；从肤而入于骨，称作去。

【内经】太过则令人身热而肤痛，为浸淫；其不及则令人烦心，上见咳唾，下为气泄。

【知要】太过则阳有余而病在外，故身热肤痛。浸淫者，湿热之甚也。不及则君火衰而病在内，故为心不足而烦，火乘金而咳。气泄者，阳气下陷也。

【注释】

浸淫：浸润，濡湿。此指湿热太厉害而渗入身体。

气泄：即阳气下陷。

【语译】心脉太过，则是阳有余而病在表，故令人身发热而皮肤疼痛，因为湿热太厉害而渗入身体；心脉不及，则是君火衰微而病在里，因为心气不足而感到烦躁，火邪乘克肺金，上部则产生咳嗽唾涎，下部则出现阳气下陷。

【内经】秋脉者肺也，西方金也，万物之所以收成也，故其气来轻虚以浮，来急去散，故曰浮，反此者病。

【知要】浮者，轻虚之别名也。来急去散，亦是状浮之象也，即毛也。

【注释】

浮：是轻虚的别称，指脉来时急而去时散，也是形容浮状之脉象，浮脉亦称毛脉。

【语译】秋脉是肺脉，于五行属西方属金，是万物成熟而收获的时期，所以其脉气来时轻虚而浮，即来时急而去时散，所以称作浮脉。浮脉含轻虚之义，亦称毛脉，形容脉浮之状态，秋脉与此不相吻合则会生病。

【内经】其气来毛而中央坚，两旁虚，此谓太过，病在外；其气来毛而微，此谓不及，病在中。

【知要】毛而有力为中央坚，毛而无力为微。

【语译】肺脉之气来时浮，中部坚而两旁虚，这是脉太过，病在表；脉气来浮而微弱，这是不及，病在里。脉浮而有力，则中部坚；脉浮而无力，是微弱的表现。

【内经】太过则令人逆气而背痛，愠愠然；其不及则令人喘，呼吸少气而咳，上气见血，下闻病音。

【知要】肺主气，故太过则气逆背痛。愠愠者，气郁貌。不及则气短而咳。气不归原，故上气；阴虚内损，故见血；下闻病音者，肠鸣泄气也。

【注释】

愠愠然：形容气郁结不通的样子。

【语译】肺脉太过，则气逆而后背疼痛，气郁结而不通；肺脉不及，则令人喘息，气短而咳嗽，上见气逆咳血，下闻肠鸣之声。因为肺主气，肺脉太过则气逆背痛，肺脉不及则气短咳嗽，气不归位则气逆喘息，阴虚脏损则上见咯血，阳气下陷则下闻肠鸣。

【内经】冬脉者肾也，北方水也，万物之所以合藏也，故其气来沉以抟，故曰营，反此者病。

【知要】营者，退藏于密之义也，即沉石之义也。

【注释】

抟（tuán）：团旋而聚。

营：如营垒团旋而集聚状。脉象名称含义，为退藏于密处，如石沉水底。

【语译】冬脉是肾脉，于五行属北方属水，是万物储藏的时期，所以其气来时下沉而团旋集聚，故称作营脉。营脉，意即退藏于密处，如石沉水底，冬脉与此不相吻合则会生病。

【内经】其气来如弹石者，此谓太过，病在外；其去如数者，此谓不及，病在中。

【知要】弹石者，坚强之象也；如数者，非真数也，言去之速也。

【注释】

弹（tán）石：像用手指弹击叩打石头，圆硬而不软。

如数：不是真的数脉，是说脉去时太快。

【语译】肾脉之气来时如手指弹击石头般，圆硬而不软，这是脉太过的表现，病在表；脉去时太快，这是不及，病在里。

【内经】太过则令人解㑊，脊脉痛而少气不欲言；其不及则令人心悬如病饥，䏚中清，脊中痛，少腹满，小便变。

【知要】解者，懈怠而肢体不收也。㑊者，形迹困倦也。脊痛者，肾脉所过也。邪气太过，则正气少而不欲言矣。心肾不交，故心中如饥。䏚中者，季胁下空软处，肾之所居也。肾脉贯脊属肾络膀胱，故为脊痛、腹满、便变诸症。

【注释】

解㑊（xiè yì）：四肢倦怠无力，疲困懒散。解，同懈，即懈怠、懈惰无力。㑊，疲倦，指行动疲惫困倦。

脊脉痛：水寒有余，火气不足。（清代高士宗《素问直解》）

䏚（miǎo）：两胁下小肋骨空软处，亦夹脊两旁腰间空软处，是肾所在之处。

清：微冷。

【语译】肾脉太过，就会令人懈怠无力，因肾脉经过脊背而出现脊脉痛；邪气太甚则正气不足，气不足而不想说话。肾脉不及则会令人心悬，心肾不相交而仿佛饥肠辘辘。肾脉贯穿脊背而络属肾与膀胱，故胁下小肋骨空软处感到微冷，脊中疼痛，小腹胀满，小便出现病变。

【内经】脾脉者，土也，孤脏以灌四旁者也。

【知要】脾属土，土为万物之母，营运水谷，变化精微，以灌溉于南心北肾、东肝西肺，故曰四旁。孤脏者，位居中央，寄旺四时之末各十八日，四季共得七十二日。每季三月，各得九十日，于九十中除去十八日，则每季只七十二日，而为五行分旺之数。总之五七三百五，二五一十，共得三百六十日以成一岁也。

【注释】

孤脏：土旺四时，各十八日，脾脉属土，位居中央，不得独主于时，故为孤脏。（清代高士宗《素问直解》）脾脏位居中央，则不单独主四时，而寄旺四时之末的各十八日。四时之末各十八日，合计共七十二日；而每个季节三个月共九十日，从中除去十八日，亦为七十二日。

四旁：指东南西北肝心肺肾四脏。

【语译】脾脉为土脏之脉，为孤脏而具有旁灌四脏的功用。脾土位居中央，不单独主于四时而寄旺于四时之末的各十八日。土为万物之母，则脾营造并运送水谷之气，化生精微物质，从而滋养南之心火、北之肾水、东之肝木、西之肺金四脏。四季中各季节三个月九十日，从中除去十八日，亦为七十二日；四个季末合成脾土七十二日，从而形成五行分旺五时之数，总合为三百六十日而形成一年。

【内经】善者不可得见，恶者可见。

【知要】善者，脾之平脉也。脾何以无平脉可见乎？土无定位，亦无定象，古人强名之曰不浮不沉，不大不小，不疾不徐。意思欣欣，悠悠扬扬，难以名状。此数语者，未尝有定象可指、定形可见也。不可得见者，即难以名状也。恶者，即太过不及之病脉也。

【注释】

善：指脾的正常脉象。

不可得见：指不可展现，就是难以形容描绘之意。

恶：指脾脉太过与不及的病脉。

【语译】脾的正常脉象不可显现，而脾脉太过或不及，出现不正常脉象才可显现。因为脾土没有定位，也无定象，古人勉强称之为不浮不沉，不大不小，不快不慢，意即生机连绵、舒缓自在，难以形容。可见正常脉象没有确切的形象可指，也无法具体展现描绘。

【内经】其来如水之流者，此谓太过，病在外；如乌之喙者，此谓不及，病在中。

【知要】按《平人气象论》曰：坚锐如乌之喙，如水之流，故脾死。夫如乌之喙者，硬而不和；如水之流者，散而无纪。土德有惭，病在不治，即所谓恶者可见也。

【注释】

如水之流：去而不返。（《素问直解》）如水流逝，指涣散无纪并去而无归。

如乌之喙：尖而不和。（《素问直解》）如乌鸦嘴，指尖锐僵硬而不平和。

【语译】脾脉出现如水流往而不返的现象，这叫脉太过，病在表；出现如乌鸦嘴尖锐而不平和的现象，这是脉不及，病在里。根据《素问·平人气象论》所言“坚锐如乌之喙……如水之流，曰脾死”，如乌鸦嘴，则尖锐僵硬而不平和；如水流逝，则涣散无纪而逝去无归，这种脾脉是死脉。脾病而不能灌溉四周，土德自惭不能长养万物，故不正常脉象就展现出来。

第八篇：脉象诊断，胃气为本。

【内经】《平人气象论》曰：夫平心脉来，累累如连珠，如循琅玕，曰心平。夏以胃气为本。

【知要】连珠、琅玕，喻其盛满温润，即微钩之义也，即胃气之脉也，故曰心平。

【注释】

琅玕（láng gān）：似珠玉的美石，比喻珍贵美好之物。连珠、琅玕比喻正常的心脉饱满、温和而润泽。

心平：指有胃气而微钩之脉。

【语译】《素问·平人气象论》说：正常的心脉出现，如同众多连串着的珍珠饱满而有胃气，亦如拂拭着美丽的玉石光滑而温润，称作心平之脉。夏季脉象以胃气为本。

【内经】病心脉来，喘喘连属，其中微曲，曰心病。

【知要】喘喘连属，急数之象也。其中微曲，钩多胃少之义也。

【注释】

微曲：即倨之义，角度如直角。微曲为倨，甚曲为勾。《礼记·乐记》曰：“倨中矩，勾中钩。”微曲是钩脉多而胃气少的脉象。

【语译】疾病的心脉出现，喘息连续不断，此为急数脉象；脉象有棱有角而非连珠琅玕般光滑温润，即钩脉多而胃气少。这种脉象称作心病之脉。

【内经】死心脉来，前曲后居，如操带钩，曰心死。

【知要】前曲者，轻取之而坚大；后居者，重取之而牢实，如持革带金钩，而冲和之意失矣，故曰心死。

【注释】

前曲后居：即前曲后倨，指脉象来去都坚大僵硬而不滑利，全无柔顺调和之意。曲，即曲折有棱角，指脉来时轻取而坚大；倨，则棱角中矩而僵硬，指脉去时重取牢实而僵硬。

如操带钩：如同抚摸皮革腰带与金属铁钩，而没有柔顺调和之意。

【语译】死亡心脉的出现，脉来时轻取而坚硬洪大，脉去时重取而牢实僵硬，来去均坚大僵硬，全无柔顺调和之意，如同抚摸皮革腰带与金属铁钩，这种无胃气之脉，称作心死之脉。

【内经】平肺脉来，厌厌聂聂，如落榆荚，曰肺平，秋以胃气为本。

【知要】厌厌聂聂，涩之象也；如落榆荚，毛之象也；轻浮和缓，为有胃气。此肺之平脉也。

【注释】

厌厌（yànyàn）聂聂（nièniè）：同恹恹蹑蹑，指柔弱和缓而轻浮飘动之貌。恹恹：轻柔微弱貌，《广韵》曰："恹，叶动貌。"蹑蹑：轻轻移动，轻虚平和貌。

【语译】正常肺脉出现，柔弱和缓，轻虚平和，是脉微涩之象；如榆荚飘落一般，是毛脉之象。这是有胃气而正常的肺脉之象，称作肺平之脉。秋脉以胃气为本。

【内经】病肺脉来，不上不下，如循鸡羽，曰肺病。

【知要】不上不下，亦涩也；如循鸡羽，亦毛也；但毛多胃少，故曰肺病。

【语译】疾病的肺脉出现，不上不下，也是脉的涩象；如拂摸鸡毛，也是毛脉之象。这种脉象是只有毛脉多而胃气少的表现，称作肺病之脉。

【内经】死肺脉来，如物之浮，如风吹毛，曰肺死。

【知要】如物之浮，则无根矣；如风吹毛，则散乱矣。但毛无胃，故曰肺死。

【语译】死亡肺脉出现，如物质浮动，则是无根的表现；如风吹毛，则是散乱的表现。这种脉象是只有毛脉而无胃气的表现，称作肺死之脉。

【内经】平肝脉来，软弱招招，如揭长竿末梢，曰肝平，春以胃气为本。

【知要】招招，犹迢迢也。揭，高举也，高揭长竿，梢必和软。和缓弦长，弦而有胃气者也，为肝之平脉。

【注释】

招招：犹如迢迢而长长之状。

揭：高举之义，高举长竿，末梢必定是和缓软搭的。

【语译】正常肝脉出现，柔软长而有力，如同高举的长竿末梢和缓软搭，像弓弦般既和缓又弦长，即呈和缓有力并有胃气的脉象，是肝的正常脉象，称作肝平之脉。春脉以胃气为本。

【内经】病肝脉来，盈实而滑，如循长竿，曰肝病。

【知要】盈实而滑，弦之太过也；长竿无梢，则失其和缓之意。此弦多胃少，故曰肝病。

【语译】疾病肝脉出现，实满而滑，是弦脉太过之象；如同顺摸长长的竹竿，而长竿而无末梢，则是有失和缓之意。这种脉象是弦脉多而胃气少的表现，称作肝病之脉。

【内经】死肝脉来，急益劲，如新张弓弦，曰肝死。

【知要】劲，强急也。新张弓弦，弦而太过。但弦无胃者也，故曰肝死。

【注释】

劲：即僵硬劲急之义。

新张弓弦：刚刚拉开的弓弦，弦紧绷而力太过。

【语译】死亡肝脉出现，僵硬劲急，如同刚刚拉开的新弓弦，紧绷而力太过。这种脉象是只有弦脉而无胃气的表现，称作肝死之脉。

【内经】平脾脉来，和柔相离，如鸡践地，曰脾平。长夏以胃气为本。

【知要】和柔者，悠悠扬扬也。相离者，不模糊也。如鸡践地，缓而不迫。胃气之妙也，是为脾平。

【注释】

相离：指分明而不模糊。

如鸡践地：指缓慢而不急迫的状态。

【语译】正常脾脉出现，柔和缓慢而悠悠扬扬，清晰分明而不模糊，如同鸡爪抓地一般，即是柔缓而不紧迫的状态，这是胃气佳妙的状态，所以称作脾平之脉。长夏以胃气为本。

【内经】病脾脉来，实而盈数，如鸡举足，曰脾病。

【知要】实而盈数，强急不和也。如鸡举足之象，此即弱多胃少，为脾之病。

【语译】疾病脾脉出现，实满而数，即僵硬急迫而不柔和；如鸡举爪的样子，是弱脉多而胃气少的状态。这种脉象称作脾病之脉。

【内经】死脾脉来，锐坚如乌之喙，如鸟之距，如屋之漏，如水之流，曰脾死。

【知要】如乌之喙，硬也；如鸟之距，急也；如屋之漏，乱也；如水之流，散也。脾气已绝，见此必死。

【语译】死亡脾脉出现，如乌鸦嘴之状，说明锐利坚硬；如鸟爪之距，形容短小锋利之急象；如房顶之屋漏，是乱而无序之象；如河水之流动，是散无所统之状。锐利坚硬，急迫散乱，说明脾气已绝，这种脉象称作脾死之脉。

【内经】平肾脉来，喘喘累累如钩，按之而坚，曰肾平。冬以胃气为本。

【知要】喘喘累累如钩，皆心脉之阳也，兼之沉石，则阴阳和平，肾脉之有胃气者。

【注释】

喘喘累累：喘喘，指脉急疾而连属；累累，如连珠般圆润而平和。“喘喘累累如钩，乃水中之生阳上升，其气喘喘，其象累累，其生长如钩，从下而上，故按之而坚。”（《素问直解》）

【语译】正常肾脉出现，急疾而连属，圆润而平和，如弯钩之象，皆为有心脉之阳的脉象；按之坚实，兼有沉石之脉象。这是阴阳和平之象，是肾脉有胃气的表现，称作肾平之脉。冬脉以胃气为本。

【内经】病肾脉来，如引葛，按之益坚，曰肾病。

【知要】引葛者，牵连蔓引也。按之益坚，石多胃少也。

【注释】

如引葛："如引葛藤之上延，散而且蔓，不若如钩之有本矣。"（《素问直解》）

【语译】疾病肾脉出现，如藤蔓般连扯牵引，按诊更坚硬，是石脉多而胃气少的状态，这种脉象称作肾病之脉。

【内经】死肾脉来，发如夺索，辟辟如弹石，曰肾死。

【知要】索而曰夺，则互引而劲急矣。辟辟如弹石，但石无胃矣，肾死之诊也。

【注释】

夺索：绳索而以"夺"来形容，表现相互牵引而劲切急迫之状态。

辟辟（bìbì）：象声词。指脉来去无序，如手指弹击石头之声。

弹（tán）石：像用手指弹击叩打石头，圆硬而不软。

【语译】死亡肾脉出现，脉搏跳动如绳索牵引般拽动拉扯，是劲切急迫的状态；辟辟如用手指弹击石头，是圆硬而不软的表现。这种脉象是只有石脉而无胃气的表现，称作肾死之脉。

第九篇：脉为血府，气衰脉绝。

【内经】《脉要精微论》曰：夫脉者，血之府也。

【知要】营行脉中，故为血府。然行是血者，是气为之司也。《逆顺》篇曰：脉之盛衰者，所以候血气之虚实。则知此举一血而气在其中，即下文气治、气病，义益见矣。

【语译】《素问·脉要精微论》说：经脉就是血之府，营血运行于脉中，则血府运载血液。血液运行依赖气的主导作用。《灵枢·逆顺》篇说："脉的盛衰，用以诊候血气的虚实状况。”从而可知此处只说“血之府”，仅举一“血”字，而实际已包含“气”在其中了。故下文所说“气治”“气病”等有关气的内容，其含义就更为明显易见了。

【内经】长则气治，短则气病。

【知要】气足则脉长，气虚则脉短。

【语译】人体经脉长是气血充足而正常无病的表现，经脉短是气不足而易患疾病的表现。

【内经】数则烦心，大则病进。

【知要】心为丙丁之原，故数则烦心。邪盛则脉满，故大则病进。

【注释】

数则烦心：《类经》曰：“数则烦心，火热盛也。”

丙丁：指丙火小肠，丁火心脏。

【语译】脉数则会使人心烦，因火为丙火小肠与丁火心君之源，火热则心君受扰；脉大则病情加重，因为脉大是邪气盛实而脉满的表现。

【内经】上盛则气高。

【知要】上盛者，寸脉盛也。气高者，火亢气逆也。

【注释】

上盛：寸口脉盛，洪大或洪数。

气高：指心火亢盛而气上逆。

【语译】上盛即表现为寸口脉盛，心火亢盛而气上逆。

【内经】下盛则气胀。

【知要】下盛者，关尺脉盛也。邪入于下，故为胀满。

【注释】

下盛：尺中脉盛。

【语译】下盛即表现为关脉、尺脉盛实，邪气进入下焦而出现腹部胀满。

【内经】代则气衰，细则气少。

【知要】代脉见而气将绝，细脉见而气不充。曰衰，则少之甚者也。

【注释】

衰：指气严重不足。

【语译】代脉出现，则气将衰竭；细脉出现，则气虚不足。

【内经】涩则心痛。

【知要】血凝气滞则脉涩，故主心痛。

【语译】涩脉出现则心痛，脉涩是因血气凝滞，则涩脉主心痛证。

【内经】浑浑革至如涌泉，病进而色弊；绵绵其去如弦绝，死。

【知要】浑浑者，汹涌之貌；革脉之至，如皮革之坚急也；涌泉，状其盛满也。见此脉者，病渐增进而色夭不泽也。绵绵弦绝，则胃气绝无，真脏脉见，故死。

【注释】

浑浑（gǔngǔn）：即滚滚，意为涌流滚滚，形容水势汹涌，翻腾上涌的样子，比喻革脉盛满之象。

绵绵：形容脉微细、微弱之状态。

如弦绝：脉如弓弦即将断绝，预示即将死亡。

【语译】革脉出现，脉来时盛满如涌流滚滚，则病情加重而面色枯槁不润；脉去时绵绵纤细微弱而如弦将绝之状态，说明胃气竭尽，真脏脉出现了，则预示即将死亡。革脉之象，坚硬急迫，是死症。

第十篇：脉现恶兆，死期立判。

【内经】《大奇论》曰：脉至浮合，浮合如数，一息十至以上，是经气予不足也，微见九、十日死。

【知要】此以下皆定死期也。浮合者，如浮波之合，后浪催前，泛泛无纪；如数者，似数而非数也。数太过为血热也。如数者血败也，浮合者气败也。一息十至以上，死期大迫。此云九十日者，误也，十字直衍。微见者，初见也。初见此脉，九日当死。

【注释】

浮合：即如浮波样的吻合，像后浪推前浪一样，泛泛漂浮，行游不定。

如数：即其状如数脉，而实际并非数热之脉。数脉太过，属血热；如数之脉，是血衰败；浮波之脉，是气衰竭，都是经气衰极的现象。

予：认同、确认之义。

微见：即始见、初见，指初次显现。微，指隐微、隐匿阶段。

九、十日：李中梓指出，此处说九、十日，是讹误，“十”字只是衍文。

【语译】《素问·大奇论》说：脉至如浮波漂流而似后浪推前浪，泛泛漂浮而行游不定，其状如数脉而并非数热之症，数脉是太过为血热而此是血气衰极的现象。一息十至以上，这种情况当判定为经气严重不足，是死期逼近了。初次显现此脉，当是九日或十日死亡。

【按语】此以下的内容，都是确定病人死亡的期限。

【内经】脉至如火薪然，是心精之予夺也，草干而死。

【知要】脉如火然，是火旺过极之脉，心经之精气夺尽矣。夏令火旺，尚可强支，水令草干，阳尽而死矣。

【注释】

夺：脱。

然：燃。

【语译】脉至如柴薪上燃烧的火焰，是火旺过极之脉，这是心经之精气脱失将绝的表现，当判定为冬季草枯时死亡。若夏令火旺，尚还可以勉强支撑；冬令草木干枯，阳气消尽则死亡。

【内经】脉至如散叶，是肝气予虚也，木叶落而死。

【知要】散叶者，浮泛无根，肝气虚极也。木叶落则金旺而木绝，其死宜也。

【注释】

浮泛：在水上或空中飘浮。

【语译】脉至如散叶飘浮而无根底，当判定为肝气虚极，应在秋季树木叶落时死亡。因为树木落叶时是金气最旺而木气衰竭的季节，故肝气竭尽而死亡。

【内经】脉至如省客，省客者，脉塞而鼓，是肾气予不足也，悬去枣华而死。

【知要】省客，省问之客，时来时去者也。塞者，涩而代也。鼓者，坚且抟也。涩代为精败，坚抟为胃少，至于枣华吐，则土旺水衰立尽矣。

【注释】

省（xǐng）客：指前来探望的客人，时来时去的人。

塞：指脉涩而代。

鼓：指脉坚硬而抟旋，抟即盘旋。

悬去枣华：《类经》曰："枣华之候，初夏时也。悬者，华之开；去者，华之落。"华：同花。

【语译】脉至如前来探望之客人而来去不定，脉涩代而精气衰竭，脉坚硬而抟旋则胃气少，当判定为肾气不足，初夏枣花开或枣花落时死亡。因为枣花吐露时，是土旺水衰而肾气立尽时。

【内经】脉至如泥丸，是胃精予不足也，榆荚落而死。

【知要】泥丸者，泥弹之状，动短之脉也。主胃中精气不足。榆荚至春深而落，木旺之时，土必败矣。

【注释】

榆荚：即榆钱。榆树到春深之时落荚。

泥丸：指如小泥团之状，是对坚强短涩之脉的描述。

【语译】脉至如小泥团般坚强短涩，当判定为胃中精气不足，春深榆荚落时而死。因为榆树到春深之时落荚，是木气旺之时，土气必定受克而衰竭。

【内经】脉至如横格，是胆予不足也，禾熟而死。

【知要】横格者，长大坚劲，木之真脏脉也，胆之衰败也。禾熟于秋，金王而木乃绝矣。

【注释】

横格：《类经》曰："横格，如横木之格于指下，长而且坚，是为木之真脏，而胆气之不足也。" 横格，指脉长大而坚劲，是木脏的真脏脉的表现，预示胆腑之气衰败。

【语译】脉至如横木之格阻于手指下，是长大而坚劲之脉象，是木脏的真脏脉的脉象，当判定为胆经不足，预示胆腑之气衰败，到稻谷成熟时死亡。因为稻谷成熟于秋季，金气旺盛而木气灭绝。

【内经】脉至如弦缕，是胞精予不足也。病善言，下霜而死；不言，可治。

【知要】弦者，喻其劲急。缕者，喻其细小。胞者，心胞络也。舌为心苗，火动则善言。冬月飞霜，水来克火而死矣。不言，则所伤犹浅，故可救也。

【注释】

弦：比喻劲急。

缕：比喻细小。

胞：指心包络。

【语译】脉至如弦缕而劲急而细小，当判定为心包络精气不足。善言多语，则下霜时死亡；不言不语，则为可治。舌为心之苗窍，心火发作则善言多语，冬季下霜时死，因为冬水克火而火灭的缘故。若不言不语，则是所受之伤较轻可治。

【内经】脉至如交漆，交漆者，左右傍至也。微见三十日死。

【知要】交漆者，模糊而大，即泻漆之义也。左右傍至，大可知也。微者，初也，月令易而死期至矣。

【注释】

交漆：亦为绞漆、泻漆、沥漆之义。形容血液大虚的脉象，如倾泻漆汁将绝之时，漆汁下落、泻尽、沥尽之交状，呈现左右旁至、有降无升、有出无入、前大后小、前盛后虚、连绵柔软、绵绵将绝的样子。泻漆——语出汉·张仲景《伤寒论·辨脉法》："脉绵绵如泻漆之绝者，亡其血也。"沥漆——语出唐·王冰《素问》注："左右傍至，言如沥漆之交，左右反戾。"绞漆——语出明·马莳《素问注证发微》："脉来如绞漆之状，是乃左右旁至，有降而无升，有出而无入，大小不均，前盛后虚也。”

微见：即初见之义。

【语译】脉至如倾泻漆汁将沥尽时，模糊而大、左右旁至、有降无升、前大后小、连绵柔软的样子。初见此脉，三十日不治而死，即月令更换时而死期到来。

【内经】脉至如涌泉，浮鼓肌中，太阳气予不足也，少气，味韭英而死。

【知要】涌泉者，如泉之涌，有升无降；而浮鼓于肌表之间，是足太阳膀胱气不足也。膀胱为三阳而主表也，今表实里虚，故为少气。韭英，韭花也。发于长夏，土克水，故死。

【注释】

涌泉：形容如泉之涌，有升无降。

浮鼓肌中：指脉至浮现而鼓动于肌肤表面之间，是足太阳膀胱经精气不足的表现。

味韭英：指进食韭菜的季节，即长夏季节。味，进食。韭英，即韭菜花，生发于长夏。

【语译】脉至如涌泉而有升无降，浮现而鼓动于肌肤表面之间，当是足太阳膀胱经的精气不足，于进食韭菜的长夏季节死亡。因为膀胱属三阳经，主表，表实里必虚而气少；长夏季节土气旺则土气克水，肾经癸水与膀胱经壬水均受克，故死。

【内经】脉至如颓土之状，按之不得，是肌气予不足也。五色先见黑，白垒发死。

【知要】土下虚则颓。脉来虚大，按之不可得，正下虚之象也。脾主肌肉，肌气即脾气也。黑为水色，土败而水反侮之。垒

（壘），藟同，即莲藟也。藟有五，而白者发于春，木旺之时，土其绝矣。

【注释】

颓：崩溃，坍塌。指土堆坍塌。土堆下虚才会出现坍塌之状。

垒：《类经》曰：“垒（壘），藟同，即蓬藟之属。藟有五种，而白者发于春，木王之时，土当败也。”《素问直解》曰：“垒，藟同……藟，葛属，其色白。白藟发于春，春时木旺，土衰，故白藟发死。”“葛属”“蓬藟之属”皆为藤蔓植物。

【校释】

莲藟（lěi）：当作蓬藟，人民卫生出版社与中国书店等诸版本皆错作“莲藟”，据《类经》改。生于丘陵间，藤叶繁衍，蓬蓬累累，故名。别名覆盆、陵藟、阴藟、割田藨、寒莓、寒藨等。参见李时珍《本草纲目·草七·蓬藟》。

【语译】脉至如坍塌之土状，按之不能摸得，当判定为肌肉之精气不足。五色先出现黑色，当在白花藤蔓植物开花的春季死亡。因为土堆下虚才会出现坍塌之状，这是脾败之象；脾主肌肉，故肌肉之气不足。下虚则脉来虚大，而按之不能摸得。黑色为水之色，脾土败伤则水气反侮脾土，当在白花藤蔓植物开花的春季死亡。白花藤蔓植物开花时节正是春季木气旺盛时，则土气受木气克而亡绝。

【内经】脉至如悬雍。悬雍者，浮揣，切之益大，是十二俞之予不足也，水凝而死。

【知要】悬雍者，喉间下垂肉乳也，俗名喉咙花。浮揣之而大，是有阳无阴，孤阳亢上之象。十二俞者，脏腑十二经所输也。水凝而死者，阴气盛而孤阳绝也。

【注释】

悬痈：《素问直解》曰："痈，作痛；悬痛，虚肿之痈。"悬痈，是喉间下垂的肉乳，俗称喉咙花。

浮揣，切之益大：《素问直解》曰："上浮，本大也。上浮，故当浮揣；本大，故切之益大。"因其脉象上浮，故当浮揣；因其本来就大，故切之更大。即脉象轻取感觉大，而稍按则感觉更大。

俞：同腧。

【语译】脉至如虚肿之悬痈，其脉象轻取感觉大，而稍按则感觉更大。这是有阳无阴，孤阳亢上的脉象，当判定为十二腧之气不足，冬季结冰时当死亡。因为十二腧，是五脏六腑十二经气血所注之十二背腧穴；十二腧之气不足，则五脏六腑及十二经气血已衰。冬季结冰时，则阴气盛而孤阳亡绝，因此死亡。

【内经】脉至如偃刀，偃刀者，浮之小急，按之坚大急，五脏菀热，寒热独并于肾也。如此其人不得坐，立春而死。

【知要】偃刀，卧刀也。浮之小急，如刀口也。按之坚大急，如刀背也。重按之肾之应也，肾虚则阴消，而五脏咸热，虽五脏有郁菀之热而发为寒热，其原则独归并于肾也。肾因亏损，腰脊痠疼，不能起坐。冬令水旺，未即败绝，遇春乃死也。

【注释】

偃刀：即卧刀，倒伏的刀。

菀（yùn）：即郁菀，菀通蕴，是蕴积，郁结之义。

并：火并、吞并之义，此指阴阳不和，血气错乱，寒热交争。

痠：酸痛。

【语译】脉至如倒伏的刀，浮取脉象则如刀口般小急，重按则如刀背般坚硬大急。重按所取为肾的相应之脉，寒热交争则血气逆乱于肾脏，故肾脉大急。肾虚而阴消，则五脏俱郁热。五脏郁热则生寒热，然其根源实归于肾脏阴阳不和。肾亏虚损，则腰脊酸痛，不能起坐，立春时即死。因为冬令水旺，肾气尚未立即败绝，则立春时即死亡。

【内经】脉至如丸滑不直手，不直手者，按之不可得也，是大肠气予不足也。枣叶生而死。

【知要】如丸者，流利之状，正滑脉也；不直手者，滑而不应手，按之则无也。大肠与肺金相为表里，枣叶生于初夏，火盛则金绝，故当死。

【注释】

如丸：短而小之状，不可摸得；滑利之状，不应指下。这正是滑脉的状态。

不直手：指滑利而不应指下，重按之则不能获得。直，同值；相当，应合。

【语译】脉至如丸子般，滑利而不应指下，重按之也不可摸得，当判定为大肠气不足，于初夏枣叶生长时死亡。因为大肠经庚金与肺经辛金互为表里，枣叶生于初夏，正是火盛季节，火克金则金气绝，故当死。

【内经】脉至如华者，令人善恐，不欲坐卧，行立常听，是小肠气予不足也，季秋而死。

【知要】如华者，盛满而轻浮也。小肠与心相为表里，小肠虚则心亦虚，故善恐、不得坐卧也。行立常听，恐惧多而狐疑也。丙火墓于戌，故当季秋死。

【注释】

华：同花。如花，形容盛满而轻浮之状。《素问直解》曰：“华，轻浮之意。”

善恐，不欲坐卧，行立常听：《素问直解》曰：“脉至如华者，肾精不升，故令人善恐，坐而欲起，故不欲坐卧。耳为肾窍，故行立常若有听。精虚则液先虚，肾藏精，小肠主液，是小肠气予不足，而有如是之脉证也。”

丙火：手少阴心经，属丁火；手太阳小肠经，属丙火。夏时手少阴、手太阳主治。

墓：埋葬、埋藏。

【语译】脉至如花般盛满而轻浮，病人容易惶恐，坐卧不宁，行走站立常常竖耳察听，当判定为小肠气不足，季秋时死亡。因为小肠与心互为表里，小肠虚则心气虚，而肾水虚心亦虚，故惶恐而坐卧不宁，多疑而行立察听。戊土旺时则肾水竭而小肠经丙火亦埋葬，于深秋死亡。

第十一篇：形脉相应，胃气为本；形脉不应，必是死症。

【内经】《三部九候论》曰：形盛脉细，少气不足以息者死。

【知要】形盛者，脉亦盛，其常也。形盛脉细，脉不应形矣，甚而少气难以布息，死不旋踵。

【注释】

不旋踵：未及转身，立刻。踵，脚后跟。

【语译】《素问·三部九候论》说：形体丰满而脉象反细小，呼吸之气息难以续接，是死亡的征象。因为形体丰满，脉象也盛大，这是常见情况；形体丰满而脉象反细小，脉象与形体则不相对应，甚至呼吸之气息难以续接，立刻就会死亡。

【内经】形瘦脉大，胸中多气者死。

【知要】形小脉小，其常也。形瘦脉大，既不相应，甚而胸中多逆上之气，阴败阳孤，不死安待！

【语译】形体瘦削而脉象反大，胸中胀闷而多逆上之气，是死亡的征象。因为形体瘦削，脉象也细小，这是常见情况；形体瘦削而脉象反大，已经不相对应，甚至胸中胀闷而多逆上之气，阴气败亡而阳气孤立，是必死之征兆！

【内经】形气相得者生。

【知要】身形与脉气相得，如形小脉小、形大脉大是也。

【语译】形体与脉气相互应合，则可生存。比如形体瘦削而脉象细小、形体丰满而脉象盛大之类的情况就是这样。

【内经】参伍不调者病。

【知要】三以相参，伍以相类。谓之不调者，或大或小，或迟或疾，或滑或涩，不合常度，皆病脉也。

【注释】

参伍：即叁伍。《易经·系辞》曰："参伍以变。"叁以相参，伍以相类。

不调：指脉象或大或小，或迟或数，不合常度。

【语译】各种差异可以作为相互参考，各种类同可以相互比照。所谓不调，如脉象或大或小、或迟或疾、或滑或涩，根据其不合常规的情况，则可推断都是病脉之象。

【内经】三部九候皆相失者死。

【知要】三部者，上中下三部，分天地人，分胸膈腹也。九候者，每部有浮中沉三候，三部各三，合而为九候也。或应浮大而反沉细，应沉细而反浮大，谓之相失，而不合于揆度也。

【注释】

三部：《类经》曰："三部之脉，上部在头，中部在手，下部在足。"

揆度：揣度，估量。

【语译】形体三部与脉口九候不相对应，必是死症。三部分上部、中部、下部，指天、人、地三部，亦指胸部、横膈、腹部三个范围。九候指脉搏寸、关、尺三部，每部又各分浮、中、沉三候，合为九候。形体该显现脉象浮大却反而沉细，或形体该显现脉象沉细却反而浮大，均属于形体与脉气不相对应的情况，不合法度，故必死。

【内经】形肉已脱，九候虽调犹死。

【知要】脾主肌肉，为脏之本。若肌肉脱则脾绝矣，九候虽调无益也。

【语译】形体之肌肉已经瘦削露骨，九候即使与形体对应，也还是死症。因为脾主肌肉，为五脏之本。若肌肉脱失而形体瘦削，则是脾气已绝，九候即使与形体对应也无益。

【内经】七诊虽见，九候皆从者不死。

【知要】七诊者，独大、独小、独疾、独迟、独热、独寒、独陷下也。从，顺也，合也。脉顺四时之令及合诸经之体者，虽见七诊之脉，不至于死。

【注释】

从：即顺之义，应合、吻合的意思。

【语译】独大、独小、独疾、独迟、独热、独寒、独陷下，这七诊即使出现，若九候之脉能应合四时之节令，并吻合诸经之体，还不至于死。

第十二篇：真脏脉现，危期临近。

【内经】《阴阳别论》曰：凡持真脏之脉者，肝至悬绝，十八日死。

【知要】悬绝者，真脏脉见，胃气已无，悬悬欲绝也。十八日者，为木金成数之余，金胜木而死也。

【注释】

悬绝：指临近危期或死期，意即真脏脉出现，胃气已经没有，遥遥欲绝的样子。悬，悬系，临近。

成数：见河图：

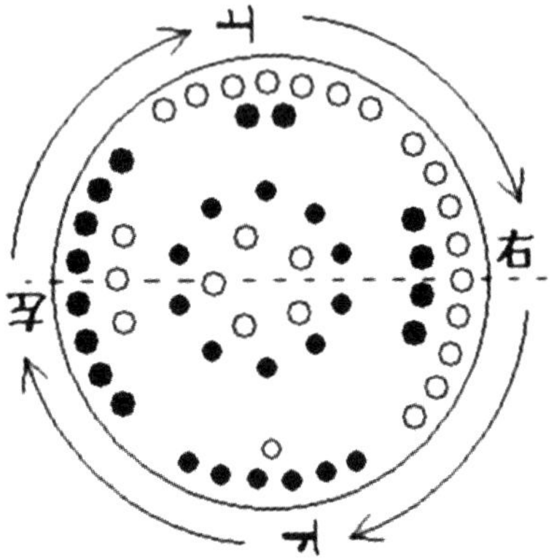

天一生水，地六成之；

地二生火，天七成之；

天三生木，地八成之；

地四生金，天九成之；

天五生土，地十成之。

彭子益《圆运动的古中医学》认为这是“关于生物生命之宇

宙图，即是一个生物个体图”。故《内经知要》用河图的生成数来解答《内经》中所论真脏脉的死期。

【语译】《素问·阴阳别论》说：大凡诊脉遇真脏脉出现，则肝有真脏脉，临近危期，即十八日死亡。因为十八日期限，是河图木之成数（八），与金之成数（九）之和（十七）之余，金胜木而死。

【内经】心至悬绝，九日死。

【知要】九日者，为火水生成数之余，水胜火也。

【语译】心临近危期，即九日死亡。因为九日期限，是河图火之生数（二），与水之成数（六）之和（八）之余，水胜火而死。

【内经】肺至悬绝，十二日死。

【知要】十二日，为金火生成数之余，火胜金也。

【语译】肺临近危期，即十二日死亡。因为十二日期限，是河图金之生数（四），与火之成数（七）之和（十一）之余，火胜金而死。

【内经】肾至悬绝，七日死。

【知要】七日者，为水土生数之余，土胜水也。

【语译】肾临近危期，即七日死亡。因为七日期限，是河图水之生数（一），与土之生数（五）之和（六）之余，土胜水而死。

【内经】脾至悬绝，四日死。

【知要】四日者，为木生数之余，木胜土也。

【语译】脾临近危期，即四日死亡。因为四日期限，是河图木之生数（三）之余，木胜土而死。

第十三篇：少阴动甚，妊子脉象。

【内经】《平人气象论》曰：妇人手少阴脉动甚者，妊子也。

【知要】手少阴，心脉也。动甚者，流利滑动，血旺而然也，故当妊子。

【语译】《素问·平人气象论》说：妇女手少阴心经脉象跳动过甚，是怀孕的脉象。因为手少阴经，属心脉，跳动过甚，意味脉象流利滑动，是血气旺盛的表现，所以应当诊为怀孕。

第十四篇：阴抟阳别，妊子脉象。

【内经】《阴阳别论》曰：阴抟阳别，谓之有子。

【知要】阴抟阳别，言阴脉抟动，与阳脉迥别也。阴阳二字所包者广，以左右言，则左为阳、右为阴；以部位言，则寸为阳、尺为阴；以九候言，则浮为阳、沉为阴。旧说以尺脉洪实为阴，与寸阳脉迥别似矣！然则手少阴脉动甚亦在寸也，何取于阳别之旨乎？故因会通诸阴阳而后可决也。

【注释】

阴抟阳别：指阴脉抟动，与阳脉迥异，意为阴脉抟聚而阳脉不聚。

【按语】抟（摶）：诸本作“搏”，误。

【语译】《素问·阴阳别论》说：阴脉抟聚而阳脉不聚，称为“有子”之脉象。然按部位分阴阳则寸为阳而尺为阴，而跳动过甚的手少阴心脉在左寸部位，如何解释左寸部位属阴属阳？“阴阳”二字所包含的内容甚广，以左右而言，则左为阳、右为阴；以部位而言，则寸为阳、尺为阴；以九候而言，则浮为阳、沉为阴。旧说以尺脉洪实为阴，似乎与寸为阳而尺为阴之说迥异！所以要融会贯通诸阴阳含义，然后才可做决断。

第十五篇：诊病问因，非仅脉诊。

【内经】《征四失论》曰：诊病不问其始，忧患饮食之失节，起居之过度，或伤于毒，不先言此，卒持寸口，何病能中？妄言作名，为粗所穷。

【知要】此言临脉者，必先察致病之因，而后参之以脉，则阴阳虚实不致淆讹。若不问其始，是不求其生也。如忧患饮食，内因也；起居过度，外因也；伤于毒者，不内外因也。不先察其因而卒持寸口，自谓脉神，无假于问，岂知真假逆从？脉病原有不合者，仓卒一诊，安能尽中病情？妄言作名，欺世卖俗，误治伤生，损德不小矣。

【注释】

卒（cù）：突然，仓卒。

【语译】《素问·征四失论》说：诊病不问病因，是不想力图病人生存。比如忧患、饮食等不调，为内因；起居生活不节制，为外因；伤于毒害，属不内不外因。若不先进行问诊，不先考察病因而突然持寸口之脉，自认为是脉神，而不借助于问诊，岂能诊出真假逆从？脉象与疾病原有不相吻合的情况，仓卒一诊，哪能全部测中病情？臆想病因，胡诌病名，欺骗病人，最终为粗疏的技术所害，致使病人无救治生还的希望。误治害命，损德不浅！此处讲诊脉必定先考察致病因素，然后以脉象作为参考，那么阴阳虚实就不致混淆错乱。

【薛注】

愚按：脉者，血气之征兆也。病态万殊，尽欲以三指测其变化，非天下之至巧者，孰能与于斯？许叔微云：脉之理幽而难明，吾意所解，口莫能宣也，可以笔墨传、口耳授者，皆粗迹也。虽然，粗者未谙，精者从何而出？析而言之，二十四字犹嫌其略；约而归之，浮沉迟数已握其纲，所以脉不辨阴阳，愈索而愈惑也。阴阳之义已见于前阴搏阳别之条。又滑伯仁曰：察脉须辨上、下、来、去、至、止，不明此六字，则阴阳不别也。上者为阳，来者为阳，至者为阳，下者为阴，去者为阴，止者为阴。上者，自尺上于寸，阳生于阴也。下者，自寸下于尺，阴生于阳也。来者，自骨肉而出于皮肤，气之升也。去者，自皮肤而还于骨肉，气之降也。应曰至，息曰止。此义至浅而至要，行远自迩，登高自卑；请事斯语矣！

【勘误】

阴搏阳别：当更正为“阴抟（搏）阳别”。见前文《阴阳别论》：“阴抟阳别，谓之有子。”

【语译】薛雪总结《脉诊》篇：脉象，是血气的征兆。人体病情千变万化，要想全部用三个指头测出其变化，非天下绝高技艺者，谁能达到这种境界？南宋医家许叔微说：脉学之理，幽微难明，自己心里所理解的，语言则难以表述；凡可用文字流传、口耳相授的，都是粗疏的表述。即使如许叔微所说那样，粗疏的表述都未能掌握，精深的内容又从何而得？从细分析角度看，用二十四字概括脉象，还嫌其概括得过于简略；从总括角度归纳，浮、沉、迟、数，已提纲挈领，所以脉象不辨阴阳，愈解说愈惑乱。阴阳二义已见前面所说“阴抟阳别”之条。又元代医家滑寿说：察脉须辨上、下、来、去、至、止，不明此六字，则“阴阳”不能区别。上为阳，来为阳，至为阳；下为阴，去为阴，止为阴。上之义，是自尺脉上于寸脉，意味阳生于阴；下之义，是自寸脉下于尺脉，意味阴生于阳。来之义，是自骨肉而出于皮肤，意味气之升；去之义，是自皮肤而入于骨肉，意味气之降。应手的脉至称作“至”，呼吸之间的脉息即是“止”。此义极为浅显而至关重要，行走远路必始自近处，攀登高处必起自低处；请让我辈遵奉这句《中庸》中的警世名言吧！

五、藏　象

《藏象》：本章叙述了中医思外揣内的重要诊断方法与原理，阐述了脏腑机制、病因病机与外在症状的对应作用，从整体综合、有机联系与发展角度，分析了人体与自然的相应关系，是中医诊断学的重要内容。

第一篇：脏腑功能，心为太阳；十二官职，不可相失。

【内经】《灵兰秘典论》曰：心者，君主之官，神明出焉。

【知要】心者一身之主，故为君主之官。其藏神，其位南，有离明之象，故曰神明出焉。

【注释】

神明：指人的精神与智慧。

离明：日，日光；亦指君主的明察，智慧。《易经·离卦》曰：“离为火，为日。”孔颖达疏：“离为火，取南方之行也；为日，取其日是火精也。”

【语译】《素问·灵兰秘典论》说：心，是君主之官，人的精神智慧来源于此。因为心脏主宰人体一身而又蕴藏精神，其位归南方而有日光与智慧的征象，所以说“神明”出于此。

【内经】肺者，相傅之官，治节出焉。

【知要】位高近君，犹之宰辅，故为相傅之官。肺主气，气调则脏腑诸官听其节制，无所不治，故曰治节出焉。

【注释】

相傅：辅佐君主的宰相。

治节：治理与通调周身之气。

【语译】肺，是宰相之官，治理与通调周身之气的功能都来源于此。因为肺脏位置最高而接近心君，犹如宰相之职；而肺主气，周身之气调顺则脏腑功能正常而无所不治，所以说“治节”出于此。

【内经】肝者，将军之官，谋虑出焉。

【知要】肝为震卦，壮勇而急，故为将军之官。肝为东方龙神，龙善变化，故为谋虑所出。

【注释】

震卦：为雷，雷击。

【语译】肝，是将军之官，谋划与计策来源于此。因为肝属震卦，如迅雷般壮勇猛急；而肝属东方龙神，龙善变化，神异而多谋虑，所以说“谋虑”出于此。

【内经】胆者，中正之官，决断出焉。

【知要】胆性刚直，为中正之官。刚直者善决断，肝虽勇急，非胆不断也。

【注释】

中正：官名，秦末陈胜自立为楚王时设置，掌握纠察群臣过失的职能。

【语译】胆，是中正之官，刚果决断的能力来源于此。因为胆之属性刚直，则善于做决断，肝虽然壮勇猛急，却非胆则不能做出决断。

【内经】膻中者，臣使之官，喜乐出焉。

【知要】《胀论》云，膻中者，心主之宫城也，贴近君主，故称臣使。脏腑之官，莫非王臣；此独泛言臣，又言使者，使令之臣，如内侍也。按十二脏内有膻中而无胞络，十二经内有胞络而无膻中，乃知膻中即胞络也。况喜笑属火，此云喜乐出焉，其配心君之府，较若列眉矣。

【注释】

膻中：即心包络。十二脏内称膻中，十二经内称心包络。

臣使：五脏六腑之官，均属王之臣，这里却泛言“臣”，又称“使”，意为使令之臣如同内侍一般。

较若：即皎然，昭然若揭。较，通“皎”。

列眉：两眉相对，清楚无疑。

【语译】膻中，是君主贴身传令使官，喜乐来源于此。《灵枢·胀论》说，膻中是心君的宫城，贴近君主之身，所以称为传令官。膻中即十二经之心包络，如同内侍一般，而且喜笑之性属于火，故配属心君之府，其意昭然若揭，清楚无疑。

【内经】脾胃者，仓廪之官，五味出焉。

【知要】胃司纳受，脾司运化，皆为仓廪之官。五味入胃，脾实转输，故曰五味出焉。

【语译】脾胃，是仓廪之官，五味及水谷精微物质来源于此。因为胃主管纳受水谷，而脾主管运化水谷精微物质，故脾胃都如同仓廪之官；五味入于胃，实是脾起运转输送作用，所以说“五味”出于此。

【内经】大肠者，传道之官，变化出焉。

【知要】大肠居小肠之下，主出糟粕，是名变化传导。

【注释】

传道：同传导，传送输导。

【语译】大肠，是传导之官，将吸收后的物质化成糟粕输出。因为大肠居于小肠之下而主管变小肠的“化物”并输出糟粕，故称“变化”传导。

【内经】小肠者，受盛之官，化物出焉。

【知要】小肠居胃之下，受盛胃之水谷而分清浊，水液渗于前，糟粕归于后，故曰化物。

【注释】

受盛（chéng）：受纳，装入。

化物：化取食物的精华。

【语译】小肠，为受纳之官，将吸收后的食物泌出水液而化分糟粕输送至大肠。因为小肠居于胃脘之下，具有受纳吸收胃中水谷的作用；将水液渗于前阴而糟粕送至于后阴，具有分别清与浊的化物功能，故称“化物”。

【内经】肾者，作强之官，伎巧出焉。

【知要】肾处北方而主骨，宜为作强之官。水能化生万物，故曰伎巧出焉。

【注释】

作强：指产生强劲之力。

伎巧：技巧，智力。

【语译】肾，是作强之官，壮健与技巧来源于此。因为肾处北方位置而主骨能作强，水能化生万物而产生技巧，所以说“技巧”出于此。

【内经】三焦者，决渎之官，水道出焉。

【知要】上焦如雾，中焦如沤，下焦如渎。三焦气治，则水道疏通，故名决渎之官。

【注释】

决渎：疏通沟渠，排泄水液。

【语译】三焦，为沟渠疏通之官，水液排泄出于此。上焦功能如同喷洒雾露，中焦功能如同沤烂草肥，下焦功能具有排泄污水的作用。三焦功能正常，则水液之道就会疏通，故称“决渎之官”。

【内经】膀胱者，州都之官，津液藏焉，气化则能出矣。

【知要】膀胱位居卑下，故名州都之官。经曰：水谷循下焦而渗入膀胱。盖膀胱有下口而无上口，津液之藏者，皆由气化渗入，然后出焉。

【注释】

州都：指众水环绕的都邑。都为都邑，州为水中陆地。《说文·川部》曰：“州，水中可居者曰州，水周绕其旁。”

津液：此处指尿液。

【语译】膀胱，称州都之官，津液都汇聚于此，经过气化后才能排出。膀胱位置居于五脏六腑的最下处，水液汇聚于此，故称“川都之官”。《内经》说：水谷顺着下焦而渗入膀胱。因为膀胱有下口而无上口，所藏之津液，都需经气化而后渗入膀胱，然后形成尿液排出。

【薛注】

旧说膀胱有上口而无下口者，非也。

【语译】旧说膀胱有上口而无下口，其说不正确。

【内经】凡此十二官者，不得相失也。

【知要】失则不能相使，而疾病作矣。

【语译】所有这十二官，彼此不能相互失控。若十二官彼此失控，则不能相互行使各自的功能，从而产生疾病。

【内经】故主明则下安，以此养生则寿，殁世不殆，以为天下则大昌。

【知要】主明则十二官皆奉令承命，是以寿永。推此以治天下，则为明君而享至治。

【语译】所以心君明智则身体安泰，用这标准来养生则寿命长久而终生不病，用以治理国家则天下繁荣昌盛。因为君主明智，十二官都能遵奉命令而不出问题；治理天下与养生治病同理，君主明智则能享有太平盛世。

【内经】主不明则十二官危，使道闭塞而不通，形乃大伤。以此养生则殃，以为天下者，其宗大危，戒之戒之。

【知要】君主不明，则诸臣旷职或谋不轨，自上及下，相使之道皆不相通，即不奉命也。在人身则大伤而命危，在朝廷则大乱而国丧矣。心为阳中之阳，独尊重之者，以阳为一身之主，不可不奉之，以为性命之根蒂也。

【语译】心君功能失常则危及十二脏腑，气血闭塞而不通，形体大伤以致性命不保。用此方法养生则身体遭殃，用以治理天下则国家大危，甚至社稷不保。因为君主不明智，则各位臣下玩忽职守或图谋不轨；从上到下，相互间行使职能的通道都被堵塞，则没人能遵奉君主的命令。养生与治国同理，心属阳中之阳，独享至尊重权；而阳是一身之主，不可不遵奉它，它是人体性命之根本。这一原则一定要谨记在心，慎重戒备，不可疏忽！

第二篇：五脏六腑，取决于胆；内外属性，法取自然。

【内经】《六节藏象论》曰：心者，生之本，神之处也；其华在面，其充在血脉，为阳中之太阳，通于夏气。

【知要】根本发荣之谓生。变化不测之谓神。心为太阳，生身之本也。心主藏神，变化之原也。心主血，属阳而升，是以华在面，充在血脉也。心居上为阳脏，又位于南离，故为阳中之太阳而通于夏也。

【注释】

生：指生物的根生、芽发、花开。

神：指精神，亦指变幻不测、化物无声之神灵妙用。

【语译】《素问·六节藏象论》说：心属太阳而为生命生发之根本，心主藏神而又为生长变化的根源；心主血而属阳又主升，则其血色表现在面部，其血气充盈于血脉之中；心居上焦属阳脏，而又居于南方离卦之位，则属阳中之太阳而通于夏气。

【内经】肺者，气之本，魄之处也；其华在毛，其充在皮，为阳中之太阴，通于秋气。

【知要】肺统气，气之本也。肺藏魄，魄之舍也。肺轻而浮，故其华其充乃在皮毛也。以太阴之经居至高之分，故为阳中之太阴而通于秋气也。

【语译】肺主气而为周身之气的根本，肺藏魄而为魄之存所；肺轻而浮，则其血色充盈皮肤而润泽肤毛；而太阴肺经居于身中至高位置，则属阳中之太阴，与秋气相通。

【内经】肾者，主蛰，封藏之本，精之处也；其华在发，其充在骨，为阴中之少阴，通于冬气。

【知要】位居亥子，职司闭藏，犹之蛰虫也。肾主水，受五脏六腑之精而藏之，精之处也。发色黑而为血之余，精足者血充，发受其华矣。肾之合，骨也，故充在骨。以少阴之经居至下之地，故为阴中之少阴，通于冬也。

【注释】

位居亥子：于十二地支中为亥、子，为水之位、冬之季、北之方。

肾之合：按五脏之外合，肾功能应合于骨，即肾主骨。

【语译】肾居亥、子之位，则其职能如蛰虫主冬季之闭藏而为封藏之本；肾属水而禀受五脏六腑之精气而收藏，则为肾精之存所；发为血之余而肾精充足血气才能充盈，则头发受滋养而色黑，其血气体现在头发上；肾主骨，其气血充盈在骨节上。足少阴肾经居于身中最下位置，则属阴中之少阴，与冬气相通。

【内经】肝者，罢极之本，魂之居也；其华在爪，其充在筋。以生血气，其味酸，其色苍，此为阳中之少阳，通于春气。

【知要】筋劳曰罢，主筋之脏是为罢极之本。肝主藏魂，非魂之居乎？爪者筋之余，充其筋者，宜华在爪也。肝为血海，自应生血。肝主春升，亦应生气。酸者木之味，苍者木之色，木旺于春，阳犹未壮，故为阳中之少阳，通于春气。

【注释】

罢极之本：罢通疲，筋受劳累称作“罢”，肝主筋，故肝脏是“罢极之本”。参见《“罢极之本”阐释与中医防治观》［黄海波，中国中医基础医学杂志，2010，16，（7）：545-546］

【语译】肝主筋而为耐受疲劳的根本，肝主藏魂而为魂之存所；肝为血海而化生血液，血养筋而爪为筋之余，则气血充盈在筋而呈现于爪；肝主春升而应合春生之气、木之味、木之色，则其味酸，其色苍；木旺于春季而阳气尚未壮盛，则属阳中之少阳，与春气相通。

【内经】脾、胃、大肠、小肠、三焦、膀胱者，仓廪之本，营之居也，名曰器，能化糟粕，转味而入出者也；其华在唇四白，其充在肌，其味甘，其色黄，此至阴之类，通于土气。

【知要】六经皆受水谷，故均有仓廪之名。血为营，水谷之精气也，故为营之所居。器者，譬诸盛物之器也，胃受五谷，名之曰入。脾与大小肠、三焦、膀胱，皆主出也。唇四白者，唇之四围白肉际也。唇者脾之荣，肌者脾之合，甘者土之味，黄者土之色，脾为阴中之至阴，分旺四季，故通于土。六经皆为仓廪，皆统于脾，故曰至阴之类。

【注释】

仓廪：六经都受纳水谷之气，所以都有仓廪之名；胃主受纳五谷，脾主运化，大小肠、三焦、膀胱则主出。

营之居：血为营，是水谷所化生之精气，则仓廪亦为营血之存所。

器：容器。称为器，是因为元气升降出入其间，能化糟粕而转味入出其间。《素问直解》曰："形脏四，胃、大肠、小肠、膀胱也，四者皆藏有形之物，故名曰器。又言三焦者，肠胃膀胱，皆三焦之所主也，《灵枢·荣卫生会》论云，上焦出于胃上口，中焦亦并胃中，下焦别回肠，注于膀胱而渗入焉。故水谷者，常并居于胃中，成糟粕而俱下于大肠，而成下焦。是上中下三焦之气，能化肠胃之糟粕，转味而入于肠胃，出于前后二阴者也，此申明形脏四，而禀气三焦者如此。"

唇四白：指嘴唇四围的白肉范围。

【语译】脾、胃、大肠、小肠、三焦、膀胱，都是仓廪之根本，亦为营血之存所；称为“容器”，是因为它们在胃受纳水谷后相继化生精气而吸入，转化糟粕以排出；脾之血色荣气体现在唇四白，脾主肌肉而其血气充盈在肌肤；脾应土之味、土之色，则其味甘，其色黄。脾为阴中之至阴而分别旺盛于四季，则与土气相通；而脾、胃、大肠、小肠、三焦、膀胱六经都称为仓廪，都统属于脾，则统称至阴之类。

【内经】凡十一脏取决于胆也。

【知要】五脏六腑，其为十一脏，何以皆取决于胆乎？胆为奇恒之府，通全体之阴阳，况胆为春升之令，万物之生长化收藏，皆于此托初禀命也。

【语译】五脏六腑共为十一脏，都取决于胆。因为胆是奇恒之腑，贯通全身阴阳之气；而胆又禀春升节令之气，万物的生长化收藏都受命起源于春。

第三篇：五脏六腑，彼此对应；肾应两脏，膀胱三焦。

【内经】《灵枢·本输篇》曰：肺合大肠，大肠者，传道之府。心合小肠，小肠者，受盛之府。肝合胆，胆者，中清之府。脾合胃，胃者，五谷之府。肾合膀胱，膀胱者，津液之府也。少阳属肾，肾上连肺，故将两藏。

【知要】此言脏腑各有所合，为一表一里也。将，领也。独肾将两藏者，以手少阳三焦正脉指天，散于胸中，而肾脉亦上连于肺。三焦之下属膀胱，而膀胱为肾之合，故三焦者亦合于肾也。夫三焦为中渎之府，膀胱为津液之府，肾以水藏而领水府，故肾得兼将两藏。《本藏论》曰肾合三焦、膀胱是也。

【注释】

将：领之义，即统领。

中渎：即人身中的沟渠。因水自入口到出口形成尿液排出，必须经历三焦，故三焦称中渎之府。

【语译】《灵枢·本输篇》说：肺合大肠，大肠是传导之府。心合小肠，小肠是受盛之府。肝合胆，胆是中清之府。脾合胃，胃是五谷之府。肾合膀胱而膀胱为津液之府，足少阴肾经络属手少阳三焦经而上连于肺，所以肾统领膀胱与三焦两个脏腑。此处说五脏六腑各有所合，脏与腑相互之间为一表一里。唯独肾分领两个脏腑，因为手少阳三焦正脉上经头顶而往下分散于胸中，足少阴肾脉也上连于肺；三焦之下络属膀胱，而膀胱是肾之合，所以三焦也合于肾。三焦是中渎之府，膀胱是津液之府，肾以其水脏身份而管领水府而兼领两个脏腑。《灵枢·本藏论》说肾合三焦、膀胱，就是此意。

【内经】三焦者，中渎之府也，水道出焉，属膀胱，是孤之府也。

【知要】中渎者，身中之沟渎也；水之入于口而出于便者，必历三焦，故曰中渎之府，水道出焉。在本篇曰属膀胱，在《血气形志篇》曰少阳与心主为表里。盖在下者为阴，属膀胱而合肾水；在上者为阳，合胞络而通心火。三焦所以际上极下，象同六合，而无所不包也。十二脏中惟三焦独大，诸脏无与匹者，故称孤府。《难经》及叔和、启玄皆以三焦有名无形，已为误矣。陈无择创言三焦有形如脂膜，更属不经。《灵枢》曰：密理浓皮者，三焦浓；粗理薄皮者，三焦薄。又曰：勇士者，三焦理横；怯士者，其焦理纵。又曰：上焦出于胃上口，并咽以上贯膈而布胸中；中焦亦并胃中，出上焦之后，泌糟粕，蒸精液，化精微而为血；下焦者，别回肠，注于膀胱而渗入焉，水谷者，居于胃中，成糟粕，下大肠而成下焦。又曰：上焦如雾，中焦如沤，下焦如渎。既曰无形，何以有浓薄？何以有纵有横？何以如雾如沤如渎？何以有气血之别耶？

【注释】

心主：即心包络。

【语译】三焦是人身中的水渠，称作中渎之府，水液流经三焦而排出，络属膀胱，是最大的孤腑。《素问·血气形志篇》又说少阳三焦经与心包络为表里。因为三焦在下部分为阴，络属膀胱而合肾水；而在上部分为阳，合心包络而通心火。因此三焦贯通最上处与最下处，仿佛自然界的天地东南西北，而无所不包。在十二脏之中，唯独三焦最大，其他各脏没有能与之匹配对应的，所以称作孤府。

《难经》及晋代王叔和与唐代王冰都认为三焦之腑有名无形，这已经是造成误解了。宋代陈无择标新立异而说三焦有形如脂膜，更属于荒诞不经，无据可考。《灵枢》指出：腠理致密皮肤厚实，则三焦厚实；腠理粗疏皮肤虚薄，则三焦虚薄。又指出：勇敢者，三焦纹理横；怯弱者，其三焦纪律严明纵。又指出：上焦出于胃之上口，并合咽部而上行，贯穿横膈而分布于胸中；中焦也并合于胃中，出于上焦之后，分泌糟粕，蒸发精液，化为精微而成血液；下焦则别循回肠，注入膀胱而渗入津液于此，水谷则居于胃中，形成糟粕而下入大肠成为下焦之物。又曰：上焦功能如同喷雾，中焦功能如同蒸腐，下焦功能如同排污。既说“无形”，怎么会有厚实与虚薄的不同？怎么会有纵横的差别？又怎么会如雾、如沤、如渎？而又怎么会有精气与血液的分别呢？

第四篇：五脏四时，天人一体。

【内经】《金匮真言论》曰：东方青色，入通于肝；开窍于目，藏精于肝。其病发惊骇，其味酸，其类草木，其畜鸡。

【知要】《易》曰，巽为鸡，东方风木之畜也。

【语译】《素问·金匮真言论》说：东方为春季之青色而入通于肝气，开窍于目而藏精气于肝。肝脏发病则出现惊骇症状，于五味属酸，于五行类属草木，于五畜属鸡。《易经》说巽卦为鸡，为东方春季风木之牲畜。

【内经】其谷麦。

【知要】麦成最早，故应东方春气。

【语译】于五谷归属麦子，因麦子成熟最早，则应合东方春气。

【内经】其应四时，上为岁星，是以春气在头也。

【知要】春气上升。

【注释】

上为岁星，是以春气在头：岁星在春季夜空特别明亮，古哲以春季草木发芽标记春时，又将岁星命名为木星。一年之记始于春，故曰春气在头。

【语译】于四时上应岁星，岁星春时在夜空出现，则知春天到来而春阳之气开始上升。

【内经】其音角，其数八。

【知要】《易》曰：天三生木，地八成之。

【语译】于五音分属角。《易经》记载河图之数，天三生木而地八成之。肝木于河图成数为八。

【内经】是以知病之在筋也，其臭臊。

【知要】《礼·月令》云其臭膻。膻即臊也。

【注释】

臭（xiù）：气味。

【语译】肝主筋而可知其病变在全身之筋。《礼记·月令》说其气味腥臊，则于五臭肝木气味属臊。

【内经】南方赤色，入通于心，开窍于耳。

【知要】《阴阳应象大论》曰：心在窍为舌，肾在窍为耳。此云开窍于耳，则耳兼心肾也。

【注释】

开窍于耳：《素问·阴阳应象大论》说心在窍为舌，肾在窍为耳。此处说心开窍于耳，则耳兼心与肾之苗巧。

【语译】南方为夏季之赤色，入通于心气而开窍于耳。

【内经】藏精于心，故病在五脏。

【知要】心为五脏之君，心病则五脏应之。

【语译】夏长之气藏精于心，心为五脏之君，心君生病则五脏相应出现疾病。

【内经】其味苦，其类火，其畜羊。

【知要】《五常政大论》曰其畜马，此云羊者，或因午未俱在南方耳。

【注释】

其畜羊：《素问·五常政大论》说心之牲畜属归马，此处说羊，或许因为午羊与未马都在南方罢了。

【语译】于五味属苦，于五行类属火，于五畜归属羊。

【内经】其谷黍。

【知要】黍色赤，宜为心家之谷。《五常政大论》云其谷麦。二字相似，疑误也。

【注释】

其谷黍：《素问·五常政大论》说其谷麦。或许因黍、麦（麥）二字相似，疑为讹误。

【语译】于五谷属黍，因黍为赤色而为合宜心脏之谷类。

【内经】其应四时，上为荧惑星，是以知病之在脉也，其音徵，其数七。

【知要】地二生火，天七成之。

【注释】

徵（zhǐ）：五音之一。《礼记·月令》："孟夏之月……其音徵。"

【语译】于四时上应荧惑，荧惑星在夜空出现，则知夏季到来。心主脉而可知疾病应合在脉，于五音属徵，据河图地二生火而天七成之，其成数为七。

【内经】其臭焦。

【知要】焦为火气所化。

【语译】于五臭，气味属焦，因焦味是火气所化。

【内经】中央黄色，入通于脾，开窍于口，藏精于脾，故病在舌本。

【知要】脾之脉连舌本，散舌下。

【语译】中央黄色入通于脾气，开窍于口而藏精气于脾。脾之经脉连着舌根两旁而分散于舌下，故诊病当观察舌根之处。

【内经】其味甘，其类土，其畜牛。

【知要】牛属丑而色黄。《易》曰：坤为牛。

【注释】

其畜牛：牛属丑，而颜色黄。《易经》说：坤为牛。

【语译】于五味属甘，于五行类属土，《易经》说坤为牛，则于五畜属牛。

【内经】其谷稷。

【知要】稷，小米也，粳者为稷，糯者为黍，为五谷之长，色黄属土。

【注释】

稷：即小米、粳米，为五谷之长。《本草纲目·谷二·稷》曰："稷与黍，一类二种也。黏者为黍，不黏者为稷。"

【语译】于五谷属稷，为五谷之长，于五色属黄，属土之色。

【内经】其应四时，上为镇星，是以知病之在肉也。其音宫，其数五，其臭香。

【语译】于四时上应夜空出现镇星，脾主肉而可知脾之疾病出现在肉。于五音属宫，据河图其生数为五，于五臭，气味属香。

【内经】西方白色，入通于肺，开窍于鼻，藏精于肺，故病在背。

【知要】肺虽在胸中，实附于背也。

【语译】西方为秋季之白色而入通于肺气，开窍于鼻而藏精气于肺。肺在胸中而附着于背部，所以可知发病则在背部。

【内经】其味辛，其类金，其畜马。

【知要】肺为乾象。《易》曰乾为马。

【语译】于五味属辛，于五行类属金，于五畜属马。《易经》说乾为马，则肺为乾卦之象。

【内经】其谷稻。

【知要】稻色白，故属金。

【语译】于五谷属稻，因稻之色白而属金。

【内经】其应四时，上为太白星，是以知病之在皮毛也。其音商，其数九。

【知要】地四生金，天九成之。

【语译】于四时上应太白星，太白星在夜空出现，则知秋季到来。肺主皮毛而可知疾病出现在皮毛。于五音属商，据河图地四生金而天九成之，则其成数为九。

【内经】其臭腥。

【语译】于五臭，气味属腥。

【内经】北方黑色，入通于肾，开窍于二阴，藏精于肾，故病在溪。

【知要】《气穴论》云：肉之大会为谷，肉之小会为溪。溪者，水所流注也。

【注释】

溪：山间小河沟，此指连于筋骨间的肌肉小会处。《素问·气穴论》说：肉之大会为谷，肉之小会为溪。

【语译】北方为冬季之黑色而入通于肾气，肾开窍于二阴而藏精气于肾。肾属水而可知肾之疾病出现在连于筋骨间的肌肉小会处。

【内经】其味咸，其类水，其畜彘。

【知要】《易》曰，坎为水。

【语译】于五味属咸，于五行类属水，于五畜属猪。《易经》说坎为水。

【内经】其谷豆。

【知要】黑者属水。

【语译】于五谷属豆，因豆为黑色属水。

【内经】其应四时，上为辰星，是以知病之在骨也。其音羽，其数六。

【知要】天一生水，地六成之。

【语译】于四时上应辰星，辰星在夜空出现，则知冬季到来。肾主骨而可知疾病出现在骨。于五音属羽，据河图天一生水而地六成之，则其成数为六。

【内经】其臭腐。

【知要】腐为水气所化，《礼·月令》云，其臭朽。朽即腐也。

【语译】于五臭，气味属腐，因腐为水气所化。《礼记·月令》说其味为腐朽之味。

第五篇：五脏之首，肝主生气；生气通天，生神生智。五方生化，相因相制。

【内经】《阴阳应象大论》曰：东方生风，风生木，木生酸，酸生肝，肝生筋，筋生心。

【知要】木生火也。

【语译】《素问·阴阳应象大论》说：东方生风气，风气生木，木生酸味，酸味生肝，肝脏生筋。肝木生心火，则筋生心。

【内经】肝主目。其在天为玄。

【知要】玄者，天之本色，此总言五脏，不专指肝也。

【注释】

玄：是天之本色，高远幽冥杳暗。此处总言五脏，不是专指肝。

【语译】肝主目。肝等五脏在天为玄色，高远幽冥难测。

【内经】在人为道。

【知要】道者，生天生地生物者也。肝主生生之令，故比诸道。

【注释】

道：是生天、生地、生万物的自然界规律。

【语译】肝脏在人体现为道，肝主春季生生之时令，则仿佛顺应于天道。

【内经】在地为化，化生五味。

【知要】化，生化也。自无而有，自有而无，总名曰化。肝主春生，故言化耳。

【注释】

化：生化之义。从无到有，从有变无，总称为“化”。

【语译】肝脏在地体现为化生功能，化生五味以养形。肝主春生之气，象征生生不息，生化无穷无尽。

【内经】道生智。

【知要】生意不穷，智所由出。

【语译】人之道则化生智慧，因为生生之意无穷无尽，一切均由智慧而来。

【内经】玄生神。

【知要】玄冥之中，不存一物，不外一物，莫可名状，强名曰神。

【注释】

神：神妙，奇妙。因为在幽微深玄的冥空，不存一物，也不漏一物，无法形容其变化不测之状态，只可勉强称之为“神”。

【语译】玄色而幽远难测的冥空，则产生能变化不测之神奇。

【薛注】

按：在天为玄至此六句，以下四脏皆无，独此有之。以春贯四时，元统四德，盖兼五行六气而言，非独指东方也。观《天元纪大论》有此数语，亦总贯五行，义益明矣。

【语译】薛雪按：从“在天为玄”到“玄生神”这六句，以下论四脏都没有，只有肝脏有。因为春生之气贯穿四时，总统生、化、收、藏四德，因此兼言五行与六气，不只是仅指东方而言。查看《素问·天元纪大论》也有这几句，也是总贯五行，其意思就清楚了。

【内经】神在天为风。

【知要】飞扬散动，周流六虚，风之用也，六气之首也。

【语译】变化不测之神奇，在天形成风。因为风具有飞行飘扬而流散变动，循环周流于上下四方的性质，是六气之首。

【内经】在地为木，在体为筋，在脏为肝，在色为苍，在变动为握。

【知要】握者，筋之用也。

【注释】

变动：指病变发作。

握：痉挛。《类经》曰：“握同搐搦，筋之病也。”

【语译】风在地为木，在人体为筋，在五脏为肝，在颜色为苍，在病变为抽搐。

【内经】在窍为目，在味为酸，在志为怒。怒伤肝，悲胜怒；悲为肺志，金胜木也。风伤筋，燥胜风。

【知要】燥为肺气，金胜木也。

【语译】风在七窍为目，在五味为酸，在五志为怒。怒则伤肝，而悲胜怒；悲属肺志，则肺金能克木志。风邪伤筋，燥金之肺气能胜风邪。

【内经】酸伤筋，辛胜酸。

【知要】辛为肺味，金胜木也。

【语译】味过酸易伤筋，肺金之辛味能胜肝木之酸味。

【内经】南方生热，热生火，火生苦，苦生心，心生血，血生脾。

【知要】火生土也。

【语译】南方生热气，热气生火气，火气生苦味，苦味生心，心生血。心火生脾土，则血生脾。

【内经】心主舌。

【知要】舌为心之官也。

【语译】心主舌而为舌为心之苗窍。

【内经】其在天为热，在地为火，在体为脉，在脏为心，在色为赤，在音为徵，在声为笑，在变动为忧。

【知要】心有余则笑，不足则忧。

【注释】

变动为忧：心气有余则笑，心气不足则忧虑。

【语译】心在天为热，在地为火，在人体为脉，在五脏为心，在五色为赤，在五音为徵，在五声为笑。心气不足则忧，故在病变为忧虑。

【内经】在窍为舌，在味为苦，在志为喜。喜伤心，恐胜喜。

【知要】恐为肾志，水胜火也。

【语译】心在苗窍为舌，在五味为苦，在五志为喜。过喜伤心，则肾水之恐志能胜心火之过喜。

【内经】热伤气。

【知要】壮火食气。

【语译】热邪耗伤正气，因热邪为壮火而吞食消耗人体之气。

【内经】寒胜热。

【知要】水胜火也。

【语译】寒水能胜热火。

【内经】苦伤气。

【知要】苦为心味，气属金家，火克金也。苦为大寒，气为阳主，苦则气不和也。

【语译】味过苦易伤气，因心火之苦味克肺金之气；苦属大寒之性而气为阳之主，苦寒太重则阳气不升而导致气不和。

【内经】咸胜苦。

【知要】咸为肾味，水克火也。

【语译】肾水之咸味能胜心火之苦味。

【内经】中央生湿，湿生土，土生甘，甘生脾，脾生肉，肉生肺。

【知要】土生金也。

【语译】中央生湿，湿生土，土生甘味，甘味生脾，脾生肌肉。脾土能生肺金，则肌肉生肺。

【内经】脾主口，其在天为湿，在地为土，在体为肉，在脏为脾，在色为黄，在音为宫，在声为歌，在变动为哕，在窍为口，在味为甘，在志为思。思伤脾，怒胜思。

【知要】木胜土也。

【语译】脾主口，在天为湿，在地为土，在人体为肉，在五脏为脾，在五色为黄，在五音为宫，在五声为歌，在病变为哕，在七窍为口，在五味为甘，在五志为思。过思伤脾，则肝木之怒志能胜脾土之思志。

【内经】湿伤肉，风胜湿。

【知要】木胜土也。

【语译】湿伤肉，则风木能胜湿土。

【内经】甘伤肉，酸胜甘。

【知要】木味胜土。

【语译】味过甘则伤肉，则肝木之酸味能胜脾土之甘味。

【内经】西方生燥，燥生金，金生辛，辛生肺，肺生皮毛，皮毛生肾。

【知要】金生水也。

【语译】西方生燥气，燥气生金，金生辛味，辛味生肺，肺生皮毛。肺金生肾水，则皮毛生肾。

【内经】肺主鼻，其在天为燥，在地为金，在体为皮毛，在脏为肺，在色为白，在音为商，在声为哭。

【知要】悲哀则哭，肺之声也。

【语译】肺主鼻，在天为燥，在地为金，在人体为皮毛，在五脏为肺，在五色为白，在五音为商。悲哀则哭，故肺在五声为哭。

【内经】在变动为咳，在窍为鼻，在味为辛，在志为忧。

【知要】金气燥凄，故令人忧，忧甚则悲矣。

【语译】在病变动为咳，在七窍为鼻，在五味为辛。金气燥急凄凉而令人忧虑，则肺在五志为忧，忧虑得厉害则悲哀。

【内经】忧伤肺。

【知要】悲忧则气消。

【语译】悲忧则消耗肺气，则过度忧虑伤肺。

【内经】喜胜忧；热伤皮毛，寒胜热。

【知要】水制火也。

【语译】心火之喜志能胜肺金之悲忧。热气伤皮毛，寒水能制火热。

【内经】辛伤皮毛，苦胜辛。

【知要】火制金也。

【语译】辛味伤皮毛，心火之苦味能制肺金之辛味。

【内经】北方生寒，寒生水，水生咸，咸生肾，肾生骨髓，髓生肝。

【知要】水生木也。

【语译】北方生寒气，寒气生水，水生咸味，咸味生肾，肾生骨髓。肾水生肝木，则髓能生肝。

【内经】肾主耳，其在天为寒，在地为水，在体为骨，在脏为肾，在色为黑，在音为羽，在声为呻，在变动为栗。

【知要】寒则战栗，恐则战栗，肾水之象也。

【注释】

变动为栗：寒冷则战栗，惊恐亦战栗，都是肾水之象。

【语译】肾主耳，在天为寒，在地为水，在人体为骨，在五脏为肾，在五色为黑，在五音为羽，在五声为呻。肾水寒冷或惊恐则战栗，故在病变动为战栗。

【内经】在窍为耳，在味为咸，在志为恐。恐伤肾。

【知要】恐则足不能行，恐则遗尿，恐则阳痿，是其伤也。

【语译】肾在窍为耳，在味为咸，在志为恐。恐则伤肾，因为惊恐则腿不能行走，惊恐则导致遗尿，惊恐则产生阳痿，这些都是肾受伤害的症状。

【内经】思胜恐。

【知要】土制水也。

【语译】脾土之思志能胜肾水之恐志。

【内经】寒伤血。

【知要】《阴阳应象大论》云：寒伤形，血为有形，形即血也。

【语译】寒气会伤血。《素问·阴阳应象大论》说寒伤形，血为有形之物，形即血，故寒伤血。

【内经】燥胜寒。

【知要】燥则水涸，故胜寒。若五行之常，宜土湿胜水寒，然湿与寒同类，不能制也。

【语译】金燥能使寒水干涸，从而制胜寒气。按五行之常规，应该土湿胜水寒，然而湿与寒属同类，不能相互挟制。

【内经】咸伤血，甘胜咸。

【知要】土胜水也。《新校正》云：在东方曰风伤筋，酸伤筋；中央曰湿伤肉，甘伤肉，是自伤也。南方曰热伤气，苦伤气；北方曰寒伤血，咸伤血，是伤我所胜也。西方云热伤皮毛，是所不胜伤己也；辛伤皮毛，是自伤也。五方所伤，有此三例不同。

【注释】

伤我所胜：指伤害自己能制服者，即过克，乘凌。如火克金之伤，水克火之伤。

【语译】味过咸则伤血，脾土之甘味能胜肾水之咸味。

宋·林亿《新校正》说：于东方称风伤筋，酸伤筋；于中央称湿伤肉，甘伤肉，这是自伤。于南方称热伤气，苦伤气；于北方称寒伤血，咸伤血，这是本身太过而乘凌它脏之伤害。于西方称热伤皮毛，这是本身不及而被乘凌之伤害；辛伤皮毛，这是自伤。五方所伤，有自伤、被伤、伤它这三种不同的现象。

第六篇：五脏藏神，神伤形衰。

【内经】《灵枢·本神篇》曰：天之在我者德也，地之在我者气也，德流气薄而生者也。

【知要】理赋于天者德也，形成于地者气也，天地氤氲，德下流而气上薄，人乃生焉。

【注释】

德：道德，生性。

薄：通迫，逼近，迫促，切入。

理：即道，宋代理学家认为理是万物的本原。

氤氲：阴阳之气交合。

【语译】《灵枢·本神篇》说：天道具有生生之大德而赋予人以禀性，地气具有成形之功能而赋予人以形体，天之德下降而地之气上迫，则天地阴阳之气交合而人之生命就产生了。

【内经】故生之来谓之精。

【知要】来者，所从来也；生之来，即有生之初也。阴阳二气各有其精，精者即“天一生水，地六成之”，为五行之最初。故万物初生，其来皆水。《易》曰“男女媾精，万物化生”是也。

【注释】

生之来：指生命出现的最初形式。来，出处，来源。

媾（gòu）：男女交合，阴阳交合。

【语译】所以生命最初的物质，称作“精”。阴阳二气各有其精，精即河图体现的地六成之而由天一所生之水，是五行的源头。所以万物初生，其源头都出自水。《易经》所说“阴阳之精交合，万物从而化生”就是这意思。

【内经】两精相搏谓之神。

【知要】两精者，阴阳也。相搏者，交媾也。《易》曰：天数五，地数五，五位相得而各有合。周子曰：二五之精，妙合而凝，即两精相搏也。神者，至灵至变，无形无象，奈何得之精搏之后乎？《天元纪大论》曰：阴阳不测之谓神。《易》曰，知变化之道者，其知神之所为乎？神者，即虚极之本，生天生地者也，弥满乾坤，无之非是。故《易》曰神无方，即天之所以为天，地之所以为地者。二五妙合之后，宛然小天地矣，故云。

【注释】

两精：指阴阳两精。

二五：指阴阳二气与五行。

【校释】

相搏：当作“相抟”，即男女之精相交合。清代黄元御《灵枢悬解·本神》曰：“两精相抟，凝此一段祖气，清虚灵妙，是谓之神。”

【语译】阴阳两精相交合的产物，称作为“神”。《易经》说：天数五，地数五，五位相得而各有所合。北宋理学家周敦颐说：阴阳与五行之精，妙合而凝聚，就是“两精相抟”之意。“神”是极其神灵，变化无常，无形无象的东西，怎么能在“两精相抟”之后出现呢？《素问·天元纪大论》说，阴阳不测称之为“神”。《易经》说，掌握变化规律者，大概能知道“神”之所行所为？“神”就是道家的“虚无静极之根本”，能生天生地之道，它弥满宇宙，无处不有。所以《易经》说“神无方”，就是天之所以能成为天，地之所以能成为地的源头。阴阳与五行之精妙合凝聚之后，所成之生命则宛然如一小天地，故如此而说。

【内经】随神往来者谓之魂，并精而出入者谓之魄。

【知要】阳神曰魂，阴神曰魄。人之生也，以气养形，以形摄气。气之神曰魂，形之灵曰魄。生则魂载于魄，魄检其魂；死则魂归于天，魄归于地。魂喻诸火，魄喻诸镜。火有光焰，物来便烧；镜虽照见，不能烧物。夫人梦有动作，身常静定，动者魂之用，静者魄之体也。夫精为阴，神为阳，魂为阳，魄为阴，故随神往来、并精出入，各从其类也。

【注释】

喻：喻见，显现。

魂：阳神称“魂”。

魄：阴神称“魄”。

【语译】随“神”往来者称作“魂”，与“精”同出入者称作“魄”。人初生之时以精气滋养形体，以形体摄取精气。气之神称作“魂”而形之灵称作“魄”，人生则魂受载于魄而魄摄取其魂，人死则魂归于天而魄归于地。魂可显现于火而魄则照见于镜，火有光焰而物来便烧，镜虽照见而不能烧物。则人梦中有动作而身体常是静定的，动是魂的功用而静是魄之本体。精为阴而神为阳，魂为阳而魄为阴，所以随神而往来、与精同出入，各自按照其本类的阴阳属性而出入往来。

【内经】所以任物者谓之心。

【知要】神虽藏于心，神无形而体虚，心有形而任物。君主之官，万物皆任也。

【语译】能用以承载记识万物的，称之为“心”。神虽藏于心，神却无形无状而其体虚空；心为君主之官，则有形有体而能承受万物。

【内经】心有所忆谓之意。

【知要】心已起而未有定属者，意也。

【语译】心有所思忆，称作“意”。“意”即意向，指心已动念而尚未确定。

【内经】意之所存谓之志。

【知要】意已决而确然不变者，志也。

【语译】心意有所存想的，称作“志”。“志”即志向，指意向已经决定而确实不变。

【内经】因志而存变谓之思。

【知要】志虽定而反复计度者，思也。

【注释】

存：思考。

【语译】根据志向对变化发展的思忖定度，称作“思”。“思”即思念，思考，指志向虽确定而反复忖度。

【内经】因思而远慕谓之虑。

【知要】思之不已，必远有所慕。忧疑辗转者，虑也。

【语译】根据思念而长久追求，称作“虑”。“虑”即深思远虑，亦不断思念而遥想追慕，并忧思疑虑而辗转反侧。

【内经】因虑而处物谓之智。

【知要】虑而后动，处事灵巧者，智也。五者各归所主之脏，而统于心，故诸脏为臣使，而心为君主。

【语译】根据思虑而处理事物，称作“智”。“智”即智慧，指思虑而后行动，处事能灵巧地变通。意、志、思、虑、智五种各归所主之脏，而统归于心脏，所以诸脏为臣使，而心为君主。

【内经】心怵惕思虑则伤神，神伤则恐惧自失，破䐃脱肉，毛悴色夭，死于冬。

【知要】神藏于心，心伤则神不安，失其主宰也。心者脾之母，心虚则脾亦薄，肉乃消瘦也。毛悴者，憔悴也。色夭者，心之色赤，赤欲如白裹朱，不欲如赭。火衰畏水，故死于冬。

【注释】

怵惕：惊惧不安。

䐃（jùn）：肌肉的突起部分。王冰注：“谓肘膝后肉如块者。”

夭（è）：通“垩”，白色泥土，亦白泥土之色。此指枯萎色。

赭（zhě）：赭土之色，赤褐色。

【语译】心君之主惊惧不安，忧思焦虑，则会伤“神”，“神”受伤则恐惧而不能自主。因为神藏于心，心受伤则神不安，失去其主宰的功能；而心是脾之母，心虚则脾亦受损，大块肌肉脱损，身体消瘦憔悴，从而毛发枯悴，面部颜色枯萎。心之本色为赤，但须其赤如白色裹朱色状，而不要如赭土色。心火衰而畏惧寒水，则将死于冬季。

【内经】脾愁忧而不解则伤意，意伤则悗乱，四肢不举，毛悴色夭，死于春。

【知要】忧本伤肺，今以属脾者，子母相通也。忧则气滞而不运，故悗闷也。四肢禀气于胃，而不得至经，必因于脾乃得禀也，故脾伤则四肢不举。脾之色黄，黄欲如罗裹雄黄，不欲如黄土。土衰畏木，故死于春。

【注释】

悗（mán）：烦闷。

【语译】脾脏忧思而不解，则会伤“意”，“意”受伤则气乱烦闷，而四肢无力活动，毛发憔悴，颜色枯萎。因为脾土与肺金母子相通，则忧愁既伤肺而又伤脾，忧愁则气滞而不能畅运而出现烦闷。四肢必定借助于脾脏功能才能禀受精气于胃，脾脏受伤则精气则不能直接行至于经脉而营养四肢等。脾之颜色为黄，黄则要色如白罗裹雄黄，而不是如黄土之色。脾土衰而畏惧春木，则将死于春季。

【内经】肝悲哀动中则伤魂，魂伤则狂忘不精，不精则不正，当人阴缩而挛筋，两胁骨不举，毛悴色夭，死于秋。

【知要】悲哀亦肺之志，而伤肝者，金伐木也。肝藏魂，魂伤则或为狂乱，或为健忘。不精者，失见精明之常，则邪妄而不正也。肝主筋，故阴缩挛急。两胁者肝之分，肝败则不举。肝色青，青欲如苍璧之泽，不欲如蓝。木衰畏金，故死于秋。

【注释】

不精：指眼睛失去明察的正常功能。

苍璧：碧玉。

【语译】肝脏悲哀而伤恸内心，则会伤“魂”，“魂”受伤则产生狂乱或健忘，眼睛失去明察的功能而出现胡思乱想。在身体上则出现阴茎挛缩，经脉拘急，两胁功能不正常的现象，毛发憔悴，颜色枯萎。因为金克木，则悲哀是肺之志，也可伤及肝脏；肝藏魂，“魂”受伤则狂乱或健忘；眼睛不能明察则思想乖谬而不合常理；肝主筋，则功能失常而阴茎挛缩，经脉拘急；两胁属肝之支脉，肝脏衰败则两胁功能不正常。肝脏色为青，但青则要色如碧玉之光泽，而不要如蓝草色。肝木衰而畏惧金秋，则将死于秋季。

【内经】肺喜乐无极则伤魄，魄伤则狂。狂者，意不存人。皮革焦，毛悴色夭，死于夏。

【知要】喜乐属心，而伤肺者，火乘金也。肺藏魄，魄伤则不能镇静而狂，意不存人者，旁若无人也，肺主皮，故皮革焦也，肺色白，白欲如鹅羽，不欲如盐。金衰畏火，故死于夏。

【注释】

狂：即意不存人，旁若无人，精神失常。

【语译】肺脏喜乐无极则会伤“魄”，“魄”受伤则会发狂，精神失常，毛发憔悴，颜色枯萎。因为心火乘肺金，则过喜伤心，亦伤肺；肺藏魄，魄受伤则不能镇静而发狂；肺主皮，肺受伤则不能营养毛发面容。肺脏色为白，正常肺色则要白如鹅毛，而不要如食盐之色。肺金衰而畏惧夏火，则将死于夏季。

【内经】肾盛怒而不止则伤志，志伤则喜忘其前言，腰脊不可以俯仰屈伸，毛悴色夭，死于季夏。

【知要】怒者肝志，而伤肾者，子母相通也。肾藏志，志伤则喜忘其前言。腰为肾之府，脊为肾之路，肾伤则不可俯仰屈伸。肾色黑，黑欲如重漆色，不欲如地苍。水畏土，故死于季夏。

【语译】肾脏盛怒而不止就会伤“志”，“志”受伤则善忘其前言，腰脊不能俯仰屈伸，毛发憔悴，颜色枯萎。因为肝肾子母相通，怒既伤肝志，而又伤肾；肾藏志，肾志受伤则善忘；腰为肾之外府而脊为肾之通路，肾受伤则腰脊不可俯仰屈伸。肾之色为黑，肾色则要黑如重漆色，不要如地色苍黑而枯暗如尘。肾水衰而畏惧长夏之土，则将死于夏末时期。

【内经】恐惧而不解则伤精，精伤则骨痠痿厥，精时自下。

【知要】此亦肾伤也，特伤于本脏之志，为异于前耳。恐则气下，故精伤。肾主骨，精伤则骨痠。痿者，阳之痿；厥者，阳之衰。闭藏失职，则不因交感，精自下矣。

【注释】

痿：指阳痿。

厥：指阳衰。

【语译】恐惧不能消除则气下，而会损伤肾精；肾主骨，肾精损伤则骨头酸痛；阳气衰则手足逆冷；肾之闭藏功能失职，则房事未行而精液自下。此处所论肾脏受伤，只是伤于本脏之志，不同于前面所说。

第七篇：五脏六腑，心肺为要；心主血脉，肺主气化。

【内经】《经脉别论》曰：食气入胃，散精于肝，淫气于筋。

【知要】精者，食之轻清者也。肝主筋，故胃家散布于肝，则浸淫滋养于筋也。

【注释】

精：指水谷所化生的轻清之气。

淫：浸淫，浸渍。

浸（jìn）淫：浸润，濡湿。

【语译】《素问·经脉别论》说：水谷入于胃中，所化生的轻清之精气散布于肝脏，因肝主筋，则滋润濡养肝筋。

【内经】食气入胃，浊气归心，淫精于脉。

【知要】浊者，食之浓浊者也。心主血脉，故食气归心，则精气浸淫于脉也。

【注释】

浊：指水谷所化生营养的浓稠部分。

【语译】水谷入于胃中，所化生营养的浓稠部分归于心脏，因心主血脉，则其精气滋润而濡养血脉。

【内经】脉气流经，经气归于肺。肺朝百脉，输精于皮毛。

【知要】淫于脉者，必流于经；经脉流通，必由于气。气主于肺，而为五脏之华盖，故为百脉之朝会。皮毛者，肺之合也，是以输精。

【注释】

朝：朝拜，朝会。

华盖：帝王或贵官车上的华丽伞盖。因肺朝百脉而为五脏之长，又覆盖于心上，故称华盖。

【语译】脉气流通而血脉畅行，血气流行于经脉则必赖肺主气之功能。肺为五脏之华盖而朝会诸经百脉，因皮毛为肺之外合，则将精气输送于皮毛。

【内经】毛脉合精，行气于府。

【知要】肺主毛，心主脉；肺藏气，心生血。一气一血，奉以生身；一君一相，皆处其上，而行气于气府，即膻中也。

【注释】

毛脉合精，行气于府：《类经》曰："肺主毛，心主脉；肺藏气，心生血。一气一血，称为父母，二脏独居胸中，故曰毛脉合精，行气于府。府者，气聚之府也，是谓气海，亦曰膻中。"

此处指出肺与心对血液循环的作用。

【语译】肺主皮毛而心主血脉，则皮毛与百脉皆禀受肺之精；肺藏气而心生血液，则肺气与心血供奉营养于周身；此一君主一相傅均处上焦，共同行气血于膻中。

【内经】府精神明，留于四脏，气归于权衡。

【知要】膻中即心胞络，为心之府，权所受之精，还禀命于神明。神明属心，五脏之君主。留当作流，流其精于四脏。则四脏之气咸得其平，而归于权衡矣。权衡者，平也，故曰主明则下安，主不明则十二官危。

【注释】

府：为心之府，即膻中，心包络。

留：当作“流”，义为流注其精气于肺肝脾肾四脏。

权衡：即平衡之意。

【语译】膻中禀精而心君神明，衡量所受之精而流注其精气于肺肝脾肾四脏。因为神明属于心而为五脏之君主，使肺肝脾肾四脏受精气贯注都能无过之无不及，而终归于平衡。所以说“主明则下安，主不明则十二官危”。

【内经】权衡以平，气口成寸，以决死生。

【知要】脏腑既平，必朝宗于气口，成一寸之脉，以决死生也。

【语译】五脏六腑平衡，则百脉朝会于气口而形成寸口之脉，从而判定疾病可治与否。

【内经】饮入于胃，游溢精气，上输于脾，脾气散精，上归于肺。

【知要】水饮入胃，先输于脾，是以中焦如沤也。脾气散精，朝于肺部，象地气上升而蒸为云雾，是以上焦如雾也。

【注释】

游溢：充满而布散，升浮而洋溢。

【语译】水饮进入胃中，充溢精气而上输入脾，则中焦行使沤腐功能；脾脏上输精气，会聚于肺部，正如地气上升而蒸腾为云雾，则上焦行使雾化功能。

【内经】通调水道，下输膀胱。

【知要】肺气营运，水随而注，故通调水道，下输膀胱，是以下焦如渎也。若气不能下化，则小便不通，故曰膀胱者，州都之官，津液藏焉，气化则能出矣。

【语译】肺气推动运行而水道通调，水液下注而输入膀胱，则下焦行使排泄之功能。若肺气不能推动运行，则水液不化而小便不通。所以说膀胱如“州都之官”，津液藏于内，经过气化而成尿液排出。

【内经】水精四布，五经并行，合于四时五脏阴阳，揆度以为常也。

【知要】脉化气以行水，分布于四脏，则五脏并行矣。合于四时者，上输象春夏之升，下输象秋冬之降也。五脏阴阳者，即散精、淫精、输精是也。如是则不愆于道揆法度矣，故以为常也。

【注释】

揆度：揣度，估量。

愆（qiān）：过失。

【语译】血脉运化而产生精气，水液精气分布周身，则五脏经脉一并运行，而可应合于四时五脏阴阳。根据这些法度加以权衡，用来作为常规。所谓应合于四时，指上行输布水精如春夏之气上升，下行输通水液如秋冬之气下降；而应合于五脏阴阳，即布散精气、渗入精液、输送营养，以察五脏阴阳变化。如此则不会有违常规而产生过失。

第八篇：五行胜复，自然规律；有胜必复，复必受邪。

【内经】《五运行大论》：帝曰：病之生变何如？岐伯曰：气相得则微，不相得则甚。

【知要】相得者，彼此相生，则气和而病微。不相得者，彼此相克，则气乘而病甚。

【注释】

相得：指彼此相生，相生则气和而病轻。

不相得：指彼此相克，相克则邪气过甚而病重。

【语译】《素问·五运行大论》：黄帝问：病变情况如何分析？岐伯回答：气为相生，则气和而疾病减轻；气为相克，则邪气过甚而疾病加重。

【内经】帝曰：主岁何如？岐伯曰：气有余，则制己所胜而侮所不胜；其不及，则己所不胜侮而乘之，己所胜轻而侮之。

【知要】主岁，谓五运六气各有所主之岁也。己所胜，我胜彼也。所不胜，彼胜我也。假令木气有余，则制己所胜，而土受其克，湿化乃衰。侮所不胜，则反受木之侮也。木气不足，则己所不胜者，金来侮之。己所胜者，土亦侮之。

【注释】

主岁：指五运六气各有所主的年份，根据纪年干支，有相应的岁运岁气中主司政令。

制：制裁下面，即上凌下。

己所胜：我能克之或胜之者。

侮：污辱，侵辱，指下凌上。

所不胜：我不能克之或胜之者。

乘：与制同义，凌驾，乘虚而入。

【语译】黄帝问：五运六气各自主司其年份政令的情况何如？岐伯回答：岁气太过，则过克本应受克者，而反侮本应克我者。比如风木当令而岁气太过，则过克湿土之气而致土之湿化功能衰弱，燥金则受风木反侮。岁气不足，则受本应克我者过克，受我应克之者反侮。比如风木当令而岁气不足，则受燥金之气过克，而受湿土之反侮。

【内经】侮反受邪，侮而受邪，寡于畏也。

【知要】恃我能胜，侮之太甚，则有胜必复，反受其邪。如木来克土，侮之太甚，则脾土之子，实肺金也，乘木之虚，来复母仇。如吴王起倾国之兵，与中国争，越乘其虚，遂入而灭吴矣。此因侮受其邪，五行胜复之自然者也。

【语译】欺侮他脏反会遭受其子报复之邪，这是因为缺少畏惧的缘故。如果倚仗我能制胜而欺凌太过，则必有报复而反受其邪。比如肝木克脾土而克之太过，则脾土之子肺金，就会乘肝木之虚而为脾母报仇。就如吴王动用全国兵力与中原之国争霸，越国则乘其虚而入侵，从而灭掉吴国。这就是因为欺侮他脏而反受其邪的结果，五行胜复的自然关系即如此。

第九篇：气血津液，人体精微；脉可为据，五脏洞察。

【内经】《灵枢·决气篇》曰：两神相搏，合而成形，常先身生，是谓精。

【知要】两神相搏，即阴阳交媾，精互而成形，精为形先也。《本神篇》曰两精相搏谓之神，此又曰两神云云者，盖神为精宰，精为神用，神中有精，精中亦有神也。盖以见神之虚灵，无在不有，精且先身而生，神复先精而立，前乎无始，后乎无终。知此者可与言神矣。

【校释】

相搏：当作“相抟”，即男女之精相交合。黄元御《灵枢悬解·本神》曰：“两精相抟，凝此一段祖气，清虚灵妙，是谓之神。”又《素问微蕴·卷一》曰：“两精相抟，合而成形。”

【语译】《灵枢·决气篇》说：两神相互交媾，阴阳合而成形，常常先于身体而出现的精微物质，称为“精”。因为精出现在形之先。《灵枢·本神篇》说“两精相抟谓之神”，此处又说“两神”等等，因为“神”是“精”的主宰，“精”为“神”之功用，“神”中有“精”，“精”中也有“神”。由此可见，“神”为虚灵之物而又无所不在，“精”则先于身而出现，“神”实先于“精”而存在，前者无始，后者无终。知道这个原理才可以与之谈论“神”。

【内经】上焦开发，宣五谷味，熏肤充身泽毛，若雾露之溉，是谓气。

【知要】气属阳，本乎天者亲上，故在上焦开发宣布，上焦如雾者是也。《邪客篇》云：宗气积于胸中，出于喉咙，以贯心肺而行呼吸焉。《刺节真邪论》曰：真气者，所受于天，与谷气并而充身也。《营卫生会篇》曰：人受气于谷，谷入于胃，以传于肺，五脏六腑皆以受气。故能熏肤、充身、泽毛。

【语译】上焦宣发，传布五谷之味，以营养皮肤、充养身体、润泽毛发，如同喷雾洒露般地灌溉，这种气化功用的精微就是“气”。因为气属阳，来源于天而亲近于上，所以在上焦宣发布散，“上焦如雾”之说就是此意。《灵枢·邪客篇》说：宗气积于胸中，出于喉咙，而贯穿于心肺并通行呼吸。《灵枢·刺节真邪论》说：真气就是禀受于先天，与水谷之气合并而充养全身的元气。《灵枢·营卫生会篇》说：人禀受元气于水谷，水谷进入胃中而化生精气传于肺脏，五脏六腑都可以禀受其气。所以能营养身体各部分。

【内经】腠理发泄，汗出溱溱，是谓津。

【知要】津者，阳之液。汗者，津之发也。

【注释】

溱溱（zhēn）：汗出貌。

津：指轻清稀薄之水液。汗液就是“津”所发散于皮肤的水液。

【语译】腠理发散出的水液，即从皮肤渗出的汗水，这种轻清稀薄水液就是“津”。

【内经】谷入气满，淖泽注于骨，骨属屈伸；泄泽，补益脑髓，皮肤润泽，是谓液。

【知要】液者，阴之精。谷入于胃，气满而化液，故能润骨。骨受润，故能屈伸。经脉流，故能泄泽。内而补脑髓，外而润皮肤，皆液也。

【注释】

淖（nào）泽：滋润，湿润。

液：即较为浓稠厚重的精液。

【语译】水谷进入胃中而谷气盛满，化为津液注入骨中而滋养骨节，骨节受润养则能屈伸；经脉流通则疏泄养分，对内可补养充益脑髓，对外可润泽皮肤，这些浓稠的精液就称作“液”。

【内经】中焦受气取汁，变化而赤，是谓血。

【知要】水谷必入于胃，故中焦受谷，运化精微，变而为汁，又变而赤，以奉生身，是名为血。

【语译】水谷入胃而中焦受纳水谷之气，运化精微而化生液体，变化成赤色物质，从而奉养生命之躯，这种营养物质就称作“血”。

【内经】壅遏营气，令无所避，是谓脉。

【知要】壅遏者，堤防也。犹道路之界，江河之岸也，俾营气无所避而必行其中者，谓之脉。脉者，非气非血，所以行气行血者也。

【注释】

壅遏：阻拦，堤坝之意。犹如道路之边界，江河之堤岸。

脉：非气非血，指用以行气行血的经脉。

【语译】防止营血与血气外溢，使之必须运行在其中的外围组织，称之为“脉”。则脉不是气，也不是血，而是用以运行气与血的载体。

【内经】精脱者，耳聋。

【知要】耳为肾窍，精脱则耳失其用矣。

【语译】肾精虚脱则导致耳朵失聪。因为耳为肾之窍，肾精虚脱则耳朵失去其功用。

【内经】气脱者，目不明。

【知要】脏腑之阳气皆上注于目，气脱则目失其用矣。

【语译】精气虚脱则导致眼睛失明。因为脏腑之阳气都上注于目，精气虚脱则眼睛失去其功用。

【内经】津脱者，腠理开，汗大泄。

【知要】汗，阳津也。汗过多则津必脱，故曰汗多亡阳。

【语译】轻清之津液脱失，则见腠理大开，汗液大泄。因为汗是阳津所形成，出汗过多则津气必定虚脱，所以说大汗亡阳。

【内经】液脱者，骨属屈伸不利，色夭，脑髓消，胫痠，耳数鸣。

【知要】液脱则骨髓枯，故屈伸不利；脑消胫痠，色亦枯夭也。耳鸣者，液脱则肾虚也。

【语译】浓稠之精液脱失，则出现骨节屈伸不利，面色枯败无华，脑枯髓消，腿脚酸痛，时时耳鸣等症状。因为阴液脱失则会骨消髓枯而屈伸不利，同时出现脑髓枯消，胫骨酸痛，面枯无华之症状。耳鸣正是因津液脱失而肾虚的缘故。

【内经】血脱者，色白，夭然不泽。

【知要】色之荣者，血也。血脱者，色必枯白也。

【语译】血液脱失，则面色无华而枯痿无光泽。因为面部滋润之荣色，是血气充盈的表现；血液脱失，则面色必定枯痿无华。

【薛注】

愚按：脏腑攸分，固微渺也，指而列之，则有象可按矣。古之至神者，若见垣，若内照，咸用此耳。然变变化化有不可以常法律者，则象也而神矣。故曰废象者暗行，胶象者待兔。

【注释】

微渺：精微细致而幽微难明。

内照：光照室内，光照内部。

胶：拘泥，固执。

【语译】薛雪总结《藏象》篇：五脏六腑的分析，实在是太深奥了，然用手指诊脉而逐一列出，则有脉象可作根据。古代的神医，如隔墙见人，如洞察五脏，都是用的这脉法。然而变化无穷，又有不可以用常法来判断的情况，那么则脉象也是神奇的。所以说，废除脉象者就如黑暗中行走，拘泥于脉象者就如守株待兔。

卷下

一、经　络

《经络》：本章叙述了人体经络线路，及其与内脏的对应关系，以及功能原理，对疾病诊治具有极为重要的意义。

第一篇：营行脉中，周流不息；终于肝经，又始肺经。

【内经】《灵枢·经脉篇》曰：肺手太阴之脉，起于中焦。

【知要】手之三阴，从脏走手，故手太阴肺脉起于中焦，当胃之中脘也。十二经者，营也，故曰营行脉中。首言肺者，肺朝百脉也，循序相传，尽于肝经，终而复始，又传于肺，是为一周。

【注释】

营：营垒，营运，营血。

营行脉中：人体十二经的脉管壁道中所存的是营血，营运不息，故称营行脉中。

【语译】《灵枢·经脉篇》说：手太阴肺经之脉，起自中焦（1）。因为手之三阴经的走向，是从脏到手，所以手太阴肺经起自中焦，正当胃的中脘之处。首先提及肺经，因为“肺朝百脉”，循序相传，最终行于肝经，然后终而复始，又传于肺经，于是循环一周。正是营行脉中，周流不息。

【内经】下络大肠。

【知要】肺与大肠为表里，故络大肠。凡十二经相通，各有表里，在本经者曰属，他经者曰络。

【注释】

络：与其他经的络属称作“络”。

属（zhǔ）：络属，连接。在本经的络属称作“属”。

【语译】脏腑共十二经相互贯通，脏腑对应而各有表里。肺与大肠互为表里，肺经下接大肠经。

【内经】还循胃口。

【知要】还，复也。循，绕也。下络大肠，还上循胃口。

【注释】

还：返回。

循：环绕。

【语译】而后返回往上则环绕胃口（2）。

【内经】上膈，属肺。

【知要】身中膈膜，居心肺之下，前齐鸠尾，后齐十一椎，周围相著以隔浊气，不使熏于肺也。

【注释】

著：依附，附着。

【语译】再上行至膈膜（3），连接于肺（4）。体内膈膜的位置，居于心肺之下，前与鸠尾穴平齐，后与第十一胸椎平齐，周围附着相连而隔阻浊气，不使肺受熏染。

【内经】从肺系横出腋下。

【知要】肺系，喉咙也。腋下者，膊下胁上也。

【注释】

肺系：指喉咙。

腋下：指胳膊之下胁之上。

【语译】肺经连接肺后，从喉部横出而至于腋下（5）。

【内经】下循臑内。

【知要】臑者，膊之内侧，上至腋，下至肘也。

【注释】

臑（nào）：人的上肢，也指臂之羊矢穴。《医宗金鉴·刺灸心法要诀·周身名位骨度》“臑”注：“臑者，肩膊下内侧对腋处，高起软白肉也。”此处臑指胳膊的内侧，即从腋窝下至肘部。

【语译】往下循行于胳膊的内侧（6）。

【内经】行少阴心主之前。

【知要】少阴者，心也。心主者，胞络也。手之三阴，太阴在前，厥阴在中，少阴在后。

【注释】

少阴：指心经。

心主：指心包络。

【语译】行循于手少阴心经与手厥阴心包经之前。因为手三阴经中，太阴肺经在前，厥阴心包经在中而少阴心经在后，故行循于少阴与心包经之前。

【内经】下肘中，循臂内。

【知要】膊与臂之交曰肘。内者，内侧也。

【注释】

肘：胳膊与前臂交汇处。

内：即内侧。

【语译】再下行于肘部（7），循行于前臂内侧（8）。

【内经】上骨下廉，入寸口。

【知要】骨，掌后高骨也。下廉，骨下侧也。寸口，即动脉也。

【注释】

骨：指掌后的高骨。

下廉：即高骨的下侧。

寸口：即所诊之动脉。

【语译】行至掌后高骨而至高骨的下侧，进入寸口动脉处（9）。

【内经】上鱼，循鱼际。

【知要】手腕之上，大指之下，肉隆如鱼，故曰鱼。寸口之上，鱼之下曰鱼际穴。

【注释】

鱼际：手腕之上，大拇指之下，肌肉隆起如鱼腹状，称作

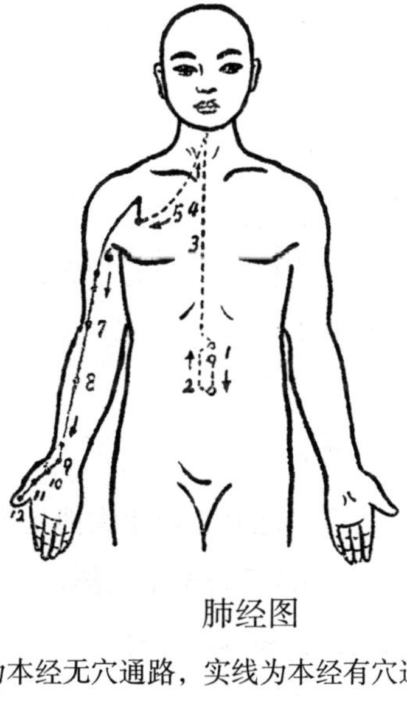

肺经图

说明：虚线为本经无穴通路，实线为本经有穴通路（下同）。

“鱼”；“鱼”上赤白肉际，称作鱼际。

【语译】继而进入大拇指隆起的肌肉处（10），循行至鱼际穴（11）。

【内经】出大指之端。

【知要】端，指尖也，手太阴肺经止于此。

【注释】

端：即指尖。

【语译】再行往大拇指的指端（12），手太阴肺经即止于此处。

【内经】其支者，从腕后直出次指内廉，出其端。

【知要】支者，如木之枝也。正经之外，复有旁分之络。此本经别络，从腕后直出次指之端，交商阳穴，而接手阳明经也。

【注释】

支：指如树枝之分支。《灵枢·脉度》曰：“支而横者为络。”因为正经之外，又有旁支之络。此处支脉指手太阴肺经的别络。

【语译】手太阴肺经的别络，从腕后直出而达于次指内侧的指端，交接于商阳穴，从而连接手阳明大肠经。

【内经】大肠手阳明之脉，起于大指次指之端。

【知要】次指，食指也。手之三阳，从手至头。

【注释】

次指：指食指。

【语译】手阳明大肠经之脉，起于大拇指旁的食指之端的商阳穴（1）。手三阳经，均从手行至于头部。

【内经】循指上廉，出合谷两骨之间。

【知要】上廉，上侧也。凡诸经脉，阳行于外，阴行于内，后诸经皆同。合谷，穴名。两骨，即大指次指后岐骨也，俗名虎口。

【注释】

上廉：指手指端的上侧。

合谷：为穴名。位于两骨间，即大拇指与食指间的分叉骨之间，俗称虎口。

【语译】大肠经从商阳穴循行于食指上侧，达于合谷间（2）。大凡各经之脉，阳经行于外，阴经行于内，以下诸经皆是如此。

【内经】上入两筋之中。

【知要】腕中上侧两筋陷中，阳溪穴也。

【注释】

两筋之中：指手腕上侧两筋凹陷处，是阳溪穴。

【语译】大肠经从虎口再进入手腕上侧两筋凹陷处，即阳溪穴。

【内经】循臂上廉，入肘外廉，上臑外前廉，上肩，出髃骨之前廉。

【知要】肩端骨罅为髃骨。

【注释】

髃（yú）骨：指肩前骨缝隙处。

骨罅（xià）：骨间缝隙。

【语译】顺着手臂的上廉穴（3），入于肘外侧（4），上行于胳膊外侧再至前侧（5），进入肩部（6），行至肩前骨缝处（7）。

【内经】上出于柱骨之会上。

【知要】背之上颈之根，为天柱骨。六阳皆会于督脉之大椎，是为会上。

【注释】

柱骨：即天柱骨，指后背上颈部之根处。

会上：六阳经皆交会于督脉上的大椎穴，此上称之“会上”。

【语译】然后上行往后达于天柱骨（8），此处为六阳经交会处，即督脉大椎穴之上。

【内经】下入缺盆络肺，下膈属大肠。

【知要】自大椎而前，入缺盆络肺，复下膈，当脐旁，属于大肠。

【语译】再从大椎穴往前（9），下入缺盆（10）而络属肺（11），继而下行经横膈（12），接近肚脐之旁，连接于大肠（13）。

【内经】其支者，从缺盆上颈贯颊，入下齿中。

【知要】耳下曲处为颊。

【注释】

颊：指耳下脸部的侧面。

【语译】大肠经之别络，从缺盆上行至颈部（14），贯穿脸颊（15），下入下齿中（16）。

【内经】还出挟口，交人中，左之右，右之左，上挟鼻孔。

【知要】人中，即督脉之水沟穴。由人中而左右互交，上挟鼻孔，手阳明经止于此，自山根交承泣而接足阳明经也。

【注释】

人中：即督脉的水沟穴。

左右互交：左脉往右，右脉往左，再从两边上夹于鼻孔。

山根：近于眉心处的鼻梁。

【语译】回转环绕口边，从人中左右互交，上夹于鼻孔（17），手阳明大肠经止于此处。此后从山根再交承泣穴，从而连接足阳明胃经。

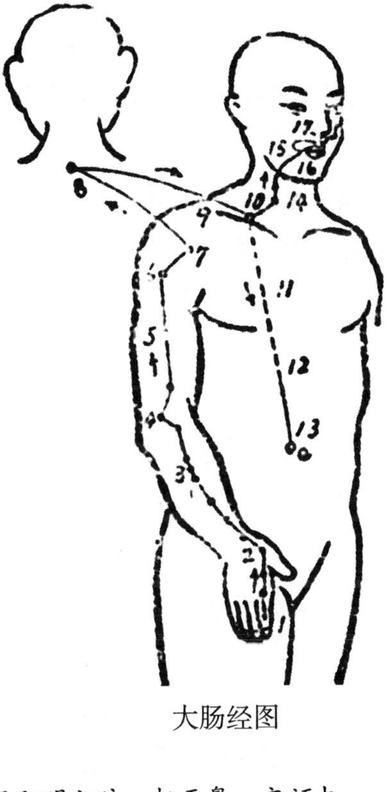

大肠经图

【内经】胃足阳明之脉，起于鼻，交頞中。

【知要】頞，鼻茎也，又名山根。足之三阳，从头走足。

【注释】

頞（è）：指鼻梁，又称山根。

【语译】足阳明胃经之脉，起于鼻，交于鼻梁中（1）。足之三阳经的走向，均从头行至足部。

【内经】旁纳太阳之脉。

【知要】纳，入也。足太阳起于目内眦，与颏交通。

【注释】

纳：入之义。

【语译】胃经旁络足太阳膀胱经之脉。因足太阳膀胱经起于目内眦（2），与鼻梁交接连通，故足阳明胃经亦旁入足太阳膀胱经。

【内经】下循鼻外，入上齿中，还出挟口环唇，下交承浆。

【知要】环，绕也。承浆，任脉穴。

【注释】

环：环绕。

承浆：任脉上的穴位。

【语译】然后下循鼻外侧（3），进入上齿中（4），回转而环绕嘴唇（5），下交于承浆穴（6）。

【内经】却循颐后下廉，出大迎。

【知要】腮下为颔，颔下为颐。

【注释】

颐：颔之下称为颐，即下巴。

颔：面腮之下称为颔，即下嘴唇部。

【语译】往回循环于下巴的后下侧，达于大迎穴（7）。

【内经】循颊车，上耳前，过客主人，循发际，至额颅。

【知要】颊车在耳下，本经穴也。客主人在耳前，足少阳经穴也。发之前际为额颅。

【注释】

颊车：在耳下，是本经足阳明胃经之穴。

客主人：即客主人穴，在耳前，是足少阳胆经之穴。

额颅：即额头。头发的前际称额颅。

【语译】再循行颊车穴，上至耳前（8），经过足少阳胆经的客主人穴（9），顺着发际（10），到达额头（11）。

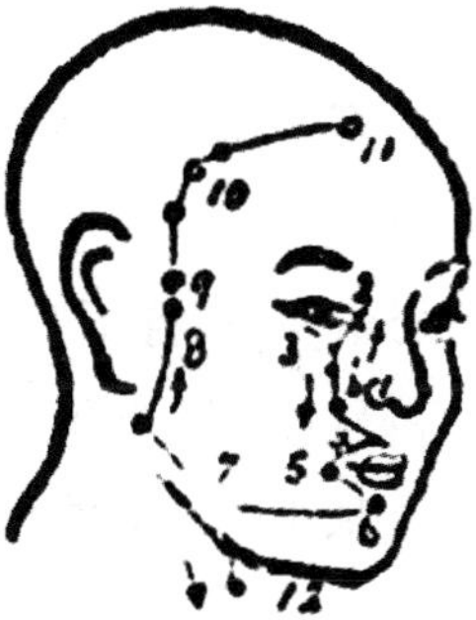

胃经图一

【内经】其支者，从大迎前下人迎，循喉咙，入缺盆，下膈属胃络脾。

【知要】络脾者，胃与脾为表里也。

【语译】胃经支脉，从大迎穴前下至人迎穴，顺着喉咙（12），进入缺盆（13），下至横膈（25），络属胃与脾（26）。因胃与脾互为表里。

【内经】其直者，从缺盆下乳内廉，下挟脐，入气街中。

【知要】气街，即气冲也，在毛际两旁鼠鼷上一寸。

【注释】

气街：即气冲穴，在阴毛处两旁的鼠鼷之上一寸。

毛际：小腹下生毛之处。

鼠鼷（xī）：本义小鼠，此指位于腹股沟处人体部位。

【语译】胃经直行脉，从缺盆下行于乳内侧（14），下夹脐，进入气街穴中（15）。

【内经】其支者，起于胃口，下循腹里，下至气街中而合。

【知要】胃口者，胃之下口，即幽门也。支者与直者，会合于气街。

【注释】

胃口：指胃之下口，即幽门。起于幽门的分支与直行之脉，会合于气街穴。

【语译】胃经支脉，再从胃下口幽门，往下顺着腹部（27），下至气街穴中，与直行脉会合。

【内经】以下髀关，抵伏兔，下膝髌中，下循胫外廉，下足跗，入中指内间。

【知要】抵，至也。髀关、伏兔，皆膝上穴也。膝盖曰髌，骨曰胫，足面曰跗。由跗而入足之中指内间，足阳明经止于此。

【注释】

抵：即至之义。

膝膑：膝盖称作髌。

胫：指小腿骨。

跗：足面。

膝上穴：膝盖以上的穴位有髀关、伏兔、梁丘等。

【语译】然后下行于髀关穴（16），抵达伏兔穴（17），经过梁丘穴（18）下入膝盖中（19），顺着小腿外侧（20），下至足背面，进入脚中趾内（21），则足阳明胃经止于此处。

【内经】其支者，下廉三寸而别，下入中指外间；其支者，别跗上，入大指间，出其端。

【知要】阳明别络，入中指外间。又其支者，别行入大指间，斜出足厥阴行间之次；循大指出其端，而接足太阴经也。

【语译】胃经别络，于膝盖三寸之下而顺着小腿外侧（23），别行而下入脚中趾外侧端（24）。又一别络，另行于脚背面上，进入脚大趾中，斜出者达于足厥阴肝经的行间穴之位；其正出者顺着脚大趾达到大趾端（22），连接足太阴脾经。

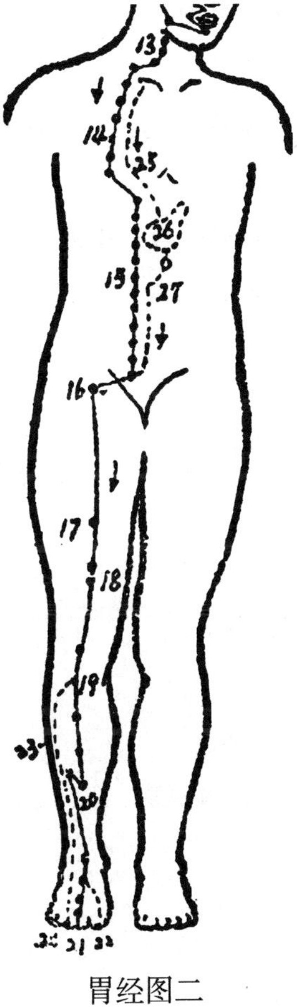

胃经图二

【内经】脾足太阴之脉，起于大指之端。

【知要】足之三阴，从足走腹，故足太阴脉发于此。

【语译】足太阴脾经之脉，起于足大趾端（1）。足之三阴经，从足走腹，所以足太阴脾经起于足大趾端。

【内经】循指内侧白肉际，过核骨后，上内踝前廉。

【知要】核骨，在足大指本节后圆骨也，滑氏误作孤拐骨。

【注释】

核骨：即足大趾本节后的圆骨。李中梓指出，元代医家滑寿误作孤拐骨。

【语译】顺脚趾内侧白肉间，经过核骨之后（2），上行于内踝前侧（3）。

【内经】上踹内，循胫骨后，交出厥阴之前。

【知要】踹音传。足肚曰踹。交出厥阴之前，即地机、阴陵泉也。

【注释】

踹（chuǎn）：同“腨（shuàn）”，小腿肚。《太素》《脉经》《甲乙经》等诸本作“腨”。

【语译】继而上行于小腿肚内侧（4），顺着小腿胫骨之后（5），交于厥阴肝经而循行其前，即膝盖之下的地机穴、阴陵泉的位置段（6）。

【内经】上膝股内前廉。

【知要】股，大腿也。前廉者，上侧也，当血海、箕门之次。

【注释】

股：大腿。

前廉：指上侧。

【语译】然后上行于膝盖与大腿内侧之前（7），即血海穴、箕门穴的位置段。

【内经】入腹属脾络胃。

【知要】脾胃为表里，故属脾络胃。

【语译】进入腹部（8）络属脾与胃（9）。因为脾与胃互为表里，故络属脾而连结胃。

【内经】上膈挟咽，连舌本，散舌下；其支者，复从胃别上膈，注心中。

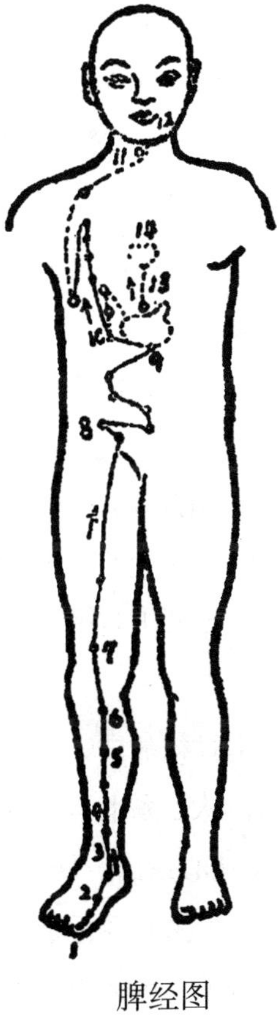

脾经图

【知要】足太阴外行者，由腹上府舍、腹结等穴，散于胸中而止于大包。其内行而支者，自胃脘上膈注心而接手少阴经也。

【语译】足太阴脾经继续上行于横膈（10）而夹咽喉（11）往上，连结于舌根两旁（12），散行于舌下。脾经外行脉，从腹部上行于府舍穴、腹结穴等，穿行于胸中而到达大包穴。脾经内行脉，从胃脘上行于横膈（13），注入心中（14）而连接手少阴心经。

【内经】心手少阴之脉，起于心中，出属心系。

【知要】心当五椎之下，其系有五，上系连肺，肺下系心，心下三系连脾、肝、肾，故心通五脏而为之主也。

【语译】手少阴心经之脉，起于胸中，络属心系（1）。心脏在第五胸椎之下，共有五系，上连接肺系，肺下连接心系，心下连接脾、肝、肾三系，所以心脏贯通五脏而成为一身之主。

【内经】下膈络小肠。

【知要】心与小肠为表里，故下膈当脐上二寸，下脘之分络小肠也。

【语译】从横膈而下络属小肠（2）。因心脏与小肠互为表里，故于横膈之下位于脐上二寸处，于胃脘下分络小肠。

【内经】其支者，从心系上挟咽，系目系；其直者，复从心系却上肺，下出腋下。

【知要】出腋下，上行极泉穴，手少阴经行于外者始此。

【语译】心经支脉，从心系上行（3）夹咽（4），连接目系（5）。心经直行脉，又从心系出，回行上至于肺（6），再从腋下出，上行于极泉穴，手少阴心经行于外之脉从这里开始。

【内经】下循臑内后廉，行太阴、心主之后。

【知要】臑内后廉，青灵穴也。手之三阴，少阴居太阴、厥阴之后。

【语译】往下（7）顺着手臂臑内后侧，即青灵穴之处，行至于手太阴肺经、手厥阴心经之后。手之三阴经的排列，是少阴经在太阴、厥阴之后。

【内经】下肘内，循臂内后廉，抵掌后锐骨之端。

【知要】手腕下踝为锐骨，神门穴也。

【注释】

锐骨：手腕下突起之骨，即神门穴处。

【语译】心经下循肘内，顺着手臂内后侧（8），到达掌后锐骨之端（9），即神门穴处。

【内经】入掌内后廉，循小指之内，出其端。

【知要】手少阴经止于此，乃交小指外侧，而接手太阳经也。

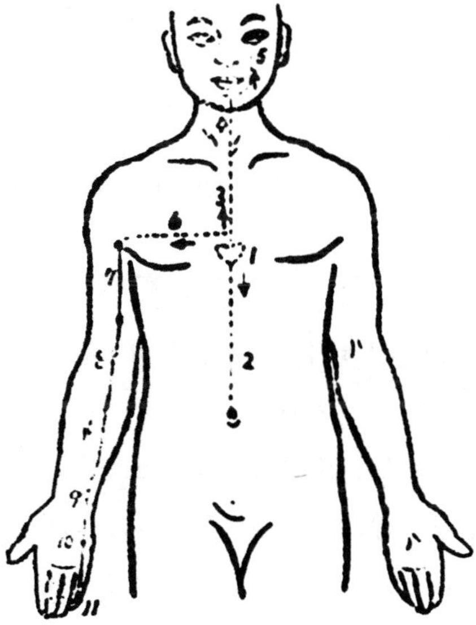

心经图

滑氏曰：心为君主，尊于他脏，故其交经授受，不假支别云。

【语译】进入掌内后侧（10），顺着小指之内，到达指端（11）。手少阴心经止于此，顺小指外侧连接手太阳小肠经。医家滑寿说：心为君主，比其他脏尊贵，所以其经直接交接手太阳小肠经继续相传，而不借助支脉别络等。

【内经】小肠手太阳之脉，起于小指之端，循手外侧上腕，出踝中。

【知要】前谷，后溪、腕骨等穴。

【注释】

踝：指锐骨，手腕下突起之骨，即神门穴处。

【语译】手太阳小肠经之脉，起于小拇指末端（1），经过前谷、后溪、腕骨等穴，顺着手外侧上行于手腕，从神门穴处出（2）。

【内经】直上循臂骨下廉，出肘内侧两筋之间。

【知要】循臂下廉阳谷等穴，出肘内侧两骨尖陷中，小海穴也。

【语译】直向上顺着臂骨下侧的阳谷等穴，到达肘内侧两筋骨之间（3），即上下臂两骨尖的陷下之处的小海穴。

【内经】上循臑外后廉。

【知要】行手阳明、少阳之外。

【语译】再往上顺着臂臑外后侧（4），行于手阳明大肠经、手少阳三焦经两经之外。

【内经】出肩解，绕肩胛，交肩上。

【知要】肩后骨缝曰肩解。肩胛者，臑腧、天宗等处。肩上者，秉风、曲垣等穴，左右交于两肩之上，会于督脉之大椎。

【注释】

肩解（xiè）：肩后骨缝曰肩解，即肩后两骨相连接的地方。

肩胛：指臑腧、天宗等处。

肩上：指秉风、曲垣等穴之处。

【语译】上至肩后关节处（5），绕到肩胛上臑腧穴、天宗穴处（6），经秉风、曲垣等穴，左右交于两肩之上（7），会于督脉之大椎穴。

【内经】入缺盆络心。

【知要】心与小肠为表里。

【语译】进入缺盆（8）络属心（9）。心经与小肠经互为表里。

【内经】循咽下膈，抵胃属小肠。

【知要】循咽下膈抵胃，当脐上二寸，属小肠，此本经之行于内者。

【语译】小肠经再顺着咽喉（10）下至横膈（11），到达胃（12）而于脐上二寸处连接小肠（13）。这是小肠经本经行于内之脉。

【内经】其支者，从缺盆循颈上颊，至目锐眦，却入耳中。

【知要】其支行于外者，出缺盆，循颈中之天窗，上颊后之天容，由颧髎以入耳中听宫穴也，手太阳经止于此。

【注释】

锐眦：指外眼角。

【语译】小肠经行于外之支脉，从缺盆出（14），顺着颈部的天窗穴上到面颊后的天容穴（15），再从颧髎穴（16）到达目锐眦（17），而入于耳中的听宫穴（18）。手太阳小肠经止于此处。

【内经】其支者，别循颊上䪼抵鼻，至目内眦，斜络于颧。

【知要】目下为颇，目内角为内眦。颧，即颧髎穴，手太阳自此交目内而接足太阳经也。

【注释】

颇（zhuō）：颧骨。眼睛之下为颧骨。

内眦：眼睛内角。

颧：即颧髎穴处。

【语译】小肠经另一支脉，另行于面颊至颧骨（19）而抵达鼻处，至目内眦（20），斜络于颧髎穴。手太阳小肠经从颧髎穴接目内眦，连于足太阳膀胱经。

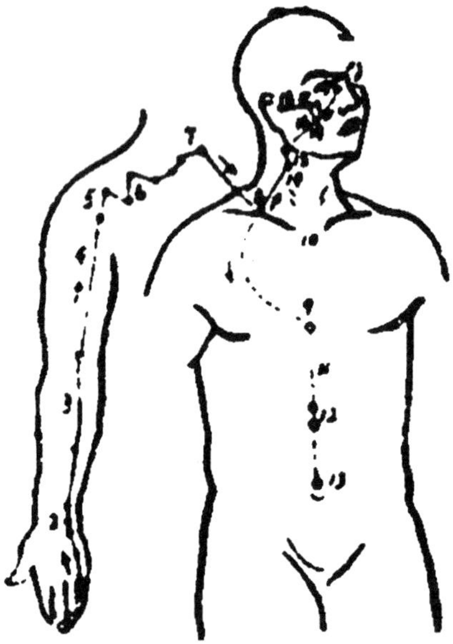

小肠经图

【内经】膀胱足太阳之脉，起于目内眦，上额交巅。

【知要】由攒竹上额，历曲差、五处等穴，自络郄穴左右斜行，而交于巅顶之百会。

【语译】足太阳膀胱经之脉，起自于目内眦（1），由攒竹穴上行于额头（2），经曲差穴、五处穴等穴，从络郄穴左右斜行，从而连接于头顶的百会穴（3）。

【内经】其支者，从巅至耳上角。

【知要】支者，由百会旁行，至耳上角，过足少阳之曲鬓、率谷、天冲、浮白、窍阴、完骨，故此六穴者皆足太阳、少阳之会。

【语译】膀胱经支脉，由百会穴旁行，至耳上角（4），经过足少阳胆经的曲鬓、率谷、天冲、浮白、窍阴、完骨六穴，这六穴都是足太阳膀胱经、足少阳胆经之会合处。

【内经】其直者，从巅入络脑。

【知要】自百会、通天、络郄、玉枕，入络于脑。

【语译】膀胱经直行脉，从头顶经由百会、通天、络郄、玉枕四穴络属脑部（5）。

【内经】还出别下项，循肩髆内，挟脊抵腰中。

【知要】脑后复出别下项，由天柱而下会督脉之大椎、陶道，却循肩内作四行而下，挟脊抵腰。

【注释】

髆（bó）：肩胛。同“膊”。

【语译】再从脑后又下达于颈项处（6），从足太阳膀胱经天柱穴而下连接督脉的大椎穴、陶道穴，退回而顺着肩胛内分作四行而往下，夹循脊骨（7）而抵达腰部（8）。

【内经】入循膂，络肾属膀胱。

【知要】肾与膀胱为表里也。夹脊两旁之肉曰膂。

【注释】

膂（lǚ）：脊骨，此指夹脊两旁之肉。

【语译】顺着背膂（9），络属肾（10）与膀胱（11）。因肾与膀胱互为表里。

【内经】其支者，从腰中下挟脊，贯臀，入腘中。

【知要】尻旁大肉曰臀。膝后曲处曰腘。

【注释】

臀：指脊骨末端旁的大肉，臀部。

腘（guó）：膝关节后弯曲处。

尻（kāo）：脊骨末端，臀部。

【语译】膀胱经支脉，从腰部往下夹循脊骨，通达臀部（12），进入膝关节弯曲处（13）。

【内经】其支者，从膊内左右，别下贯胛，挟脊内。

【知要】此支言肩膊内，大杼下，外两行也。左右贯胛，去脊各三寸别行，历附分、魄户、膏肓等穴，挟脊下过髀枢。

【注释】

髀（bì）枢：大腿骨外侧的凹陷部分，也称髀臼。髀，大腿骨。

【语译】膀胱经另一支脉，从肩膊内即大杼穴之下的外两行，往左右向下贯穿于肩胛，离脊骨各三寸的别行（14），经历附分、魄户、膏肓等穴，夹循脊骨往下行至大腿骨外侧的髀枢（15）。

【内经】过髀枢，循髀外，从后廉下合腘中。

【知要】会于足少阳之环跳，循髀外后廉，去承扶一寸五分之间下行，复与前之入腘中者相会合。

【语译】经过髀枢，交会于足少阳胆经的环跳穴，顺着大腿骨外的后侧（16），离承扶穴一寸五分之处下行，再与前面进入膝关节后的腘窝中（17）的脉相会合。

【内经】以下贯踹内，出外踝之后，循京骨，至小指外侧。

【知要】小指本节后大骨曰京骨，足太阳经穴止此，乃交于小指之下而接足少阴经也。

【注释】

京骨：脚小趾本节之后的大骨。

【语译】以下贯穿于小腿肚内侧（18），往外（19）至踝骨之后（20），顺着京骨，到达脚小趾外侧（21）。足太阳膀胱经穴止于此处，然后交接于脚小趾之下而连接足少阴肾经。

【内经】肾足少阴之脉，起于小指之下，斜走足心，出于然谷之下，循内踝之后，别入跟中。

【知要】然谷，在内踝前，大骨下。内踝之后，别入跟中，即太溪、大钟等穴。

【注释】

然谷：即然谷穴，在内踝之前，大骨之下。

【语译】足少阴肾经之脉，起于脚小趾之下（1），斜向走入足心（2），从内踝前大骨下的然谷穴出（3），顺着内踝之后，别向走入脚跟中（4），即太溪、大钟等穴。

【内经】以上踹内，出腘内廉，上股内后廉，贯脊属肾络膀胱。

【知要】上股内后廉，结于督脉之长强，以贯脊而后属于肾，前当关元、中极，而络于膀胱，相为表里也。

【语译】继而上行于小腿肚内侧（5）而到达膝关节腘窝内（6），再上循大腿内的后侧（7），连结于督脉的长强穴（8）而贯通脊背而后络属于肾（10），前对着关元穴、中极穴（9）而络属于膀胱（11），肾与膀胱相络属而互为表里。

【内经】其直者，从肾上贯肝膈，入肺中，循喉咙，挟舌本。

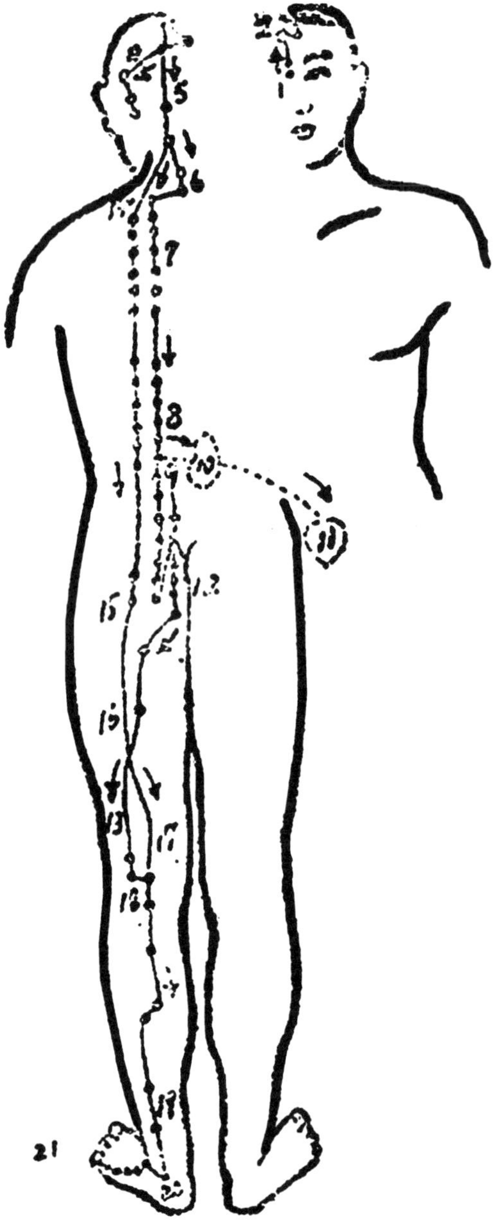

膀胱经图

【知要】其直行者，从肓俞属肾处上行，循商曲、石关、阴都、通谷诸穴，贯肝上循幽门上膈，历于步廊入肺中，循神封、灵墟、神藏、彧中、俞府，而上循喉咙，并人迎挟舌本而终。

【语译】肾经直脉，从肓俞穴络属肾脏而往上行（12），顺着商曲、石关、阴都、通谷诸穴，贯穿于肝脏而上行于幽门穴至上焦横膈（13），经历步廊穴进入肺中（14），顺着神封、灵墟、神藏、彧中、俞府诸穴而上循于喉咙（15），并入人迎穴而夹于舌根两旁（16）即终止。

【内经】其支者，从肺出络心，注胸中。

【知要】支者，自神藏之际，从肺络心至胸，以上俞府诸穴，足少阴经止于此，而接手厥阴经也。

【语译】肾经另一支脉，自神藏穴的交合处，从肺脏出行而络脏心，注入胸中（17），上达于俞府诸穴，足少阴肾经终止于此处，然后连接手厥阴心包经。

【内经】心主手厥阴心胞络之脉，起于胸中。

【知要】心主者，心之所主也；胞络为心之府，故名。

【注释】

心主：即由心之所主；胞络是心之府，故称作心包络。

【语译】手厥阴心主经，即心包络之脉，起于胸中（1）。

【内经】出属心胞络，下膈，历络三焦。

【知要】胞络为心君之外卫，三焦为脏腑之外卫，故为表里而相络。诸经皆无历字，独此有之，达上中下也。

【语译】从胸中出而络属心包络，下行于横膈（2），历经上焦、中焦、下焦而络属三焦（3）。心包络是心君的外卫，三焦是脏腑的外卫，二者相为表里而相互络属。诸经脉皆未提及历

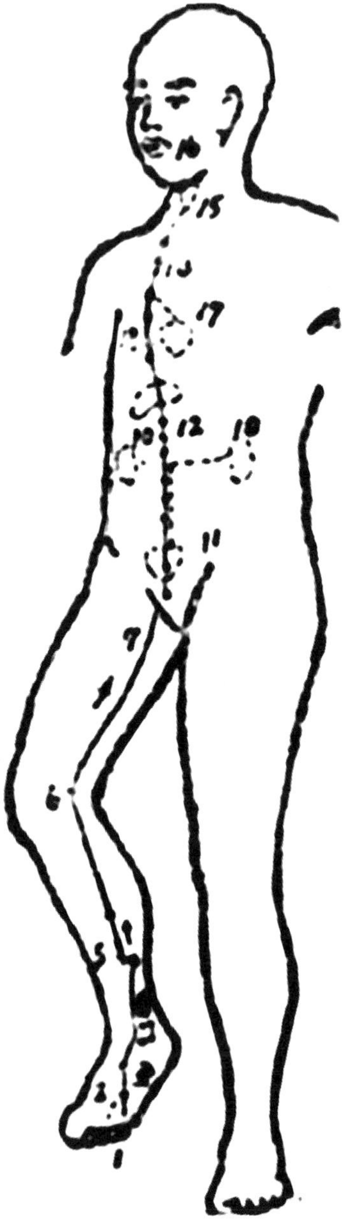

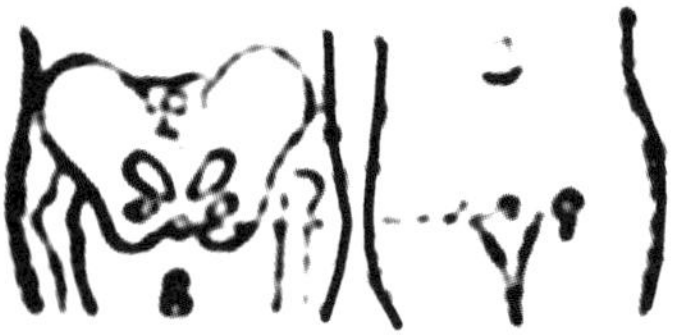

背后　　身前

肾经图

经，唯独此心包络之脉提及，因为其通达上中下的缘故。

【内经】其支者，循胸出胁，下腋三寸。

【知要】腋下三寸天池，手厥阴经穴始此。

【语译】心包络支脉，循行胸中（4）而出于两胁（5），下至腋下三寸处的天池穴，手厥阴心包经诸穴始于此。

【内经】上抵腋下，循臑内，行太阴少阴之间。

【知要】上抵腋下之天泉，循臑内行太阴少阴之间，以手之三阴，厥阴在中也。

【语译】往上抵达腋下之天泉穴（6），循行臂臑之内（7），穿行于手太阴肺经与手少阴心经之间。因为根据手之三阴经的排列，厥阴心包经在三阴经之中。

【内经】入肘中，下臂行两筋之间。

【知要】入肘中，曲泽也。下臂行两筋之间，郄门、间使、内关、大陵也。

【语译】然后进入肘中的曲泽穴处（8），顺臂下行于两筋之间（9）的郄门、间使、内关、大陵诸穴之处。

【内经】入掌中，循中指出其端。

【知要】掌中，劳宫也。中指端，中冲也，手厥阴经止于此。

【语译】再进入掌中的劳宫穴（10），顺着中指出而到达指端的中冲穴（11）。手厥阴心包经行止于此处。

【内经】其支者，别掌中，循小指次指出其端。

【知要】次指者，无名指也。支者自劳宫别行无名指端，而接乎手少阳经也。

【注释】

次指：此指无名指。

【语译】心包络另一支脉，从劳宫穴别行于掌中，循行无名指端（12），而出其端连接手少阳三焦经。

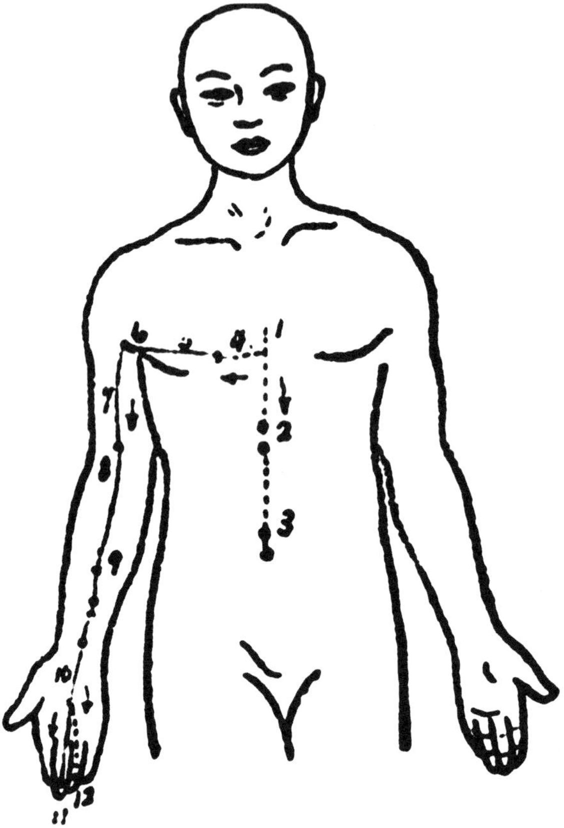

心胞络图

【内经】三焦手少阳之脉，起于小指次指之端，上出两指之间。

【知要】即小指次指之间，液门、中渚穴。

【语译】手少阳三焦经之脉，起于无名指之端（1），上行到达两指之间，即小指与无名指之间（2），液门穴、中渚穴之处。

【内经】循手表腕，出臂外两骨之间。

【知要】手表腕，阳池也。臂外两骨间，外关、支沟等穴。

【语译】顺着手背腕处的阳池穴（3），到达手臂外侧两骨间的外关、支沟等穴处。

【内经】上贯肘，循臑外上肩，而交出足少阳之后。

【知要】上贯肘之天井，循臑外历清冷渊、消泺、臑会，上肩髎，自天髎而交出足少阳之后也。

【语译】向上（4）到达肘部天井穴（5），顺着臂臑（6）外侧经清冷渊、消泺、臑会诸穴，上行于肩部（7）的肩髎穴，自天髎穴（8）而交接于足少阳胆经之后。

【内经】入缺盆，布膻中，散络心包，下膈，循属三焦。

【知要】内行者入缺盆，复由足阳明之外下布膻中，散络心胞。相为表里。自上焦下膈，循中焦以约下焦。

【语译】三焦经内行支脉进入缺盆穴（9），再由足阳明胃经之外下行分布膻中（10）而分散络属心包。因为手少阳三焦与手厥阴心包相为表里。三焦经又从上焦下至横膈，（11）循行中焦而络属下焦。

【内经】其支者，从膻中上出缺盆，上项，系耳后直上，出耳上角以屈下颊至䪼。

【知要】其支行于外者，自膻中上缺盆，会于督脉之大椎，循天牖，系耳后之翳风、瘈脉、颅息，出耳上角，过足少阳之悬厘、颔厌，下行耳颊至䪼。

【语译】三焦经外行支脉，从膻中（12）上行于缺盆处（13），交会于督脉的大椎穴，上达颈项顺着天牖穴（14），连接耳后的翳风穴，再由瘈脉、颅息诸穴环绕耳后（15）直向上，到达耳上角（16），经过足少阳胆经的悬厘穴、颔厌穴，下行于耳颊至䪼骨处（17）。

【内经】其支者，从耳后入耳中，出走耳前，过客主人前，交颊，至目锐眦。

【知要】此支从耳后翳风入耳中，过手太阳之听宫，出走耳前，过足少阳之客主人，交颊上丝竹空，至目锐眦，会于瞳子髎。手少阳经止于此，而接足少阳经也。

【语译】三焦经另一支脉，从耳后翳风穴进入耳中（18），经过手太阳小肠经的听宫穴，外出至耳前，再经足少阳胆经的客主人穴，交接于面颊上的丝竹空穴，到达目锐眦（19），交会于瞳子髎穴。手少阳三焦经行止于此处而连接足少阳胆经。

【内经】胆足少阳之脉，起于目锐眦，上抵头角，下耳后。

【知要】由听会、客主人抵头角。下耳后，行天冲、浮白、窍阴、完骨。

【语译】足少阳胆经之脉，起于目锐眦（1），从听会穴、客主人穴上行抵达头角（2），下行耳后（3）而行经天冲、浮白、窍阴、完骨诸穴（4）。

【内经】循颈行手少阳之前，至肩上，却交出手少阳之后，入缺盆。

【知要】循颈过手少阳之天牖，行少阳之前，下至肩上，循肩井，复交出手少阳之后，过督脉之大椎，而入于足阳明缺盆之外。

【语译】顺着颈部经过手少阳三焦经的天牖穴而行至手少阳

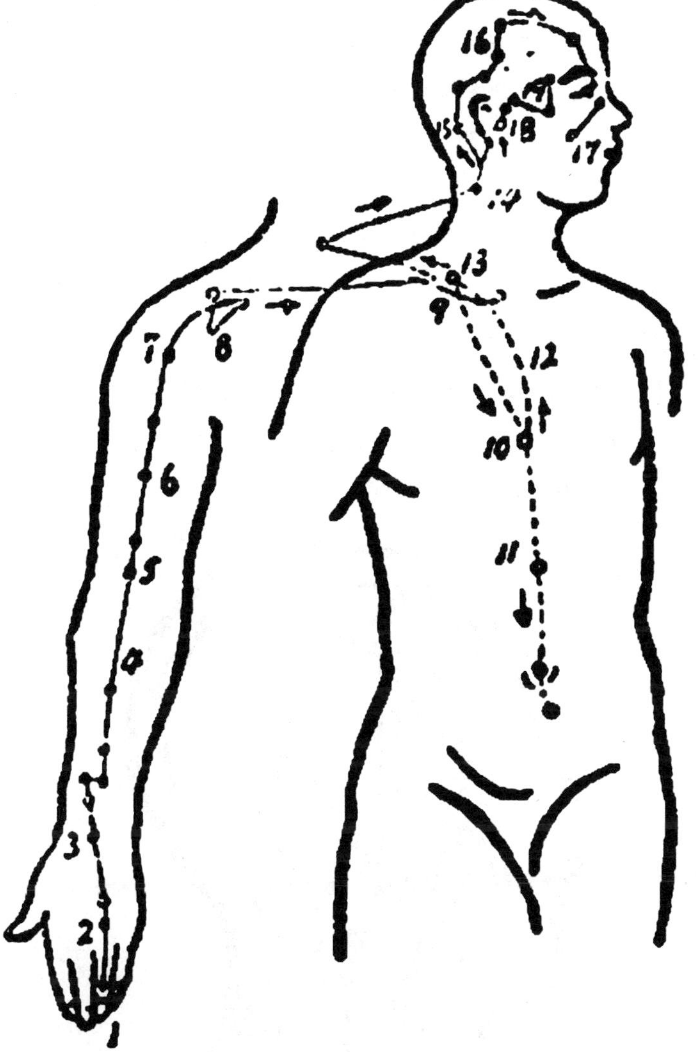

三焦经图

三焦经的前面，下至肩上（5），顺着肩井穴而交接手少阳三焦经的后面，经过督脉的大椎穴而进入于足阳明胃经的缺盆穴之外。

【内经】其支者，从耳后入耳中，出走耳前，至目锐眦后。

【知要】从耳后颞颥，过手少阳之翳风，过手太阳之听宫，出走耳前，复自听会至目锐眦。

【注释】

颞颥（nièrú）：脑空穴的别称。晋代皇甫谧《针灸甲乙经·头直目上入发际五分却行至脑空凡十八穴》曰：“脑空，一名颞颥，在承灵后一寸五分，侠玉枕骨下陷者中，足少阳、阳维之会。”

【语译】胆经支脉，从耳后脑空穴，经手少阳三焦经的翳风穴（6），由手太阳小肠经的听宫穴（7），出行到达耳前（8），再从听会穴到达目锐眦。

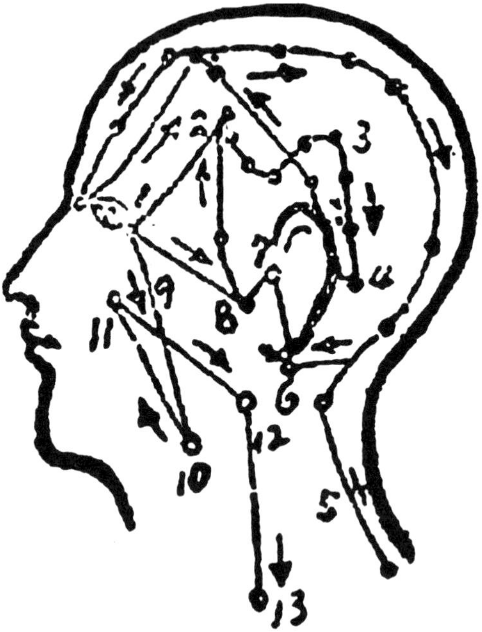

胆经图一

【内经】其支者，别锐眦，下大迎，合于手少阳，抵于䪼。

【知要】支者，别自目外眦，下足阳明大迎，由手少阳之丝竹、和髎而抵于䪼。

【语译】胆经另一支脉，另外从目外眦下行（9）于足阳明胃经的大迎穴（10），由手少阳三焦经的丝竹空穴、耳和髎穴而抵达颧骨处（11）。

【内经】下加颊车，下颈合缺盆。

【知要】自颊车下颈，循本经之前，与前之入缺盆者会合。

【语译】从颊车下行于颈部（12），顺着本经之前，与前面进入缺盆穴（13）的经脉相会合。

【内经】以下胸中，贯膈络肝属胆，循胁里，出气街，绕毛际，横入髀厌中。

【知要】下胸当手厥阴天池之分贯膈，足厥阴期门之分络肝，本经日月之分属胆而相为表里。乃循胁里由足厥阴章门下行，出足阳明气街，绕毛际，合于足厥阴以横入髀厌中环跳穴。

【注释】

髀（bì）厌：骨骼部位名称，又名髀枢，即髋关节。

【语译】继而下行于胸部，至手厥阴心包经的天池穴处的支脉而贯穿横膈（14），至足厥阴肝经的期门穴处之支脉而络属肝脏（15），至本经胆经的日月穴处之支脉而连接胆腑（16）。肝与胆相络属而互为表里。继则顺着胁肋里侧（17）从足厥阴肝经章门穴下行，外出至于足阳明胃经的气街穴（18），绕行于毛际（19）而会合于足厥阴肝经，横入髋关节中的环跳穴（20）。

【内经】其直者，从缺盆下腋，循胸过季胁，下合髀厌中。

【知要】直而行于外者，从缺盆下行，复与前之入髀厌者会合。

【语译】胆经直而外行脉，从缺盆穴（21）下行于腋窝（22），顺着胸部（23）经过季胁（24），下行合于髋关节中（25），再与前面进入髋关节之脉会合。

【内经】以下循髀阳，出膝外廉，下外辅骨之前。

【知要】髀阳，髀之外侧也。辅骨，膝两旁高骨也。由髀阳历中渎、阳关，出膝外廉，下外辅骨之前，自阳陵泉以下阳交等穴。

【注释】

髀阳：髋关节外侧。

辅骨：指膝关节两旁的高骨。

【语译】接着下循髋关节外侧（26）历经中渎穴、膝阳关穴，出膝关节外侧（27），下行到达膝盖两旁的高骨外侧前（28），从阳陵泉穴而下行至阳交等穴。

【内经】直下抵绝骨之端，下出外踝之前，循足跗上，入小指次指之间。

【知要】外踝上骨际曰绝骨，阳辅穴也。下行悬钟，循足面入小指次指之间，至窍阴穴，足少阳经止于此。

【注释】

绝骨：指外踝直上三寸左右至骨缝处，即腓骨的凹陷处，腓骨至此似乎中断，故称绝骨。绝骨之端即阳辅穴。

【语译】再直行下抵腓骨凹陷处的阳辅穴（29），继行于悬钟穴而至外踝前（30），顺着脚面进入小趾与次趾之间，到达足窍阴穴（31），足少阳胆经行止于此处。

【内经】其支者，别跗上，入大指之间，循大指歧骨内出其端，还贯爪甲，出三毛。

【知要】足大指次指本节后骨缝为歧骨。大指爪甲后二节间为三毛，自此接足厥阴经。

【注释】

岐骨：指足大趾与次趾本节之后的骨缝。

三毛：指大趾趾甲后二节上有毛处。

【语译】胆经支脉，另从足背上进入脚大趾间，由大趾与次趾的骨缝内到达脚趾端，返回贯穿于趾甲而到达大趾趾甲后二节上有毛之处（32）。从此处连接足厥阴肝经。

【内经】肝足厥阴之脉，起于大指丛毛之际。

【知要】丛毛，即三毛也。

【注释】

丛毛：即三毛，即大趾趾甲后二节上有毛处。

【语译】足厥阴肝经之脉，起于脚大趾趾甲后二节上有毛之处（1）。

【内经】上循足跗上廉，去内踝一寸。

【知要】足面上，行间、太冲也。内踝一寸，中封也。

【注释】

足跗上廉：即足面上，行间穴、太冲穴之处。

内踝一寸：即中封穴之处。

【语译】顺脚面（2）的行间穴、太冲穴上行，至离内踝一寸处的中封穴（3）。

【内经】上踝八寸，交出太阴之后，上腘内廉。

【知要】上踝过足太阴之三阴交，历蠡沟、中都，交出太阴之后，上腘内廉，至膝关、曲泉也。

【语译】由踝关节上行八寸，交叉于足太阴脾经的三阴交穴（4），再经蠡沟穴、中都穴，与太阴脾经交叉而上，至膝关节

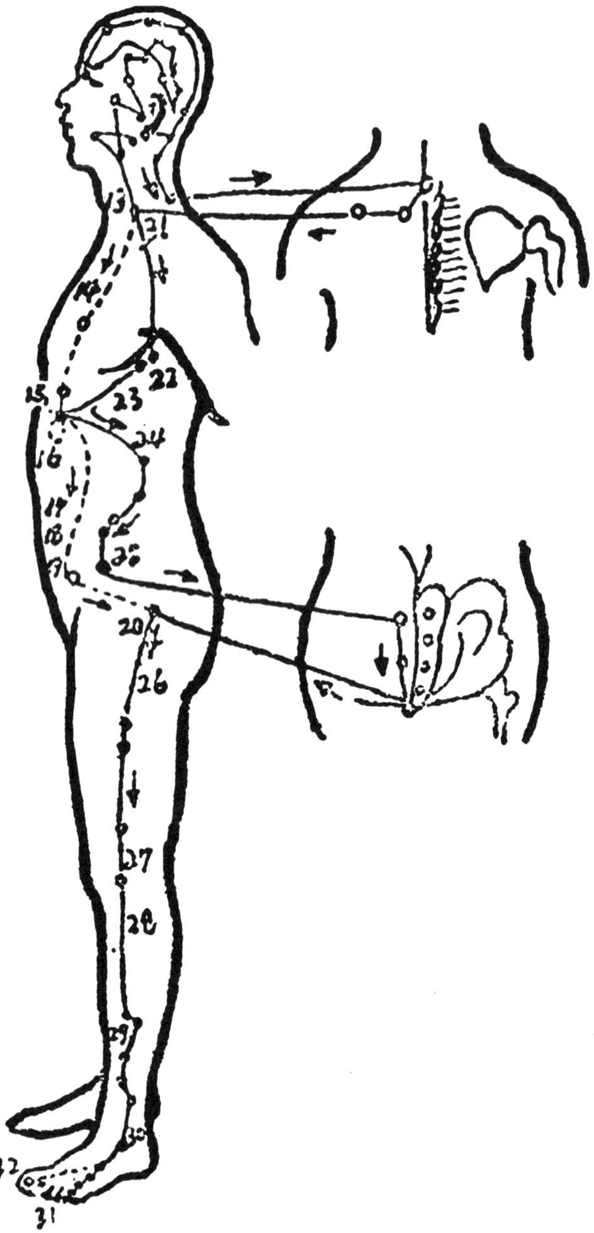

胆经图二

内侧（5）到达膝关穴、曲泉穴。

【内经】循股阴，入毛中，过阴器。

【知要】股阴，内侧也。循股内之阴包、五里、阴廉，上会于足太阴之冲门、府舍，入阴毛中急脉，左右相交，环绕阴器而会于任脉之曲骨。

【注释】

股阴：即大腿内侧。

阴器：生殖器。

【语译】循行大腿内侧（6）的阴包、足五里、阴廉诸穴，上行会合于足太阴脾经的冲门穴、府舍穴，进入阴毛中的急脉穴（7），左右相交而环绕阴器（8），会合于任脉之曲骨穴。

【内经】抵小腹，挟胃属肝络胆。

【知要】入小腹会于任脉之中极、关元，循章门至期门挟胃属肝，下足少阳日月之所络胆，肝胆相为表里也。

【语译】抵达小腹部（9），会合于任脉的中极穴、关元穴，顺着章门穴到达期门穴而夹胃络属肝（10），下至足少阳胆经的日月穴之处络属胆（10），肝胆相属而互为表里。

【内经】上贯膈，布胁肋。

【知要】贯膈行足太阴食窦之外、大包之里布胁肋，上足少阳渊腋、手太阴云门，足厥阴经穴止此。

【语译】肝经上行贯穿横膈而行至于足太阴脾经的食窦穴之外、大包穴之里，分布于胁肋（11），又上行（12）于足少阳胆经的渊腋穴、手太阴肺经的云门穴。足厥阴肝经之经穴行止于此处。

【内经】循喉咙之后，上入颃颡，连目系，上出额，与督脉会于巅。

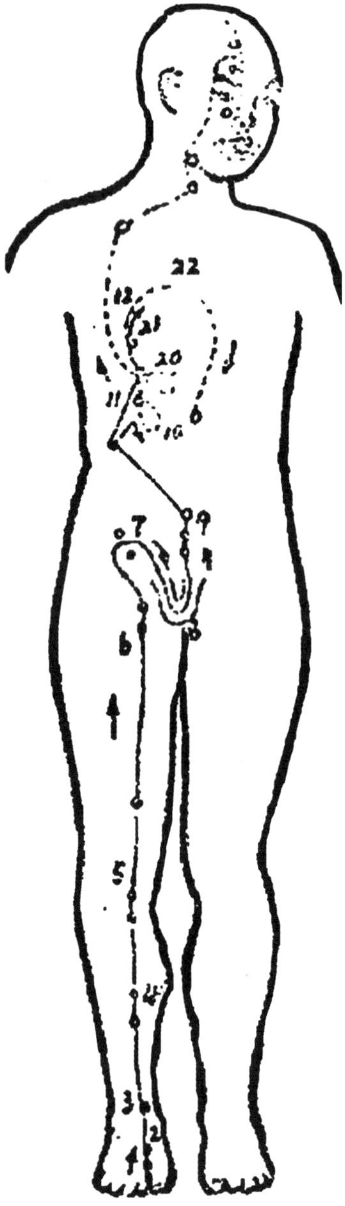

肝经图一

【知要】颃颡，咽颡也。目内深处为目系。其内行而上者，循喉咙后入颃颡，行足阳明大迎、地仓、四白之外，内连目系，上出足少阳阳白之外，临泣之里，与督脉会于巅之百会穴。

【注释】

颃（háng）颡：即咽颡，咽喉，口腔上腭内的两孔。

目系：目内深处称为目系。

【语译】肝经内行而向上之脉，循行喉咙之后（13），向上进入上腭内的两孔，行至于足阳明胃经的大迎、地仓、四白诸穴之外（14），内连接目系（15），上达额头（16）而出于足少阳胆经阳白穴之外与头临泣穴之里，与督脉交会于头顶的百会穴（17）。

【内经】其支者，从目系下颊里，环唇内。

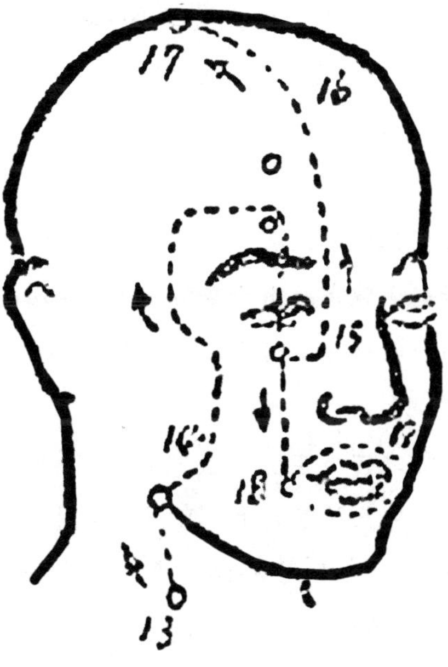

肝经图二

【知要】从目系下行任脉之外，本经之里，下颊环唇。

【语译】肝经支脉，从目系下行于任脉之外与本经之里，于面颊内（18）下循口唇环绕（19）。

【内经】其支者，复从肝别贯膈，上注肺。

【知要】从前期门属肝之所，行足太阴食窦之外，本经之里，别贯膈上注肺，下行挟中脘之分，复接手太阴肺经，十二经一周已尽也。

【语译】肝经另一支脉，从前面期门穴络属肝之处（20），行至足太阴脾经的食窦穴之外与肝经之里，另行贯穿于横膈（21）而上注入肺（22），下行夹中脘之支脉处，再连接于手太阴肺经。十二经循环一周，至此已全部完成。

第二篇：任脉督脉，总领阴阳；冲脉激荡，十二经海；三脉一体，纵贯南北。

【内经】《骨空论》曰：任脉者，起于中极之下，以上毛际，循腹里，上关元，至咽喉，上颐循面入目。

【知要】以下任、督、冲、蹻皆奇经也，无表里配合，故谓之奇。中极，任脉穴也，在曲骨上一寸。中极之下为胞宫，任、督、冲三脉皆起于胞宫而出于会阴。任由会阴而行腹，督由会阴而行背。冲由会阴出并少阴而散胸中。

【注释】

中极：任脉之穴，在曲骨上一寸处，下出会阴。中极之下是子宫，任、督、冲三脉都起于子宫而至会阴。

蹻（jiǎo）：《素问·异法方宜论》曰：“其治宜导引按蹻。”唐代王冰注：“蹻谓捷举手足。”则“蹻”同“挢（撟）”，即伸举、翘起，有轻健蹻捷之义。阴蹻、阳蹻读音同。

奇（jī）经：任脉、督脉、冲脉、蹻脉等脉皆为奇经，与脏腑没有直接络属关系，亦无表里配合，故称之奇经。奇，单数，特殊，异于正规的。《难经·奇经八脉》曰："二十七难曰：'脉有奇经八脉者，不拘于十二经。'"虞庶注："谓此八脉不系正经，阴阳无表里配合，别道奇行，故曰奇经也。"

【语译】《素问·骨空论》说：任脉，起于中极穴而下

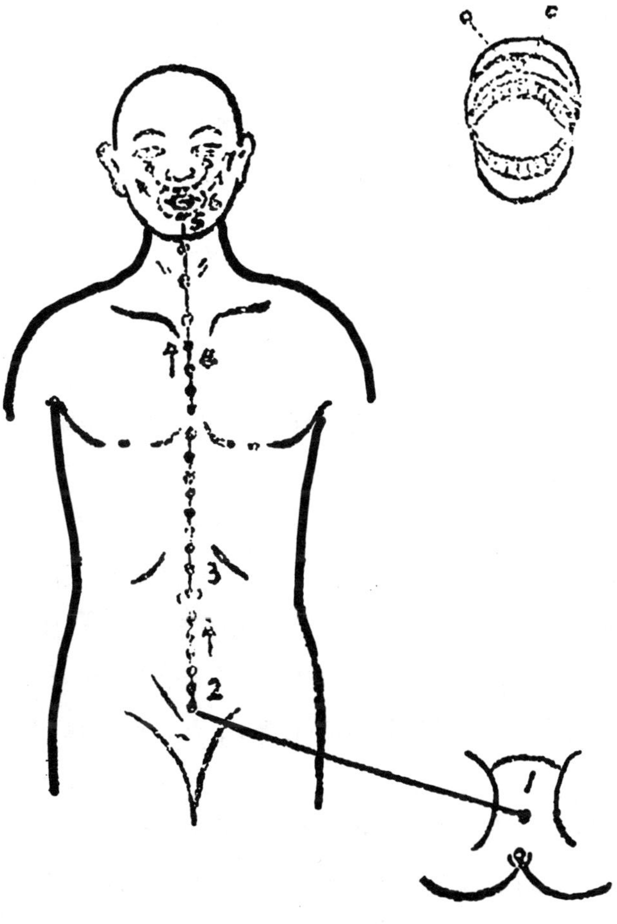

任脉图

出会阴（1），上达毛际而循腹里上至关元穴（2），继循腹里（3），上行（4）到达咽喉，上至下巴（5）而顺由面部（6）进入目中（7）。督脉则由会阴而行至于背，冲脉由会阴起，合并于足少阴肾经而散于胸中。

【内经】冲脉者，起于气街，并少阴之经，挟脐上行，至胸中而散。

【知要】起者，外脉所起，非发源也。气街，即气冲，在毛际两旁。起于气街，并足少阴之经，会于横骨、大赫等十一穴，挟脐上行，至胸中而散，此冲脉之前行者也。然少阴之脉上股内后廉，贯脊属肾，冲脉亦入脊内伏冲之脉。然则冲脉之后行者，当亦并少阴无疑也。

【注释】

起：指外脉的起始，不是指它的发源地。

气街：即气冲穴，在毛际两旁。

【语译】冲脉，起于气街穴（1），合并于足少阴肾经，会合于横骨、大赫等十一穴，夹脐上行（2），到达胸中而散行分布于胸中（3）。这是冲脉的前行之脉。然而足少阴肾经上行于大腿内的后侧，贯穿脊背而络属肾脏，冲脉也进入脊背内的伏冲之脉。那么冲脉的后行之脉，应当也并入足少阴肾经，这是无疑的。

【内经】任脉为病，男子内结七疝，女子带下瘕聚。

【知要】任脉自前阴上毛际，行腹里，故男女之为病若此也。

【注释】

七疝：《类经》曰："七疝者，乃总诸疝为言。"《素问直解》曰："七疝：狐疝、颓疝及五脏之疝也。"

瘕（jiǎ）：腹中结块的病，通常聚散无常，痛无定处。《素

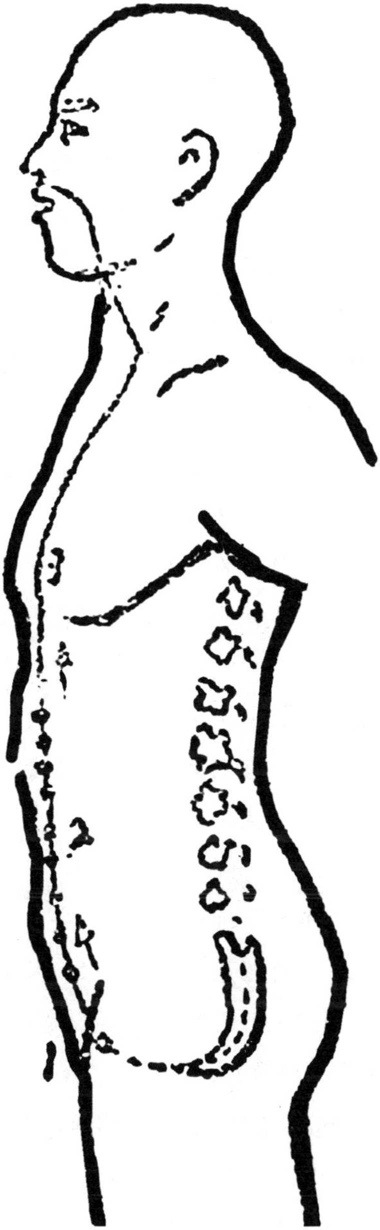

冲脉图

问·大奇论》曰："肾脉小急，肝脉小急，心脉小急，不鼓皆为瘕。"明代马莳注："瘕者，假也。块似有形，而隐见不常，故曰瘕。"

【语译】任脉产生疾病，男子则为腹内积聚，诸如各类疝气之病；女子则出现带下疾病，诸如腹中结块的病。因为任脉从前阴上行于毛际，行至腹里，所以男女所产生的病痛如此。

【内经】冲脉为病，逆气里急。

【知要】冲脉挟脐上行至胸，气不顺则逆，血不和则急也。

【语译】冲脉产生疾病，则气逆不顺，腹部拘急。因为冲脉夹脐上行至胸部，气不顺则逆，血不和则拘急。

【内经】督脉为病，脊强反折。

【知要】督脉贯脊，故病如此。

【语译】督脉产生疾病，则脊背强直，腰弓反折。这是因为督脉贯穿脊背的缘故。

【内经】督脉者，起于少腹以下骨中央，女子入系廷孔。

【知要】少腹乃胞宫之所居。骨中央者，横骨下近外之中央也。廷，正也，直也。廷孔，溺孔也。

【注释】

骨中央：是横骨之下近于外部的中央。

廷孔：即阴户，亦指尿孔。清代张隐庵集注："廷孔，阴户也。溺孔之端，阴内之产门也。" 廷，是正而直之义。

溺（niào）孔：即尿孔，前阴。

【语译】督脉，起于小腹之下的横骨中央（1），女子则进入而维系廷孔，小腹为子宫所居之处。

【内经】其孔，溺孔之端也。

【知要】女人溺孔在前阴中横骨之下，孔之上际谓之端，乃督脉外起之所。虽言女子，然男子溺孔亦在横骨下中央，第为宗筋所函，故不见耳。

【注释】

端：女子的尿孔在前阴中的横骨之下，孔之上缘的边际称作“端”，则是督脉循外起始之处。

宗筋：前阴所聚之筋，为诸筋之会，一身之筋皆属于此，主束骨而利机关。

【语译】廷孔之孔，指尿孔上缘的边际，即前阴。此处是督脉循外起始之处。虽是只讲女子，然而男子的尿孔也在横骨之下的中央，只因被一身诸筋之会的宗筋所包围，未能看见罢了。

【内经】其络循阴器，合篡间，绕篡后。

【知要】篡者，交篡之义，即前后二阴之间也。

【注释】

篡：是交篡交错之义，指前后二阴之间的会阴部位。

【语译】督脉络脉环绕阴器，交错于会阴部位，再绕至会阴的后面。

【内经】别绕臀，至少阴与巨阳中络者合。少阴上股内后廉，贯脊属肾。

【知要】足少阴之脉，上股内后廉。足太阳之脉，外行者过髀枢，中行者挟脊贯臀。故此督脉之别，绕臀至少阴之分，与巨阳中络者，合少阴之脉并行，而贯脊属肾也。

【注释】

巨阳：指足太阳膀胱经。见《素问·热论》。

【语译】又别环绕臀部，到达足少阴肾经与足太阳膀胱经的中络之脉而相合。足少阴肾经上行于大腿内的后侧，通达脊背而络属肾脏。足太阳膀胱经之脉则外行之脉经过髋关节，中行之脉夹脊骨穿行于臀部。则督脉之别络，绕行于臀部到达足少阴肾经的支脉，与足太阳膀胱经中络之脉，和足少阴肾经合并而行，从而贯穿脊背（2）而络属肾脏。

【内经】与太阳起于目内眦，上额交巅，上入络脑，还出别

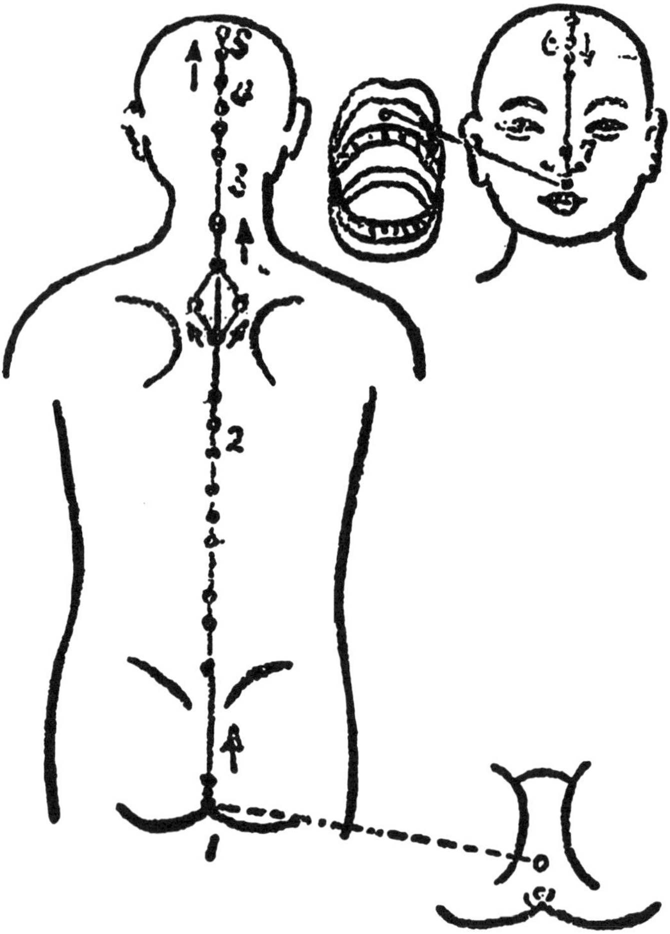

督脉图

下项，循肩髆内，挟脊抵腰中，入循膂络肾。

【知要】此亦督脉之别络，并足太阳经上头下项，挟脊抵腰，复络于肾。其直行者，自尻上脊下头，由鼻而至人中也。

【语译】与足太阳膀胱经起于目内眦，上达额头（6）交接于头顶（5），于头部入络脑部（4），回还出而别下颈项（3），顺着肩膀内侧，夹脊骨（2）而抵达腰中，入里顺着脊膂而络属肾脏。这条线路是督脉的别络。其直行之脉，从脊骨末端（1）上行于脊骨（2），至颈项后风府穴（3），进入颅内络脑（4），经头顶（5）再从额头下行（6），由鼻子而到达人中穴（7）。

【内经】其男子循茎下至篡，与女子等；其少腹直上者，贯脐中央，上贯心，入喉上颐还唇，上系两目之下中央。

【知要】此自小腹直上者，皆任脉之道，而此列为督脉。启玄子引古经云：任脉循背谓之督脉。自少腹直上者，谓之任脉，亦谓之督脉。

【语译】若是男子则顺着阴茎下行至于会阴部位，与女子同样；其小腹直上之脉，则贯穿肚脐中央，上行贯达于心脏，进入喉咙而上到下巴颐循环于嘴唇，再上行系连于两目之下的中央。这条由小腹直上之脉，同是任脉之道，而此处列为督脉。唐代启玄子王冰引古医经说：任脉循环于背称作督脉，从小腹直上之脉称作任脉，也称作督脉。

【内经】此生病，从少腹上冲心而痛，不得前后，为冲疝。

【知要】此督脉自脐上贯心，故为病如此。名为冲疝，实兼冲、任而为病也。

【语译】这条督脉生病，从小腹上冲于心脏而产生疼痛，不得大小便，称作冲疝。因为这条督脉是从脐部上行贯穿心脏的缘故，名称叫作冲疝，实际上兼有冲、任二脉所产生的疾病。

【内经】其女子不孕，癃痔、遗溺、嗌干。

【知要】女子诸症，虽由督脉所生，实亦任、冲之病。王氏曰：任脉者，女子得之以任养也。冲脉者，以其气上冲也。督脉者，督领诸脉之海也。三脉皆由阴中而上，故其病如此。

【注释】

癃（lóng）：癃闭，指小便不通利之病。

嗌（yì）干：咽喉干涩。

【语译】若是女子则不能怀孕，出现小便不利、痔疮、遗尿、咽喉干涩的症状。因为女子的各种症状，虽然由督脉所产生，实际上也兼有冲、任二脉的疾病。王冰说，任脉是女子能够借以怀孕养育的经脉。冲脉因其阴阳之气向上激荡而得名，督脉是总领诸脉之海的脉。任脉、冲脉、督脉三脉者是从会阴处向上而行，所以其产生疾病亦如此。

【内经】督脉生病治督脉，治在骨上，甚者在齐下营。

【知要】骨上，谓曲骨上毛际中。齐下营，谓脐下一寸阴交穴也，皆任脉之穴。而治督脉之病，正以脉虽有三，论治但言督脉，而不云任、冲，所用之穴亦以任为督。可见三脉同体，督即任、冲之纲领，任、冲即督之别名耳。

【注释】

骨上：指曲骨穴之上的毛际中。

齐下营：即脐下营，指脐下一寸处的阴交穴，同是任脉之穴。

【语译】督脉产生疾病则治督脉，治法是取穴于曲骨穴之上的毛际部位，严重者则取穴于脐下的阴交穴，阴交穴同是任脉之穴。因为脉虽分有任脉、冲脉、督脉三脉，论治只说督脉，而不说任脉、冲脉；所用之穴，也都把任脉之穴作为督脉之穴。可见，任脉、冲脉、督脉三脉同为一体，督脉即是任脉、冲脉之纲领，任脉、冲脉即是督脉之别名罢了。

第三篇：二蹻二维，阴阳表里；带束一身，横贯腰围。

【内经】《灵枢·脉度篇》曰：蹻脉者，少阴之别，起于然谷之后。

【知要】蹻脉有二，曰阴蹻、曰阳蹻。少阴之别，肾经之别络也。然谷之后，照海也。此但言阴蹻，未及阳蹻，惟《缪刺论》曰：邪客于足阳蹻之脉，刺外踝之下半寸所。盖阳蹻为太阳之别，故《难经》曰：阳蹻脉起于跟中，循外踝上行入风池。阴蹻者，亦起于跟中，循内踝上行至咽喉，交贯冲脉。故阴蹻为足少阴之别，起于照海；阳蹻为足太阳之别，起于申脉，庶得其详也。

【校补】《灵枢·脉度篇》：篇名原脱，今依《内经》《类经》补。

【注释】

少阴之别：即足少阴肾经的别络。

然谷之后：指然谷穴之后的照海穴。

申脉：阳蹻脉穴，亦膀胱经穴。

【按语】起于然谷之后：《灵枢》《类经》均作“起于然骨之后”。《类经》解释：“然骨之后，照海也。”然谷穴之后也是照海穴。《针灸甲乙经》卷十二：“女子不孕，阴暴出，经水漏，然骨主之。”然骨，亦经穴名，即然谷穴。

【语译】《灵枢·脉度篇》说：阴蹻脉，即足少阴肾经的别络，起始于肾经然谷穴之后的照海穴（1）。蹻脉有二脉，一是阴蹻，一是阳蹻。此处只说阴蹻脉，未涉及阳蹻脉，唯独《素问·缪刺论》说：邪气进入足阳蹻之脉，刺外踝之下半寸之处。因为阳蹻脉是足太阳膀胱经的别络，所以《难经》说：阳蹻脉起于跟中（1），循外踝上行（2）入风池穴（3）。阴蹻者，亦

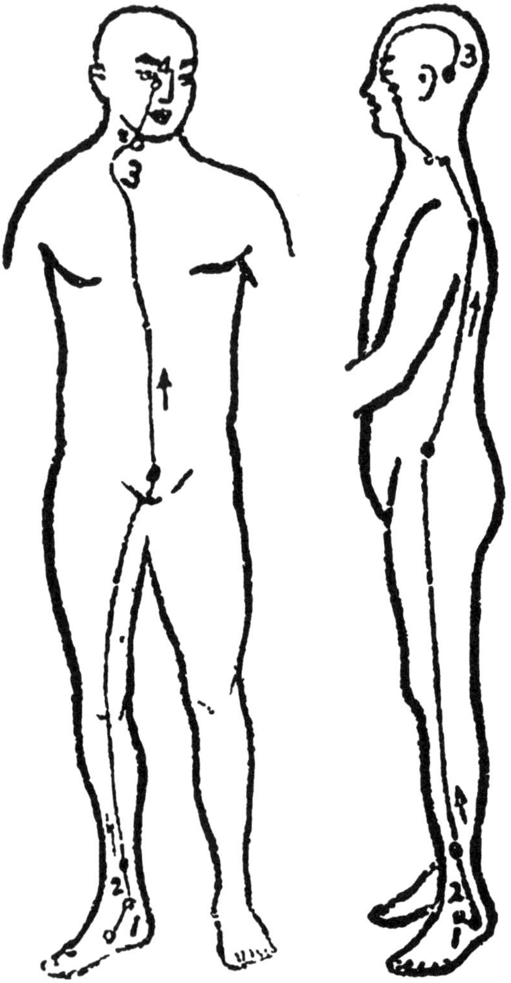

阴蹻、阳蹻图

起始于脚跟之中（1），顺着内踝上行（2）到咽喉处（3），交接贯通冲脉。故而阴蹻脉是足少阴肾经的别络，起始于照海穴（1）；阳蹻脉是足太阳膀胱经的别络，起始于申脉穴（1），这几乎说得极详细了。

【内经】上内踝之上，直上循阴股入阴，上循胸里入缺盆，上出人迎之前，入頄属目内眦，合于太阳阳蹻而上行，气并相还则为濡目，气不荣则目不合。

【知要】自内踝直上，入阴循胸，皆并足少阴上行也。然足少阴之直者，循喉咙而挟舌本，此则入缺盆，上出人迎之前，入頄属目内眦，以合于足太阳之阳蹻。是蹻脉有阴阳之异也，阴蹻、阳蹻之气并行回还而濡润于目，若蹻气不荣，则目不能合。

【注释】

頄（kuí）：颧骨。

【语译】阴蹻脉从照海穴上行于内踝之上（2），直上顺着大腿内侧进入阴部，并循行胸部进入缺盆穴，皆并入足少阴肾经而上行；而足少阴肾经的直行脉，则顺着喉咙（3）而夹于舌根两旁，此脉则进入缺盆穴，上行出至人迎穴之前，进入颧部而络属目内眦（4），从而又合并于足太阳膀胱经的阳蹻脉。所以蹻脉有阴阳之分，阴蹻脉、阳蹻脉之精气相合而来回循环，则眼睛受滋养。若两蹻脉精气不能滋养眼睛，则眼睛就不能开合。

【薛注】

按：阴维脉起于诸阴之交，其脉发于足少阴筑宾穴，为阴维之郄，在内踝上五寸腨肉分中。上循股内廉，上行入少腹，会足太阴、厥阴、少阴、阳明于府舍，上会足太阴于大横、腹哀，循胁肋会足厥阴于期门，上胸膈挟咽，与任脉会于天突、廉泉，上至前顶而终。

阳维脉起于诸阳之会，其脉发于足太阳金门穴，在足外踝下一寸五分。上外踝七寸，会足少阳于阳交，为阳维之郄。循膝外廉，上髀厌，抵小腹侧，会足少阳于居髎，循胁肋，斜上肘，上会手阳明、足太阳于臂臑，过肩前，与手少阳会于臑会穴、天髎穴，却会手足少阳、足阳明于肩井，入肩后，会手太阳阳蹻于臑俞，上循耳后，会手足少阳于风池，上脑空、承灵、正营、目窗、临泣，下额与手足少阳、阳明五脉会于阳白，循头入耳，上至本神而止。

带脉起于季胁足厥阴之章门穴，同足少阳循带脉，围身一周如束带然，又与足少阳会于五枢、维道。

【注释】

腨（shuàn）：小腿肚。

【语译】薛雪按：阴维脉起于足三阴经交会处（1），其脉始发于足少阴肾经筑宾穴，这是阴维脉的郄穴，在内踝上五寸处的小腿肚的肉分之中。向上沿大腿内侧（2），上行进入小腹部，与足太阴脾、足厥阴肝经、足少阴肾经、足阳明胃经会合于府舍穴，上行与足太阴脾经会合于大横穴、腹哀穴，顺着胁肋与足厥阴肝经会合于期门穴，上行胸部横膈（3）而夹咽喉部，与任脉会合于天突穴、廉泉穴（4），上至头顶前部而终。

阳维脉起于足三阳经交会处，其脉始发于足太阳膀胱经的金门穴（1），在足外踝下一寸五分处。上行于外踝七寸处，与足少阳胆经会合于阳交穴，这是阳维脉的郄穴。再顺着膝部外侧（2），上至髋关节，抵达小腹侧面，与足少阳胆经会合于居髎穴，顺着胁肋，斜上行于肘部，上行与手阳明大肠经、足太阳膀胱经会合于臂臑穴，经过肩前，与手少阳三焦经会合于臑会穴、天髎穴（3），回还而与手足少阳经、足阳明胃经会合于肩井穴，进入肩部后侧，与手太阳大肠经之阳蹻脉会合于臑俞穴，向

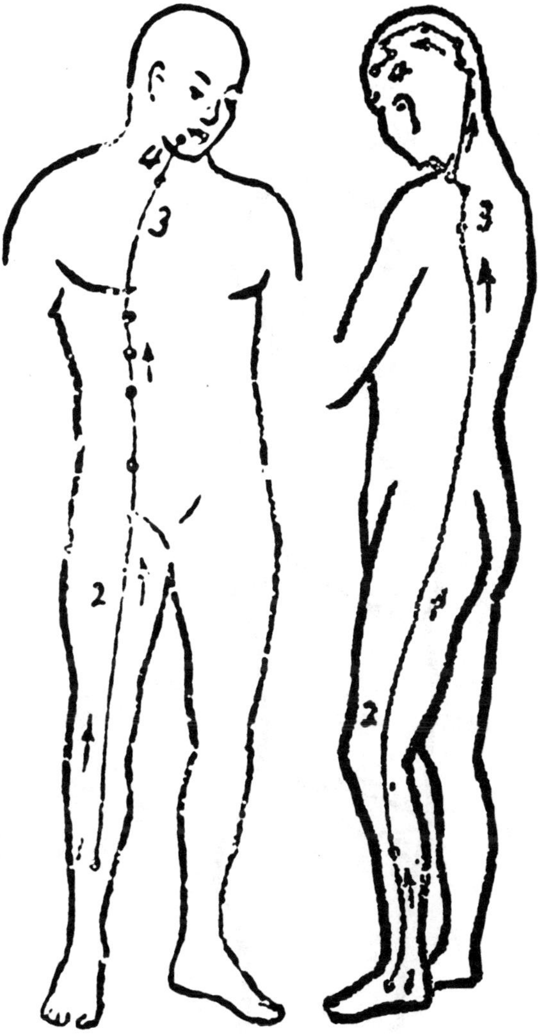

阴维、阳维图

上循行于耳后，与手足少阳经会合于风池穴，上至脑空、承灵、正营、目窗、临泣诸穴，从额头下行与手足少阳经、手足阳明经合为五脉，共同会合于阳白穴（4），循行头部入于耳，上至本神穴而终止。

带脉起于胁下小肋处足厥阴肝经的章门穴（1），同足少阳胆经循行于带脉，围绕腰身一周（2），如同束腰带一样，又与足少阳胆经会合于五枢穴、维道穴。

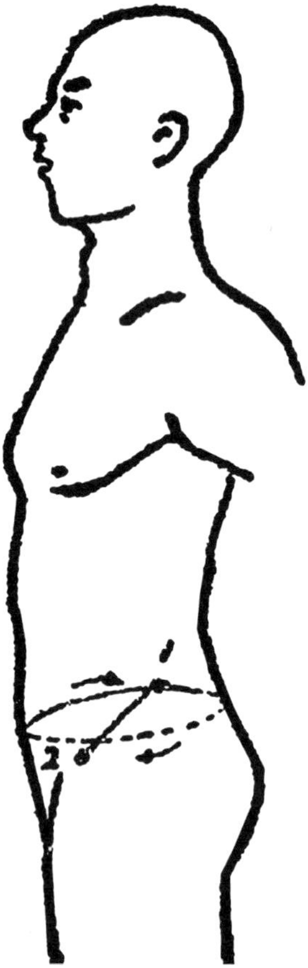

带脉图

【薛注】

二蹻为病，苦癫痫、寒热，皮肤淫痹，少腹痛，里急，腰及髋窌下相连阴中痛，男子阴疝，女子漏下。

二维为病，阴阳不能相维，则怅然失志，溶溶不能自收持。阳维为病苦寒热，阴维为病苦心痛。阳维主表，阴维主里。

带脉为病，腹满，腰溶溶如坐水中，妇人小腹痛，里急后重，瘛疭，月事不调，赤白带下。

李濒湖云：奇经八脉者，阴维也、阳维也、阴蹻也、阳蹻也、冲也、任也、督也、带也。阳维起于诸阳之会，由外踝而上行于卫分；阴维起于诸阴之交，由内踝而上行于营分，所以为一身之纲维也。阳蹻起于跟中，循外踝上行于身之左右；阴蹻起于跟中，循内踝上行于身之左右，所以使机关之蹻捷也。督脉起于会阴，循背而行于身之后，为阳脉之总督，故曰阳脉之海。任脉起于会阴，循腹而行于身之前，为阴脉之承任，故曰阴脉之海。冲脉起于会阴，夹脐而行，直冲于上，为诸脉之冲要，故曰十二经之海。带脉则横围于腰，状如束带，所以总约诸脉者也。是故阳维主一身之表，阴维主一身之里，以乾坤言也；阳蹻主一身左右之阳，阴蹻主一身左右之阴，以东西言也；督主身后之阳，任、冲主身前之阴，以南北言也；带脉横束诸脉，以六合言也。是故医而知乎八脉，则十二经、十五络之大旨得矣。

【注释】

苦：患病。

窌（liáo）：穴名，如肩窌、肘窌、髋窌。

溶溶：水流盛大貌。又宽广貌或盛多貌。

瘛疭（chìzòng）：惊风，痫病，亦泛指手足痉挛。

蹻（jiǎo）捷：矫捷，矫健敏捷。

【语译】二蹻脉产生疾病，患癫痫、寒热，皮肤浸淫麻木，小腹疼痛，内里拘急，腰及髋窌穴下相连的阴中疼痛，男子则患阴中疝气之病，女子则患漏下之疾。

二维脉产生疾病，患阴阳失衡而彼此不能相维系，则惆怅失意，似乎宽广盛多而又茫然无有，不能自控。阳维脉病则患寒热，阴维脉病则患心痛。阳维脉主表，阴维脉主里。

带脉产生疾病，出现腹满，腰部汗出多如坐水中，妇女则出现小腹疼痛，里急后重，抽搐痉挛，月经不调，赤白带下。

李时珍说：奇经八脉，就是阴维脉、阳维脉、阴蹻脉、阳蹻脉、冲脉、任脉、督脉、带脉八脉。阳维脉起于足三阳经交会处，从外踝而上行到卫分；阴维脉起于足三阴经交会处，从内踝而上行到营分，所以二维脉是一身之纲维。阳蹻脉起于脚跟之中，顺着外踝上行于身体左右；阴蹻脉起于脚跟之中，顺着内踝上行于身体左右，所以二蹻脉能使人体机关矫健而敏捷。督脉起于会阴，顺着脊背而行于身后，成为阳脉之总领，故而称作“阳脉之海”。任脉起于会阴，顺着腹部行于身体前面，成为阴脉之担荷与负载，故而称作“阴脉之海”。冲脉起于会阴，夹脐上行，直接激荡于上，成为诸脉之冲要，故而称作“十二经之海”。带脉则横贯而穿行于腰围，如同束系腰带之状，所以在总体上约束诸脉。因而，阳维脉主一身之表，阴维脉主一身之里，是从天地而言；阳蹻脉主一身左右之阳，阴蹻脉主一身左右之阴，是从东西而言；督脉主身后之阳，任脉、冲脉主身前之阴，是从南北而言；带脉横穿约束诸脉，是从天地四方之六合而言。所以行医如果掌握这八脉，那么十二经与十五络的要旨就掌握了。

【按语】此篇中薛雪对于二蹻二维及带脉，做了大量的资料补充。薛雪精于奇经治法，其《扫叶庄瓢老人医案·经产淋带女科杂治》中所载，几乎所有医案都可以见到对于奇经八脉病变引起女科的治法。

【薛注】

愚按：直行曰经，旁支曰络。经有十二，手之三阴三阳、足之三阴三阳也。络有十五者，十二经各有一别络，而脾又有一大络，并任、督二络，为十五络也。合计二十七气，如泉之流不舍昼夜，阴脉营于五脏，阳脉营于六腑，终而复始，如环无端。其流溢之气入于奇经，转相灌溉。八脉无表里配合，不成偶，故曰奇也。正经犹沟渠，奇经犹湖泽，譬之雨降沟盈，溢于湖泽也。脏腑者，经络之本根；经络者，脏腑之枝叶。谙于经络，则阴阳表里、气血虚实了然于心目。初学人必先于是，神良者亦不外于是。第粗工昧之，诋其迂远不切；智士察之，谓其应变无穷耳。

【注释】

营：圆环，循环。

诋（dǐ）：贬斥，指责。

【语译】薛雪总结《经络》篇：直行之脉称作经，旁主支脉称作络。经脉共有十二，即手三阴经、手三阳经、足三阴经、足三阳经。络脉共有十五，即十二经各有一别络，而脾又有一大络，连同任脉、督脉的二络，共为十五络。合计二十七气，如泉之水流昼夜不停，阴脉循环于五脏，阳脉循环于六腑，终而复始，如圆环般而无头亦无尾。其脉气流行漫溢而进入奇经，辗转相互灌溉。奇经之八脉为没有表里配合，不成偶双，所以称为“奇”。正经犹如沟渠，奇经犹如湖泽，比方为雨水降落而沟渠盈满，漫溢于湖泽之中。脏腑是经络的根本，经络则是脏腑的枝叶；熟知经络，则阴阳表里、气血虚实，于心中就清楚了然。初学者必须先掌握这些，高明医生也不外乎这些。只是医道粗疏的医生不明白这些，贬斥为迂阔而不切合实际的说法；明智之士明察事理，则称述掌握这些就能应对变幻无穷的问题。

二、治　则

《治则》：本章叙述了治疗的基本原则与原理，介绍了药物、针刺、按摩、沐浴等疗法，分析了方剂的组成与运用，具有启发性的指导意义。

第一篇：千变万化，阴阳为纲。

【内经】《阴阳应象大论》曰：阴阳者，天地之道也，万物之纲纪，变化之父母，生杀之本始，神明之府也。治病必求其本。

【知要】此明天地万物，变化生杀，总不出于阴阳，察乎此者可以当神明矣。故治病者万绪纷然，必求于本，或本于阴，或本于阳，阴阳既得，病祟焉逃？芩连姜附，尽可回春；参术硝黄，并能起死。此之未辨，畏攻畏补，忧热忧寒，两岐必至于误生。广络遗训于圣哲，本顾可弗求乎哉！

【注释】

岐：同“歧”，分支，分岔。

顾：却，反而。

【语译】《素问·阴阳应象大论》说：阴阳，是天地间的根本规律、万物的大纲要领、千变万化的由来起因、生长消杀的最终根源，是人体精神的府库。凡是治病一定要寻求其根本原因。这段话说明天地的变化，万物的生杀，其根源不外乎阴阳，察明于这一点的人，可以称作神圣者了。所以治疗疾病千头万绪而纷繁错杂，一定要寻求其根本原因，或根源于阴，或根源于阳，阴阳已经掌握，病魔无处可藏。黄芩、黄连、生姜、附子，完全可以拯救性命；人参、白术、芒硝、大黄，一概都能起死回生。若病因未辨认清楚，既担心攻又害怕补，既忧虑热又忧虑寒，进退维谷必然会贻误性命。滥施药材而无针对性地误治，遗留笑柄于智者，对于阴阳反而不加探求，行吗！

第二篇：考察病机，虚实有无，求之责之，各司其属；求其所属，责之水火。

【内经】《至真要大论》曰：谨守病机，各司其属；有者求之，无者求之；盛者责之，虚者责之；必先五胜，疏其血气，令其调达而致和平。

【知要】此言病状繁多，各宜细察，然总不外于虚实也。谨守者，防其变动也。病而曰机者，状其所因之不齐，而治之不可不圆活也。属者，有五脏之异、六腑之异、七情之异，六气之异、贵贱之异、老少之异，禀畀有虚实之异，受病有标本之异，风气有五方之异，运气有胜复之异，情性有缓急之异，有尝贵后贱之脱营，尝富后贫之气离守，各审其所属而司其治也。有者求之二句，言一遇病症，便当审其所属之有无也。盛者责之二句，是一章之大纲，于各属有无之间分别虚实而处治也。然至虚似实，大实似虚，此又不可不详为之辨也。必先五胜者，如木欲实，金当平之之类是也。疏其血气，非专以攻伐为事，或补之而血气方行，或温之而血气方和，或清之而血气方治，或通之而血气方调。正须随机应变，不得执一定之法，以应无穷之变也。此治虚实之大法，一部《内经》之关要也。

【按语】《至真要大论》：《素问》篇名之一，原文脱。该篇主要论述六气致病及诊治等，提出病机十九条及制方规范，强调其“至真至要”。

【注释】

谨守：谨慎预防疾病变化发展。

机：事物变化的机关，机要。疾病而以“机”命名，描绘其病因之复杂、病情之多变，而治法须圆通灵活。

属：即类属，指脏腑、情志、贵贱、老少、禀赋、五方、六气等因素所导致的病机类属。

“盛者责之”二句：是这一章的大纲，指要区分虚实进行治疗。王冰注病机言：寒之不寒，责之无水；热之不热，责其无火。

必先五胜：指首先掌握五行规律，防止疾病的传变。如肝木快要变实，应当先实肺金来平定肝木之实。

状其所因：描述疾病原因。状，状摩，陈述，描绘。

禀畀（bì）：赋予，赐予，指天赋，禀赋。

胜复：五运六气有强胜凌弱与反扑报复的现象。

【语译】《素问·至真要大论》说：注意病机变化而谨防病情恶化，考察其内外因素而根据病机范畴归类；不管有无六淫病邪，都要仔细探求其复杂因素而辨清其病机归属；不管实证还是虚证，治法都要察看病人体质的虚实；必须掌握五行规律以防止五脏疾病传变，疏通血气而使之调顺畅通，从而达到阴阳和平。

这段话讲病状繁多，对各种疾病应当细察，然而总不外乎虚实二字。病因差异很大，病人身体的有脏腑情志、老少禀赋等因素，社会影响则有地位贵贱、财富多寡等因素，自然界则有五方风气、六气淫邪、运气胜复等因素，得病则有标本先后等因素。地位和财富的变化，足以造成失意伤血或精失气脱。这些情况都要仔细考察其病因病机而进行有针对性的治疗。然而极虚者近似实证，大实证又近似虚证，这又不可不详辨。所以凡遇疾病，不可只顾攻邪，或先用补法而使血气疏通，或先用温法而使血气平和，或先用清法而使血气正常，或先用通法而使血气调顺。这正须随机应变，而非仅守一定不变之法，如此才能应对无穷无尽的变化。这是治疗虚实的大法，也是一部《内经》的关键。

【内经】君一臣二，奇之制也，君二臣四，偶之制也；君二臣三，奇之制也；君二臣六，偶之制也。

【知要】君者，品味少而分两多。臣者，品味多而分两少。奇制从阳，偶制从阴。

【注释】

君：主病之药，药味少而份量多。

臣：佐君之药，药味多而份量少。

奇：《类经》曰："奇方属阳而轻，偶方属阴而重。"奇之制，属性轻阳。

偶之制：属性阴沉。

【语译】君药一味而臣药二味，是奇制而轻阳，君药二味而臣药四味，是偶制而阴沉；君药二味而臣药三味，是奇制而轻阳；君药二味而臣药六味，是偶制而阴沉。

【内经】故曰：近者奇之，远者偶之；汗者不以偶，下者不以奇。

【知要】病在上者为近，属阳，故用奇方，取其轻而缓也。

病在下者为远，属阴，故用偶方，取其重而急也。汗者不以偶，阴沉不能达表也。下者不以奇，阳升不能降下也。

【注释】

“近者奇之，远者偶之”：《类经》曰：“近者为上为阳，故用奇方，用其轻而缓也。远者为下为阴，故用偶方，用其重而急也。”

【语译】所以说：疾病在上焦用奇方，疾病在下焦用偶方；发汗不用偶方，攻下不用奇方。因为疾病在上焦为近，属性轻阳，所以用奇方，其病轻而取奇方攻力的轻缓；疾病在下焦为远，属性阴沉，所以用偶方，其病重而取偶方攻力的重急。发汗不能用偶方，因药剂阴沉不能使病邪透达体外；攻下不能用奇方，因奇方轻阳上升不能使病邪降沉泄下。

【内经】补上治上制以缓，补下治下制以急，急则气味浓，缓则气味薄。适其至所，此之谓也。

【知要】上药宜缓，欲其曲留上部；下药宜急，欲其直达下焦。欲急者，须气味之浓，欲缓者，须气味之薄。缓急得宜，浓薄合度，则适其病至之所，何患剂之弗灵乎？

【注释】

曲留：逗留，屯留。

【语译】补养上焦或治理上焦，法当用轻缓之剂，目的是让功效屯留于上焦；补养下焦或治理下焦，法当用峻急之剂，目的是让药效直达下焦。想让功效峻急，必须让药物的气味浓厚；想让功效轻缓，必须让药物的气味轻薄。所以缓急得当，浓薄合适，则药物就能顺利达到疾病所在之处。

【内经】病所远而中道气味之者，食而过之，无越其制度也。

【知要】病之所在远，而药则必由于胃，用之无法则未达病所，则中道先受其气味矣。当于食为度，而使远近适宜。是过之也，过，犹达也。欲其近者，药在食后，则食载药而留止于上；欲其远者，药在食前，则食坠药而疾走于下。服药有疾徐，根梢有升降，气味有缓急，药剂有汤丸膏散，各须合法，无越其度也。

【注释】

食而过之：《素问直解》曰："食而过之者，以食之先后，使药之过于上下也。如病在上而远于中，则先食后药，使过于上；病在下而远于中，则先药后食，使过于下，此服药先后之法。"这个"过之"的"过"，犹如到达之义。

制度：指服药的先后次序与速度快慢，以及配药所用根部与末梢的升降功用、气味的缓急属性、剂型的汤丸膏散分类等注意事项。

【语译】疾病所在远处下焦，而吃药后，则药必须经由胃部，中焦先接受药物的气与味，应当先服药后饮食，使药到达于下焦，不可逾越服药的先后法度。服用次序合度，则药物到达远近的位置适宜。想要药物近在上焦，则药在食后，食能载药而留止于上；想要药物远在下焦，则药在食前，食能坠药而速行于下。服药亦须注意速度快慢，用药则须注意根部与末梢的升降功用、气味的缓急属性、剂型的汤丸膏散分类，都不能逾越其规矩。

【内经】是故平气之道，近而奇偶，制小其服也。远而奇偶，制大其服也。大则数少，小则数多，多则九之，少则二之。

【知要】近病远病，各有阴阳表里之分，故远方近方，各有奇偶相兼之法，或方奇而分两偶，或方偶而分两奇，此奇偶互用也。近而奇偶，制小其服，小则数多而尽于九；盖数多则分两轻，性力缓而仅及近病也。远而奇偶，制大其服，大则数少，而止于二；盖数少则分两重，性力专而直达远病也。是皆奇偶互用法之变也。

【注释】

奇偶：指奇偶互用之法。

制小其服：药味多则份量轻，药物的性力轻缓而仅仅可以到达近病的所在之处。小则药味数可多到九。

制大其服：药味少则份量重，药物的性力专一而能直达远病所在之处。大则药味数少而不低于二。

【语译】所以平衡阴阳之道，近在上焦之病的奇偶选用，则制剂小，使药味多而份量轻，药力轻缓而可达近病所在；远在下焦之病的奇偶选用，则制剂大，使药味少而份量重，药力专一而直达远病所在。小则药味数可多到九，大则药味数少而不低于二。治疗应当因病制宜。无论近病远病，各有阴阳表里的区分；近病远病之方，各有奇偶相兼的法度。药方为奇而份量为偶，或药方为偶而份量为奇，这是奇方偶方灵活变通的交互运用。

【内经】奇之不去则偶之，是谓重方。偶之不去，则反佐以取之，所谓寒热温凉，反从其病也。

【知要】此变通之法也。始用药奇而病不去，变而为偶，奇偶迭用，是曰重方。重者，复也。若偶之而又不去，则当求其微甚真假，反佐以取之。反佐者，顺其性也。如以热治寒而寒拒热，则反佐以寒而入之；以寒治热而热格寒，则反佐以热而入之。又如寒药热服，热药冷服，皆变通之妙用也。王太仆曰：热与寒背，寒与热违，微小之热为寒所折，微小之冷为热所消；大寒大热必能与违性者争，与异气者格。是以圣人反其佐以同其气，令声应气求也。

【注释】

重（chóng）方：奇变为偶，奇偶连用，则是重方。重，复又之义。

反佐以取之：《素问直解》曰："反佐以取者，以寒治寒，以热治热，以温治温，以凉治凉，所谓寒热温凉，反从其病而取治之也。"反佐，即治法顺其病性。

微甚：指疾病轻重。

【语译】用奇方而病不去，则用偶方，则是重方治法，是变通之法。若用重方而病仍不去，则应当推求疾病的轻重与病证的真假，用反佐法治疗，即顺从疾病属性而采取的治法。比如"以寒治寒，以热治热，以温治温，以凉治凉"的治法。以热药治寒病而顾及寒病抗拒热药，则反佐以寒药；以寒药治热病而顾及热病格拒寒药，则反佐以热药。又如寒药采取热服法，热药采取冷服法，都是变通的妙用之法。唐代医家王冰说：热与寒相背，是轻度热证被寒性所折损；寒与热相反，是轻度寒证为热性所消减；而大寒大热必定能与相反之性抗争，必会与异常之气格拒。所以圣人知道治法顺从其病性，用同气辅佐用药，取得如鼓应声、同气相求的效果。

【内经】辛甘发散为阳，酸苦涌泄为阴，咸味涌泄为阴，淡味渗泄为阳，六者或收或散，或缓或急，或燥或润，或软或坚，以所利而行之，调其气使其平也。

【知要】涌，吐也。泄，泻也。渗泄，利小便也。辛主散主润，甘主缓，酸主收主急，苦主燥主坚，咸主软，淡主渗泄，各因其利而行之，气可平矣。

【注释】

涌：即吐之义。

泄：泻利之义。

渗泄：宣散发汗与通利小便。渗为解表，泄为利小便。

【语译】辛味主宣散而润泽，甘味主舒缓，淡味主宣散而利小便，辛甘淡三味俱属阳性；酸味主收敛而躁急，苦味主燥涸而坚劲，咸味主柔软而能涌吐泄泻，酸苦咸三味具涌吐泻泄而属性为阴；六味或收敛或发散，或舒缓或躁急，或燥涸或润泽，或柔软或坚劲，各种药性借助其便利属性而发挥作用，则阴阳调顺而气归和平。

【内经】寒者热之，热者寒之，微者逆之，甚者从之。

【知要】义见上。

【注释】

逆之：正治，即以寒药治热证，以热药治寒证之类。

从之：反治，即顺从病性，以热药治热证，以寒药治寒证之类。

【语译】寒证则以热药治疗，热证则用寒药治疗，轻病用正治法，重症用反治法。

【内经】坚者削之，客者除之，劳者温之，结者散之，留者攻之，燥者濡之，急者缓之，散者收之，损者益之，逸者行之，惊者平之，上之下之，摩之浴之，薄之劫之，开之发之，适事为故。

【知要】温之，甘温能除大热也。逸，即安逸也。饥饱劳逸皆能成病，过于逸则气脉凝滞，故须行之。上者，吐也。摩者，按摩也。薄者，即薄兵城下之义。适事为故，犹云中病为度，适可而止，毋太过以伤正，毋不及以留邪也。

【注释】

温：指用甘味性温之功效除大热。

逸：指过度安逸而气滞血瘀，经脉凝涩，所以必须采用疏通法。饥饱与劳逸都能产生疾病。

上：指涌吐。

摩：即按摩。

薄（bó）：逼近，接近。如兵临城下，大敌当前之义。

适事为故：使用恰当医治法，适度为要，适可而止，不伤正气，也不留病邪，最终使病人恢复如故。

【语译】坚硬者采用消削法，积邪者采用去除法，虚劳者采用甘温之性除其大热，结聚者采用宣散法，驻留者采用攻除法，燥热者采用濡润法，急疾者采用舒缓法，耗散者采用收敛法，损伤者采用补益法，过度安逸者采用疏通经脉法，惊骇者采用平定法。根据病情所宜或涌吐或泄下，或按摩或沐浴，或迫病或劫邪，或开郁或发汗。总之因病制宜，因势利导，适可而止，不可太过而伤正气，也不能不及而留病邪，最终使病人恢复如故。

【内经】逆者正治，从者反治。从少从多，观其事也。

【知要】从少，谓一从而二逆；从多，为二从而一逆也。事，即病也，观其病之轻重，而为之多少也。

【注释】

从少：指从治为一而逆治为二。

从多：指从治为二而逆治为一。

事：指疾病之轻重。

【语译】逆治法为正治法，从治法为反治法。从治法采用的多与少，要根据疾病的轻重而决定，或从治多于逆治，或逆治多于从治。

【内经】热因寒用，寒因热用，塞因塞用，通因通用，必伏其所主，而先其所因。其始则同，其终则异。可使破积，可使溃坚；可使气和，可使必已。

【知要】寒病宜热，然寒甚者格热，须热药冷服，此热因寒用也。热病宜寒，然热甚者格寒，须寒药热服，此寒因热用也。塞因塞用者，如下气虚乏，中焦气壅，欲散满则更虚其下，欲补下则满甚于中，治不知本而先攻其满，药入或减，药过依然，气必更虚，病必转甚。不知少服则壅滞，多服则宣通；峻补其下则下自实，中满自除矣。通因通用者，或挟热而利，或凝寒而泄；寒者以热下之，热者以寒下之，伏其所主，利病之本也。先其所因者，求病之由也。其始则同，言正治也；其终则异，言反治也。明于反治，何病不愈？

【注释】

热因寒用：寒证本当用热药，然而严重的寒证格拒热药，则必须以热药配合冷服法，这就是“热因寒用”。

寒因热用：热证本当用寒药，然而严重的热证格拒寒药，则必须以寒药配合热服法，这就是“寒因热用”。

塞因塞用：指补药治中满。比如对于下焦虚而中满之症，则峻补下焦而使下焦变实，中满则自然消除。

通因通用：指攻药治下利。比如针对寒泻以热药下其病，热痢以寒药下其病。

伏其所主：制伏疾病的主症。

先其所因：首先探求疾病的根由。

其始则同：与正治相对而言，反治法开始是用热服法治热证，用冷服法治寒证，用峻补药治塞证，用通利药治泄证，是顺其病性。

其终则异：指反治结果是热者变寒，寒者变热，塞者变通，通者变塞，是使病性改变。

【语译】反治之道，有热因寒用，寒因热用，塞因塞用，通因通用。热因寒用，即因严重的寒证格拒热药，以热药治寒证时借助于冷服法；寒因热用，即严重的热证格拒寒药，以寒药治热证时借助于温服法；塞因塞用，即以补药治中满，如下焦虚而中满之症，峻补下焦而使下焦充实，中满则随之消除；通因通用，即以攻药治下利，如对寒泻之证用热药通下其病，对热痢之证用寒药通下其病，则泻痢而借助下法进行治疗。因为下焦气虚而疲乏，中焦气塞，若用宣散法驱除腹满则下焦更虚，若补养下焦则中焦更满。医治不知根本而先攻腹满，药刚入或许腹满稍减，药过后则腹满依然，下焦气必更虚，疾病必然变得更严重。殊不知少服补药则会壅滞，多服则能宣通；峻补下焦则下焦自然充实，中满亦自然消除。再比如有人夹带热气而产生痢疾，有人凝结寒气而出现泄泻；寒泻应当以热下其病，热痢应当以寒药下其病，制伏疾病的主症，这是治疗痢疾的根本之法。定要制伏疾病的主症，则首先必须探求疾病的根由。与正治相对而言，反治法治疗初期是药性顺其病性，治疗结果则是热证变寒，寒证变热，塞证变通，通证变塞，使病性得以改变。如此之反治，补益法可使聚积破除，可使顽症溃散；通利法可使血气平和，可使疾病必除。

通晓反治之法，则什么疾病都能治愈！

【内经】诸寒之而热者取之阴，热之而寒者取之阳，所谓求其属也。

【知要】用寒药治热病，而热反增，非火有余，乃阴不足也。阴不足则火亢，故当取之阴，但补阴则阳自退耳。用热药治寒症，而寒反增，非寒有余，乃阳不足也。阳不足则阴寒，故当取之阳，但补水中之火，则寒自消耳。求其属者，求于本也。一水一火，皆于肾中求之，故王太仆曰：益火之源以消阴翳，壮水之主以制阳光。六味、八味二丸是也。

【注释】

求其属：即推求疾病的根本致病因素。

【语译】诸正治以寒药治热证而热不消，应当医治阴虚；以热药治寒证而寒不消，应当医治阳虚，即所谓推求疾病的根本致病因素。因为用寒药治热病而发热更严重，并非因为病人火气有余，而是阴气不足。阴气不足则火气亢盛，所以应当治疗阴虚，只要补足阴气，那么阳盛之火则自然消退。用热药治寒病，阴寒反而加重，并非阴气有余，而是阳气不足。阳气不足则滋生阴寒，所以应当治疗阳虚，只要补足水中之火，即肾阳足则阴寒自然消退。一水一火，即肾阴肾阳，都可在肾中寻求，所以唐代医家王冰说：补益肾火这阳气之根源，从而消除阴盛之疾；滋壮肾水这阴液之要素，从而制服阳盛之疾。六味丸、八味丸就有这种功效。

【内经】夫五味入胃，各归所喜攻，酸先入肝，苦先入心，甘先入脾，辛先入肺，咸先入肾。久而增气，物化之常也，气增而久，夭之由也。

【知要】增气者，助其气也。如黄连之苦，本入心泻火，多服黄连，反助心火。故五味各归，久而增气，气增必夭折，可不慎欤？

【注释】

增气：即辅助其气，此指过度使用则反助增邪气。

【语译】药之五味进入胃中，各按其属性归经以攻除疾病，酸味先入肝经，苦味先入心经，甘味先入脾经，辛味先入肺经，咸味先入肾经。药物久服反而助长邪气，这是事物变化的常规。比如黄连的苦味，原本功用是进入心经而泻火，多服黄连，反而助长心火之气。邪气不断增加，是导致丧命的由来。所以用药必须慎重！

第三篇：审证阴阳，因病制宜；虚实表里，对证施治。

【内经】《阴阳应象大论》曰：因其轻而扬之，因其重而减之，因其衰而彰之。

【知要】轻者在表，宜扬而散之。重者在内，宜减而泻之。衰者不补，则幽潜沉冤矣，补则再生，故曰彰。

【注释】

彰：指色彩鲜明，彰显于面部。与疾病沉重而面色沉夭枯涩义相对。

沉冤：难以辩白或久未昭雪的冤屈；此处指形体屈缩而不能舒展，疾病沉重而丝毫没有起色。

【语译】《素问·阴阳应象大论》说：病轻在表，则使用宣散法；病重在内，则使用泻下法；气血虚衰而疾病沉重者，则补益气血而重新恢复其健康。

【内经】形不足者，温之以气；精不足者，补之以味。

【知要】此彰之之法也。阳气衰微则形不足，温之以气，则形渐复也。阴髓枯竭则精不足，补之以味，则精渐旺也。

【语译】阳气衰微而形体羸瘦，则用温补阳气之药而使形体逐渐恢复；骨髓津液枯竭而阴精不足，则用滋补阴味之药而使阴精逐渐充足。

【内经】其高者，因而越之。

【知要】高者，病在上焦。越者，吐也，越于高者之上也。

【注释】

高：指病在上焦。

越：指涌吐法，越出于上焦之上。

【语译】病在上焦，则据所处位置而使用涌吐法祛除病邪。

【内经】其下者，引而竭之。

【知要】下者，病在下焦。竭者，下也，引其气液就下也，通利二便皆是也。或云引者，蜜导、胆导之类，竭者，承气、抵当之类。

【注释】

下：指病在下焦。

竭：指泄下法。引导其气液下行，通利二便，都属于这类治法。

【语译】病在下焦，则据所处位置而使用引气液下行及通利二便法以祛除病邪。如蜜煎导法、猪胆导法之类的便秘治法，承气汤、抵当汤之类的积聚治法。

【内经】中满者，泻之于内。

【知要】中满，非气虚中满也，如胀满而有水有积，伤寒而结胸便闭是也。内字与中字照应。

【注释】

中满：腹部胀满。“中”与“内”字相呼应。

【语译】腹部胀满，则采用泄除内积法。如水湿或积聚之胀满，伤寒而结胸或便闭之类，而非气虚腹满。

【内经】其有邪者，渍形以为汗。

【知要】渍，浸也。如布桃枝以取汗，或煎汤液以熏蒸。或表清邪重，药不能汗；或冬月天寒，发散无功，非渍形之法不能汗也。

【注释】

渍形以为汗：《类经》曰：“张苗烧地加桃叶于上以蒸汗，或用药煎汤浴洗之，皆渍形之法也。”渍，浸之义。

布：铺设，陈列。

【语译】病邪在体内，则使用熏泡身体的治法来发汗。如烧地铺桃叶于上来蒸汗，或煎桃枝水来熏蒸，都是发汗法。而有时病邪重而采用药物表清法难以发汗，有时则因冬季天寒而发散无效，不用浸泡或汤浴法则无法发汗。

【内经】其在皮者，汗而发之。

【知要】邪在皮则浅矣，但分经汗之可也。

【语译】病邪在皮肤病浅，则根据所属之经采取发汗法。

【内经】其慓悍者，按而收之。

【知要】慓者，急也；悍者，猛也，怒气伤肝之症也。按者，制伏；酸收，如芍药之类是也。

【注释】

慓（piào）悍：急疾凶猛，指怒气伤肝之症。慓，急之义；悍，猛之义。

按：制伏，迫使屈服。《类经》曰："按得其伏，则可收而制之矣。"此指使用酸收之药制伏疾病。

【语译】病邪来势急疾凶猛，则采用制伏而收敛之法治疗。如怒气伤肝而病势凶猛，则使用酸收之药如芍药之类，来制伏疾病。

【内经】其实者，散而泻之。

【知要】阴实者，以丁、姜、桂、附散其寒。阳实者，以芩、连、栀、柏泻其火。

【语译】病属实证，则用宣散法或清泻法进行治疗。是阴实，就用丁香、生姜、桂枝、附子之类散除其寒；是阳实，就用黄芩、黄连、栀子、黄柏之类泻除其火。

【内经】审其阴阳，以别柔刚。

【知要】审病之阴阳，施药之柔刚。

【语译】细察疾病的阴阳属性，区别用药的柔剂或刚剂。

【内经】阳病治阴，阴病治阳。

【知要】阳胜者阴伤，治其阴者，补水之主也；阴胜者阳伤，治其阳者，补水中之火也。

【语译】阳病则取治于阴，因为阳胜则伤阴；阴病则取治于阳，因为阴胜则伤阳。治疗阴伤则滋补肾阴之水，治疗阳伤则温补肾之火。

【内经】定其血气，各守其乡。

【知要】或血或气，用治攸分，各不可紊也。

【注释】

乡：向（嚮）的古字，指方向、方位。

【语译】确定是血病或气病，遵循各自规律而使用治法，各有所分而不可紊乱。

【内经】血实宜决之。

【知要】导之下流，如决江河也。

【注释】

决：疏通，如同排除江河水道的壅塞一般。

【语译】血实证应该采取疏通法，即疏理而导通使之向下泄泻。

【内经】气虚宜掣引之。

【知要】提其上升，如手掣物也。

【注释】

掣（chè）：牵引。以手牵引东西使其上升一样。

【语译】气虚证应该采取提气法，牵引而向上提升其气。

第四篇：治病有则，用药有规；必先岁气，毋伐天和。

【内经】《五常政大论》曰：病有久新，方有大小，有毒无毒，固宜常制矣。

【知要】病久者，宜大剂；病新者，宜小剂。无毒者，宜多用；有毒者，宜少用。

【语译】《素问·五常政大论》说：患病有宿疾与新病之分，药方有大剂与小剂之分，药物有有毒与无毒之分，确实该按常规使用。宿疾者则用大剂，新病者则用小剂；无毒之药可以多用，有毒之药则该少用。

【内经】大毒治病，十去其六；常毒治病，十去其七；小毒治病，十去其八；无毒治病，十去其九。

【知要】药不及则病不痊，药太过则正乃伤。大毒治病，十去其六，便当止矣。毒轻则可任，无毒则可久任也。

【语译】大毒之药治病，病在十去其六时则止；常毒之药治病，病在十去其七时则止；小毒之药治病，病在十去其八时则止；无毒之药治病，病在十去其九时则止。因为用药不足则病不能痊愈，用药太多则伤正气。毒轻之药使用时间可据情而定，无毒之药则可久服。

【内经】谷肉果菜，食养尽之，无使过之，伤其正也。

【知要】病虽去而有未尽去者，当以饮食养正，而余邪自尽。若药饵太过，便伤正气。

【语译】疾病大除却未完全治愈，最好尽量用谷类、肉类、水果、蔬菜这些饮食调养，从而使疾病尽除，不要过多使用药物，以免伤损正气。

【内经】必先岁气，毋伐天和。

【知要】五运有纪，六气有序，四时有令，阴阳有节，皆岁气也。人气应之以生长收藏，此天和也。于此未明，则犯岁气、伐天和矣。

【注释】

岁气：指每年主时令司政之气。五运六气有其秩序，以天干地支轮纪其年份，四时有其时令，阴阳有其节气，这些都属于每年的岁气。

【语译】一定要先掌握每年主时令之气，不要违逆岁气，不要触犯天和之气。因为五运六气有其秩序，以天干地支轮纪其年份，四时有其时令而阴阳有其节气；人们有生、长、收、藏的过程，则是应合每年的岁气，也是人应合天之和。否则不清楚这一点，就会违逆岁气而触犯天和之气。

第五篇：孕妇用药，适量而止。

【内经】《六元正纪大论》黄帝问曰：妇人重身，毒之何如？岐伯曰：有故无殒，亦无殒也。

【知要】有孕曰重身。毒之，用毒药也。故者，如下文大积大聚之故。有是故而用是药，所谓有病则病当之，故孕妇不殒，胎亦不殒也。

【注释】

重（chóng）身：怀孕。

毒之：意即使用有毒之药。

故：缘故，指积聚病症，如同下文所说大积大聚之故。

殒：指其母之损与胎儿堕亡。王冰注："无殒，言母必全；亦无殒，言子亦不死也。"

【语译】《素问·六元正纪大论》黄帝问：妇人怀孕，使用有毒之药会怎样？岐伯回答：有其缘故而使用有针对性的药物，则药力由疾病来承当，所以孕妇不会受损，胞胎也不会堕殒。

【内经】帝曰：愿闻其故何谓也？岐伯曰：大积大聚，其可犯也，衰其大半而止。

【知要】大积大聚，非毒药不能攻，然但宜衰其大半，便当禁止，所谓大毒治病，十去其六者是也。

【注释】

衰（cuī）：削弱，减少。

【语译】黄帝说：希望听听"有其缘故"怎么讲？岐伯回答：缘故指大积大聚，这是可以触犯的，用药消除疾病大半就停止。因为大积大聚，不用大毒之药则不能攻除，然而只能减除其大半，就该停用，所谓"大毒治病，十去其六"就是这类情况。

【薛注】

愚按：论治之则，载由经籍，圆通之用，妙出吾心；如必按图索骥，则后先易辙，未有不出者矣。子舆氏曰：梓匠轮舆，能与人以规矩，不能使人巧。故夫揆度阴阳，奇恒五中，决以明堂，审于终始，其亦巧于规矩者乎？

【注释】

按图索骥：按照图像寻找良马，比喻拘泥成法办事。语本《汉书·梅福传》。

子舆氏：孟子名轲，字子舆。《孟子·尽心下》载："梓匠轮舆，能与人规矩，不能使人巧。"

奇恒：《素问·玉版论要》曰："揆度者，度病之浅深也；奇恒者，言奇病也。"《素问直解》曰："奇，异也。恒，常也。奇恒，异于恒常之病也。……人有奇恒之病，而揆度其脉，是行奇恒之法也。"

【语译】薛雪总结《治则》篇：论治的法则已由经典医籍记载，而灵活变通运用的奥妙则出自医家的心得妙悟。如果按图索骥，拘泥办事，那么前后路线不一，无法把握道路方向而不免出轨翻车。孟子说：梓人、匠人、轮人、舆人这些工匠，能教给人如何运用圆规与矩尺，但是不能使人巧妙地掌握技术。所以推测阴阳属性，揣度五脏奇病，判断针灸穴位，考察经络终始，岂不是比运用圆规与矩尺的技巧还要神吗？

三、病　能

《病能》：本章分析了内外科各种病症，包括诊断、病因、病机、归类、预后、治法及其原理。《素问》有《病能》篇，及

“阴阳更胜之变，病之形能”“上观下观……之病能”等句，因以为篇名。提示诊断必须全面，关键在于把握阴阳。

第一篇：病机十九，道其常例；详察阴阳，深究水火。

【内经】《至真要大论》曰：诸风掉眩，皆属于肝。

【知要】诸风者，风病不一也。掉，摇动也。眩，昏花也。风木善动，肝家之症也，掉眩虽同，而虚实有别，不可不察焉。

【注释】

病能（tái）：“能”通“态（態）”，形态。《素问》有《病能》篇，又《方盛衰论》曰：“上观下观……视其大小，合之病能。”又《阴阳应象大论》曰：“此阴阳更胜之变，病之形能也。”《类经》曰：“能，情状之谓。”又：“凡致病之害，皆谓之能。”故“病能”指全面诊察所获之病症，即“上观下观……之病能”，亦“阴阳更胜”所导致的病变。

诸风：指风证的症状多样不一。

掉：摇动震颤。

眩：眩晕眼花。

【语译】《素问·至真要大论》说：各种中风、震颤、眩晕之症，其病机都归属于肝。因为风木之性善动，是肝脏之症状，震颤、眩晕病症虽然与肝风症状相同，而虚实有差别，不可不细察。

【内经】诸寒收引，皆属于肾。

【知要】收，敛束也。引，牵急也。筋脉挛急本是肝症，而属于肾者，一则以肾肝之症同一治；一则肾主寒水之化，肾虚则阳气不充，营卫凝泣，肢体挛踡，所谓寒则筋急也。

【注释】

收：收敛约束之义。

引：牵掣拘急之义。

凝泣（sè）：凝结阻塞，涩滞不畅。泣，通涩。

挛踡：痉挛踡曲，筋急之症。

【语译】各种寒证及其筋急之症，其病机都归属于肾。抽搐筋急之症本属于肝症，而又属于肾的缘故，一是因为肾肝之病同一治法；一是因为肾主寒水之化生，肾虚则导致阳气不充足，营血卫气涩滞不畅，肢体痉挛踡曲，即所谓寒凝则筋脉拘急的症状。

【内经】诸气膹郁，皆属于肺。

【知要】膹者，喘急上逆。郁者，痞塞不通。肺主气，气有余者，本经自伏之火；气不足者，则火邪乘之。虚实之分，极易淆误，所当精辨。近世庸者，概指为肺热而攻其有余，虚虚之祸，良可嗟悼。

【注释】

膹（fèn）郁：气满塞滞，郁结。膹，即喘息急促而上逆；郁，即阻滞塞郁不通。

虚虚：使虚者更虚。

良：的确，实在。

嗟（jiē）悼：哀伤悲叹。

【语译】各种喘逆、气郁之症，其病机都归属于肺。因为肺主气，肺气充足则肺经自然能降伏火气，肺气不足则火邪乘凌肺金。

肺气虚实的区分，极易混淆而出差错，临床上应该精心辨别。近代庸医，一概将膹郁判为肺热而认作肺气有余而用攻法，使虚者更虚的祸害随之而来，实在让人感到悲哀可叹。

【内经】诸湿肿满，皆属于脾。

【知要】脾司湿化，又主肌肉，内受湿淫，肌体肿满，故属于脾。土气太过，则湿邪盛行，其病骤至，法当分疏；土气不及，则木乘水侮，其病渐成，法当培补。二者易治，比于操刃。

【语译】各种湿邪所引起的肿胀、郁满之症，其病机都归属于脾。因为脾主运化水湿，又主肌肉，体内受湿邪浸淫，则肌体肿胀郁满，所以其病机归属于脾。脾土之气太过，则湿邪盛行，所致疾病就突然而至，治法上当用排解疏通法；脾土之气不足，则肝木乘凌脾土而肾水反侮脾土，脾病渐渐形成，治法上当用培土补脾法。排解疏通法与培土补脾法颠倒而治，拟同于操刃杀人。

【内经】诸热瞀瘛，皆属于火。

【知要】昏闷曰瞀，抽掣曰瘛。邪热伤神则瞀，亢阳伤血则瘛，虽皆属火，亦有虚实之分。丹溪曰：实火可泻，芩连之属；虚火可补，参芪之属。仁人之言哉！

【注释】

瞀：即昏闷。

瘛（chì）：即抽搐，筋脉痉挛。

虚火可补，参芪之属：当同“劳者温之”之法，取甘味性温之功效以除大热。

【语译】各种热邪所引起的昏闷、抽搐之症，其病机都归属于火。邪热伤神则出现昏闷，阳邪亢盛伤血则出现抽搐，虽然都属于火，也有虚实之分。元代医家朱丹溪说：实火可用泻法，如用黄芩、黄连之类；虚火大热可用补法，如用人参、黄芪之类。朱丹溪所说是仁人之言啊！

【内经】诸痛痒疮，皆属于心。

【知要】热甚则疮痛，热微则疮痒。心主热火之化，故痛痒诸疮，皆属于心也。

【注释】

痒：原文“痒”，义为忧思过度所成之病；亦指疥疮或瘙痒的感觉。

【语译】各种疔疮、肿痛、痒疥之症，其病机都归属于心。热气太厉害则生疔疮毒肿而疼痛，热邪轻微则生小疮热疖而发痒。因为心主热火的运化，所以疼痛及瘙痒之毒疮热疖的病机归属于心。

【内经】诸厥固泄，皆属于下。

【知要】厥者，自下而逆上也。阴衰于下，则为热厥；阳衰于下，则为寒厥。固者，二便不通也。阳虚则无气而清浊不化，寒也；火盛则水衰而精液干枯，热也。泄者，二便不固也。命门火衰则阳虚失禁，寒也；肾宫水衰则火迫注泄，热也。肾开窍于二阴，肾主二便，居下故也。

【注释】

厥：指气从下往上逆，手足逆冷，甚至昏迷失去知觉。

固：指二便不通。

泄：指二便不固。

热厥：下焦阴气虚衰则产生邪热，阻滞阳气流通而出现手足逆冷的病症。

寒厥：下焦阳气虚衰则产生寒邪，阻滞气血流通而出现四肢厥冷，甚至昏迷失去知觉的症状。

【语译】各种逆厥、二便不通或二便不固之症，其病机都归属于下焦。因为下焦阴气虚衰则产生热厥，下焦阳气虚衰则产生寒厥；阳气虚衰而无气分化清浊则二便寒滞不通，火气炽盛而肾水衰少精液干枯则二便热结不通；命门火衰而阳气虚则二便因寒失禁，肾脏水衰则火邪逼迫而二便因热注泄。这些症状都是因为肾开窍于二阴，肾主二便而居下焦之位的缘故。

【内经】诸痿喘呕，皆属于上。

【知要】痿废应属下部而属于上者，何也？肺热叶焦，发为痿躄。气急曰喘，病在肺也；有声无物曰呕，肺胃司之，总属在上之症。

【注释】

痿：痿废，痿弱不能运动。

喘：指呼吸急促。

呕：指吐时有声无物。

痿躄（bì）：下肢痿弱不能行。《素问·痿论》曰：“故肺热叶焦，则皮毛虚弱急薄，着则生痿躄也。”王冰注：“躄谓挛躄，足不得伸以行也。”

【语译】各种痿废、喘促、呕吐之症，其病机都归属于上焦。痿废不能行走本应属于下焦，此却归属于上焦，因为肺有热邪则肺叶焦枯，导致下肢痿弱不能行走。呼吸急促，病根在于肺；吐而有声无物，属于肺与胃所主管，总而言之属于上部之症。

【按语】参见清代喻昌《秋燥论》：“‘诸气膹郁，皆属于肺’‘诸痿喘呕，皆属于上’二条，明指燥病言矣。”

【内经】诸禁鼓栗，如丧神守，皆属于火。

【知要】禁，即噤也，寒厥切牙曰噤。鼓，鼓颔也。栗，战栗也。寒战而神不自持，如丧神守，皆火也。心火亢极，反兼胜己之化，此火实也；阳虚阴盛，气不卫外而寒战者，此火虚也。

【注释】

禁：即噤，口不能开，寒凝厥逆而牙关紧咬称作“噤”。

鼓：即鼓动下巴。

栗：即瑟瑟发抖。

如丧神守：寒冷战栗而心神不自持，如丧神明而失其内守，其病机都归属于火。《素问直解》曰：“如丧神明，失其内守，乃手少阴心经之病。心者火也，故皆属于火。”

【语译】各种口噤牙关紧闭、下巴鼓动、寒冷战栗、精神不守之症，其病机都归属于火。心火亢盛过极而反兼带寒水之化，这是实火；阳虚阴盛而气不能卫外则寒冷战栗，这是虚火。

【内经】诸痉项强，皆属于湿。

【知要】痉者，风湿而屈伸不利也。项属足太阳寒水，水即湿也，故皆属于湿。

【注释】

痉：因风湿而肢体屈伸不利。

水：即水湿，所以都归属于湿。

【语译】各种肢体屈伸不利、颈项僵直之症，其病机都归属于湿。颈项之疾归足太阳膀胱经，属寒水之症。

【内经】诸逆冲上，皆属于火。

【知要】喘咳呕吐，气满逆急，皆冲逆之症，火性炎上，故皆属于火。

【注释】

冲逆：指气满冲撞横逆之症。

【语译】各种冲撞、气逆之症，诸如喘息、咳嗽、呕吐等，其病机都归于火。气满横逆而急促，皆为冲逆之症，而火之性炎上，故皆属于火。

【内经】诸胀腹大，皆属于热。

【知要】热气内淫，变为烦满，故曰皆属于热。近世执此一句，因而误人不可胜数，独不闻经曰：岁水太过，腹大胫肿；岁火不及，胁满腹大；流衍之纪，病胀；水郁之发，善胀；太阳之胜，腹满；阳明之复，腹胀；又曰：适寒凉者胀；又曰：藏寒生满病；又曰，胃中寒则胀满。此九者，皆言寒胀也。故东垣曰，大抵寒胀多，热胀少，良有本矣。

【注释】

烦满：腹部胀满而心烦。

【语译】各种肿胀、腹满之症，其病机都归属于热。热气在体内浸淫，则变生烦热胀满诸症。

近来世人以这句话为依据，而误害无数人，却不知《内经》有载：根据五运六气，水运太过的年份，易患腹部肿大及小腿肿胀之症；火运不及的年份，易患胁中支满而胸腹肿大之症。水流衍行的年份，易患腹胀；水郁阻而发的年份，易患腹胀。太阳寒水胜凌的年份，易患腹满；阳明燥金报复的年份，易患腹胀。又指出：受寒凉者易患腹胀。又指出：积有寒气者易生满病。又指出，胃中有寒者则生胀满。（见《内经》“大论”诸篇）这九种情况，都说积寒易胀。所以明代医家李东垣说，大抵因寒而胀的情况多，因热而胀的情况少，的确是有根据的。

【内经】诸躁狂越，皆属于火。

【知要】躁者，烦躁也。狂者，妄乱也。越者，如登高而歌之类。火入于肺则烦，火入于肾则躁。又有阴盛发躁。成无已曰：阴躁欲坐井中，但欲饮水，不得入口。东垣曰，阴躁欲坐井中，阳已先亡，医犹不悟，重以寒药投之，其死何疑？故曰内热而躁者，有邪之热也，属火；外热而躁者，无根之火也，属寒。经之论狂屡见，属虚寒者凡四条，是狂亦有寒热之辨矣。

【注释】

躁：即烦躁。

狂：即妄乱。

越：跨过，超越。指越墙攀屋的精神狂乱症状，比如登高而歌之类的现象。

【语译】各种烦躁狂乱、攀越翻墙精神失常之症，其病机都归属于火。火邪入于肺部则生心烦，火邪入于肾脏则生躁急。

其症又有阴盛而生躁的情况。金代医家成无已说：阴盛而生躁则想坐在井中取凉快，只想饮水而不能入口。李东垣说，阴躁而想坐在井中的情况，是阳气已先亡失；医生还不明白，却又用重重的寒药来治，则使病人将死无疑。所以说内热而导致的躁病，是有邪之热，属于火；外热而导致的躁病，是无根源之火，属于寒。《内经》论述狂之症屡屡可见，属虚寒的总共有四条，这说明狂症也有寒热的分辨。

【内经】诸暴强直，皆属于风。

【知要】暴，猝也。强者，筋强。直者，体直而不能屈伸也。肝主筋，其化风，故曰属风，非天外入风也。内风多燥，若用风剂则益燥，故有治风先治血，血行风自灭之说也。轻与疏风则益燥，且腠理开张，反招风矣。

【注释】

暴：即猝然。

强（jiāng）：筋骨僵硬。

直：身体僵直而不能屈伸。

【语译】各种猝中、僵硬、不能屈伸之症，其病机都归属于风。因为肝主筋而归为风化，所说风指内风，而非外来入侵之风。内风多有干燥特点，若使用风剂之药则增加燥气，所以有治风先治血，血运行而后风自灭的说法。轻易就给予疏风之药则增加燥气，而且腠理张开，反而招惹风气。

【内经】诸病有声，鼓之如鼓，皆属于热。

【知要】有声，谓肠鸣也；鼓之如鼓，谓腹胀也，皆阳气逆壅，故曰属热。二症多有属于寒者，尽信不如无书，其是之谓耶。

【注释】

有声：指肠鸣声。

鼓之如鼓：指腹胀。

【语译】各种有声如肠鸣之病、腹胀如鼓之症，其病机都归属于热。其肠鸣、腹胀两种症状，都是阳气上逆而壅滞的表现，属于热证。

临床也有属于寒证的情况，完全相信书本不如无书之说，大概就是指这种情况而言吧。

【内经】诸病胕肿，疼酸惊骇，皆属于火。

【知要】胕肿者，浮肿也。疼酸者，火在经也。惊骇者，火在脏也。然胕肿酸疼，属于寒湿者不少；惊骇不宁，属于不足者常多也。

【注释】

胕肿：即浮肿。

疼酸：即酸痛，火在经的缘故。

惊骇：心惊不宁，火在脏的缘故。

【语译】各种浮肿、酸疼、惊骇之症，其病机都归属于火。酸痛为火邪入侵经脉的缘故，惊骇不宁为火邪入侵脏腑的缘故。

临床上胕肿、酸疼，属于寒湿病机的情况亦不少；惊骇不宁，属于虚而不足病因的情况亦常常多见。

【内经】诸转反戾，水液混浊，皆属于火。

【知要】转筋挛踡，燥热所致；小便混浊，清化不及，故皆属热。然而寒则筋急，喻如冬月严寒，则角弓增劲；心肾不足，多有便浊。经云：中气不足，溲便为之变。读者盖通之可耳。

【注释】

转：筋转、筋扭。

反：角弓反张。

戾：弯曲，屈曲。

水液混浊：《素问直解》曰："溲便不利则水液混浊，乃手太阳小肠之病。太阳者，阳热之气也，故皆属于热。"

【语译】各种抽搐筋扭、痉挛踡缩、小便混浊之症，其病机都归属于火。抽搐筋扭、痉挛踡缩，为燥热所致；小便混浊，为清化功能不强，所以都属于热。然而受寒亦会出现筋脉紧拘急而屈伸不利，仿佛在冬季严寒时，人体蜷缩增添僵硬如弓之劲；心肾之气不足，也多有便浊情况。《内经》说：中气不足，小便即因此而发生变化。读者亦可贯通此理来领会。

【内经】诸病水液，澄澈清冷，皆属于寒。

【知要】澄澈清冷者，寒水之本体，故皆属寒。

【语译】各种水液之病，澄澈、清冷之症，其病机都归属于寒。澄澈清冷，是寒水本体的状态，故属于寒。

【内经】诸呕吐酸，暴注下迫，皆属于热。

【知要】呕逆者，火炎之象。吐酸者，肝木之实。暴注者，火性疾速。下迫者，火能燥物。此特道其常耳，虚寒之变，数症常作，不可不知也。

【注释】

呕：即呕逆，是火气炎上之象。

吐酸：为肝木之实证。

暴注：突然注泄，因为火性疾速的缘故。

下迫：指后重里急迫痛之症，因火气能使物干燥的缘故。

【语译】各种呕逆、吐酸、突然注泄、后重里急迫痛之症，其病机都归属于热。呕逆是火气炎上之象，吐酸为肝木之实证，突然注泄是火性疾速的缘故，后重里急而窘迫疼痛之症，是火气使物干燥的缘故。这些只是热证的通常的症状罢了。

然而虚寒之变化，呕逆、吐酸、突然注泄、后重里急迫痛这几种症状也常出现，不可不了解 。

【薛注】

按：经言十九条，道其常也。余每举其反者，尽其变也。王太仆深明病机之变，其所注疏，真《内经》画龙点睛手也。

启玄曰：如大寒而甚，热之不热，是无火也，当助其心。又如大热而甚，寒之不寒，是无水也；热动复止，倏忽往来，时动时止，是无水也，当助其肾。内格呕逆，食不得入，是有火也；病呕而吐，食入反出，是无火也。暴速注下，食不及化，是无水也；溏泄而久，止发无恒，是无水也。故心盛则热，肾盛则寒，肾虚则寒动于中，心虚则热收于内。又热不得寒，是无水也；寒不得热，是无火也。夫寒之不寒，责之无水；热之不热，责其无火。热之不久，责心之虚；寒之不久，责肾之少。……方有治热以寒，寒之而火食不入；攻寒以热，热之而昏躁以生，此为气不疏通，壅而为是也。

余以太仆此语为岐黄传神，常自诵忆，并勉同志。

【注释】

溏：便溏，大便稀烂，为轻度腹泻。

【语译】薛雪按：《内经》所说十九条，只是指出其常见的病机；我则常常举一反三而类推，而详尽地探求所有变化。唐代王冰深明病机的变化，他所作注疏，确实是给《内经》的画龙点睛之笔。

王冰说：如大寒之证特别严重，以热药治疗而不能使变热，是命门之火虚衰的缘故；其治法则应当采取温补心火以助相火。又如大热之证特别严重，以寒药治疗而不能使变寒，是命门之水枯竭的缘故；热之症状发而又止，忽来忽往，时发时止，也是命门之水枯竭的缘故。其治法应当采取滋养肾水。体内格阻、呕逆，饮食不能入，是内有邪火灼热的缘故；作呕而又吐，饮食入胃又吐出，是相火虚衰的缘故。突然注泄，食入不能消化，是命门之水枯竭的缘故；大便溏泄而为时已久，忽止忽发而反复无常，是内无水以制火的缘故。故心火盛则发热，肾阴盛则恶寒；肾阳虚则寒发于内，心阴虚则热收于内。又如阳热不能变寒，是无肾水凉润的缘故；寒证不能变热，是无相火温煦的缘故。那么以寒法治疗而不能生寒，应当考虑命门无水的问题；以热法治疗则不能生热，应当考虑命门无火的问题。以热法治疗而生热不久，应当考虑心君之火虚衰的问题；以寒法治疗而生寒不久，应当考虑肾水不足的问题。……方书载有治热证用寒药，寒药进而饮食不入的情况；攻寒证用热药，热药进而产生昏躁的情况，这些都是因为气未疏通而导致壅阻滞塞的缘故。

我认为王冰的这话，确是岐黄医家的传神之笔，常常念诵而牢记于心，用来与志同道合者一起共勉。

第二篇：阳气内敛，不可浮越；脏腑四时，逆则生疾；五味五入，过则为害。

【内经】《生气通天论》曰：因于寒，欲如运枢，起居如惊，神气乃浮。

【知要】阳气不固，四时之邪乃能干之。经曰：冬三月，此谓闭藏，水冰地坼，无扰乎阳。又曰：冬日在骨，蛰虫周密，君子居室。皆言冬令宜闭藏也。因者，病因也。因寒而动者，内而欲心妄动，如运枢之不停；外而起居不节，如惊气之震动。则与天令相违，神气不能内敛，皆浮越于外矣。

【注释】

因：病之来源。指因感寒气而发病。

欲如运枢：指内心则欲念妄动，如枢轴运转而不停。

【语译】《素问·生气通天论》说：冬季感受外界寒气，内则欲念妄动不止如枢轴运转，外则起居不节而惊惶失措，因而神气不能内敛，阳气浮越于外。因为阳气不固密则四时的邪气会入侵人体。《内经》说：冬季的三个月，是阳气闭藏的时节，这时天寒地冻而水凝成冰，不要随便外泄阳气。又说：脉得冬气而沉伏在骨，故冬季应当如蛰虫般深藏于土而封固严实，君子则深居室内而闭藏周密。都是强调冬季君子当行闭藏之道，若与天令相违，则神气不能内敛而浮越于外。

【内经】因于暑，汗，烦则喘喝，静则多言。

【知要】此言动而得之，为中热之候也。炎蒸劳役，病属于阳，故多汗而烦，气高喘喝。即感之轻而静者，亦精神内乱，言语无伦也。

【注释】

暑：《类经》曰："暑有阴阳二证，阳证因于中热，阴证因于中寒，但感在夏至之后者皆谓之暑耳。"

烦则喘喝，静则多言：《素问直解》曰："烦则喘喝，暑邪伤阳也。静则多言，暑邪伤阴也。"

中（zhòng）热：与"中暑"相对而言。《类经》："（张）洁古曰：静而得之为中暑，动而得之为中热；中暑者阴证，中热者阳证。（李）东垣曰：避暑热于深堂大厦得之者，名曰中暑；若行人或农夫于日中劳役得之者，名曰中热。"

【语译】夏季感受外界暑气而出汗多，烦躁则逆喘而口喝，不躁动者则精神错乱，语无伦次。此处是说暑天劳作而得病，属于"中热"的症状。在炎热蒸腾天气下的劳役生病，属于伤阳，是身感受火亢的阳邪所出现的症状。即使感受邪气轻而静者，也会精神内乱，语无伦次。

【内经】体若燔炭，汗出而散。

【知要】此言静而得之，为中暑之候也。纳凉饮冷，病属于阴，热气抑遏，体如燔炭。必得发汗，而阴郁之气始散也。香薷一味为夏月发汗之要药，其性温热，止宜于中暑之人；若中热者误服之，反成大害，世所未知。

【注释】

体若燔炭：《素问直解》曰："若伤暑无汗，则病燥火之气，故体若燔炭。"

【语译】感受外界暑气而身体燔热如同炭烧般，出汗以后而邪热才散。这是说非劳作状况下得病，属于“中暑”的症状。比如乘凉受寒或吃凉食、饮冷水，病属于伤阴，是身感寒凉之阴邪的症状，热气遏阻于体内，因而身体燔热如同炭烧一般。必须汗出以后而遏阻郁滞的燔热之气才能散除。香薷一味药，是夏季发汗的要药，药性温热，只适宜“中暑”之人使用；若“中热”之人误服，反会酿成大害，这是世人所不知的情况。

【内经】因于湿，首如裹，湿热不攘，大筋软短，小筋弛长；软短为拘，弛长为痿。

【知要】土旺四季之末，发无常期。首如裹者，湿伤则头面壅重也。湿久成热，须药以攘夺之，苟为不夺，则热伤阴血，筋无以荣，大筋拘而不伸，小筋弛而无力矣。

【语译】感受外界湿邪，头面如裹束般难受，这是湿气伤身而头面壅肿沉重的缘故。在五行中，脾土旺盛于四个季节的末月，湿气的产生没有固定之期。受湿气入侵久则形成郁热，必须用药攘除驱逐，如果湿热之邪不清除，郁热伤害阴血而筋脉不能受到滋养，则出现大筋软弱短缩而不能伸展，小筋松弛不收而微弱无力的症状。软弱短缩为拘急，松弛不收为痿弱。

【内经】因于气，为肿，四维相代，阳气乃竭。

【知要】肺金主气，病因于气者，秋令之邪也。肿者，气化失宜，乃为肿胀也。四维者，四肢也。相代者，言足肿不能行，手代之以扶倚也。气不能治，终归于竭矣。

【注释】

因于气：《素问直解》曰：“气，犹风也。《阴阳应象大论》云：阳之气，以天地之疾风名之。故不言风而言气。因于气为肿者，风淫末疾，四肢肿也。”

四维：指四肢。

相代：指脚肿不能行走，用手扶倚的辅助动作。

【语译】感受外界邪气，产生四肢肿胀、行动则手脚并用之症状，是阳气衰竭的缘故。因为肺金主宰人体之气，感受外界之邪气，应指秋季之邪气；肿胀则是因为肺金气化失调的缘故，肺金之气病而不能治，则阳气终归于枯竭。

【按语】此处对“因于气”之气的认识各有所见。高士宗《素问直解》主张指春之风气，李中梓认为指秋邪之气，《素问·阴阳应象大论》指出“寒伤形，热伤气；气伤痛，形伤肿……热胜则肿”，张介宾《类经》认为是“凡卫气营气脏腑之气”。所以“气”当看作多种因素，而“风为百病之长”。

【内经】阳气者，烦劳则张，精绝，辟积于夏，使人煎厥。

【知要】阳春主生发之气，此言春令之邪也。气方生而烦劳太过，则气张于外，精绝于内。春令邪辟之气，积久不散，至夏未痊，则火旺而真阴如煎，火炎而虚气逆上，故曰煎厥。按《脉解篇》曰肝气失治，善怒者名曰煎厥。则此节指春令无疑。旧疏从未及之，岂非千虑一失！

【注释】

阳气：阳气属于春季而主宰生发之气，此处指春季的阳邪之气。

张：扩张外散。

辟：疾病。

煎厥：发高烧而昏厥。指火旺而真阴被熬干，火气上炎而虚邪上逆，故称煎厥。

【语译】阳气一旦烦劳则会扩张外散，以致精气亡绝，从而使人发高烧而昏厥。阳气正在生发之时而烦劳太过度，则会扩散于外而精气亡失于内；春季的邪气久积不散，到夏季疾病未愈，则火气上炎而虚邪上逆，从而火旺使真阴熬干。根据《素问·脉解篇》所说，肝气失治而易怒的情况，称为煎厥。那么这一节无疑是指春季而言，前人的旧注从未提及，这岂非智者千虑之一失！

【内经】大怒则形气绝，而血菀于上，使人薄厥。

【知要】菀，茂也，结也。怒气伤肝，肝为血海，怒则气上，气逆则绝，所以血菀上焦。相迫曰薄，气逆曰厥，气血俱乱，故为薄厥。盖积于上者，势必厥而吐也。薄厥者，气血之多而盛者也。

【注释】

菀（yù）：通郁，有茂密、郁结之义。

薄厥：指阴阳搏击而气血逆乱。薄，相互搏击；厥，气行逆乱；气血一同逆乱，则为“薄厥”。

【语译】大怒则形体与精气亡绝，血气郁结于上焦，出现阴阳逆乱的薄厥症状。这是怒气伤肝的情况，因为肝为血之海，大怒伤肝则气血俱乱，气滞而血郁于上焦，也势必出现逆厥而呕吐症状。出现薄厥症状，多是气血充足而邪气盛实的病人。

【内经】有伤于筋，纵，其若不容。

【知要】怒伤而至于血厥，则筋无以荣，缓纵不收，若不能容矣。

【注释】

容：容身，支撑自身。

【语译】又会出现筋脉受损，缓弱弛纵不收，仿佛不能支撑自身。因为大怒伤身以致血气逆乱，则筋脉不能受滋养而支撑自身。

【内经】汗出偏沮，使人偏枯。

【知要】偏者，或左或右，止出半边也。沮者，言此既偏出，彼即阻滞矣。久则卫气不固，营气失守，当为偏枯，即半身不遂也。

【注释】

偏沮：指汗出只偏出于一边。偏，或左或右，只出现半边状况；沮，泄漏。

偏枯：即半身不遂。身体一边出现阻滞，卫气不固而营气不守，阻滞一久则形成偏枯。

【语译】汗出偏现于身体的一边，另一边则气血阻滞，因而卫气不固而营气不守，渐渐出现偏枯，形成半身不遂。

【内经】汗出见湿，乃生痤痱。

【知要】痤，音锄。痱，音沸。汗出则玄府开张，若凉水浴之，即见湿矣。留于肤腠，甚者为痤，微者为痱。痤，小疖也。痱，暑疹也。

【注释】

痤（cuó）：痤与锄二字之音，近代声韵俱近。小疖子，痤疮。

痱（fèi）：痱子，是暑季出现的疹子，夏令常见的一种皮肤病。

玄府：汗毛孔。

【语译】出汗后受湿气，则生痤疮或痱子。因为汗出时汗毛孔张开，如果用凉水沐浴，即生湿气。湿气留而附着皮肤腠理间，严重的成为痤疮，轻微的成为痱子。

【内经】高粱之变，足生大疔，受如持虚。

【知要】高粱，即肥甘也。变，病也。足，能也。浓味不节，蓄为灼热，能生大疔。日积月累，感发最易，如持虚之器以受物也。

【注释】

高粱：指肥腻之膏脂及甘甜的饮食。高，通“膏”，肥肉，脂肪。粱，精美的饭食。

变：指病变。

足：足以、能够之义。

【语译】膏脂甘肥饮食导致的病变，足以产生大毒疔疮；疾病最易乘虚而入，就如用虚空的容器装入东西一般。因为浓厚的滋味不加节制，日积月累，最易蓄积热毒而造成身体虚弱。

【内经】劳汗当风，寒薄为皶，郁乃痤。

【知要】皶，音渣。形劳汗出，坐卧当风，寒气薄之，液凝为皶，即粉刺也。若郁而稍重，乃若小疖，其名曰痤。

【注释】

薄：搏击，逼迫。

皶（zhā）：音渣。粉刺，痤疮。

【语译】劳作时汗出而正对着风口，寒气逼入体内则津液凝结而生粉刺，气血郁结稍微严重，则形成痤疮。

【内经】开阖不得，寒气从之，乃生大偻。

【知要】夏则腠理开而发泄，冬则腠理阖而闭藏，与时偕行也。若当开不开，当闭不闭，不得其宜，为寒所袭，留于筋络之间，缓急不舒，形为俯偻矣。

【注释】

从：跟随，循入。

大偻（lǚ）：严重的驼背。

【语译】汗毛孔不能适时开阖，寒气则乘隙而入，则生严重驼背之疾。通常夏季炎热则腠理张开而阳气发泄，冬季寒冷则腠理闭合而阳气闭藏，腠理随四时一同变化。如果应当开时而不开，应当闭时而不闭，不能适宜地开阖，受寒气侵袭，存留附着于筋络之间，或弛缓或拘急而不舒展，形体则出现弯腰驼背。

【内经】陷脉为瘘，留连肉腠。

【知要】陷脉者，寒气自筋络而陷入脉中也。瘘，鼠瘘之属，邪久不散，则渐深矣。

【注释】

陷脉：指寒气从筋络而陷入脉中。

瘘：颈部肿大的淋巴结核症，瘰疬、鼠瘘之类。邪气积久不散，就会渐渐深入体内。

留连：滞留，滞积。

【语译】寒气从筋络而陷入脉中，则产生鼠瘘之类的病症，而邪气滞留于肌肉腠理间。

【内经】俞气化薄，传为善畏，及为惊骇。

【知要】寒气渐深，自脉而流于经俞，侵及脏腑，故为恐畏惊骇也。

【语译】寒气渐渐深入，从脉而流至经脉的俞穴，则侵袭脏腑，从而产生恐惧、惊骇现象。

【内经】营气不从，逆于肉理，乃生痈肿。

【知要】营行脉中，邪气陷脉，则营气不从，故逆于肉而痈肿生焉。

【语译】营气运行于脉中，邪气陷入脉中则营气运行不畅，邪气逆乱于肉腠而产生痈肿之症。

【内经】魄汗未尽，形弱而气烁，穴俞已闭，发为风疟。

【知要】肺主皮毛，汗之窍也，肺实藏魄，故名魄汗。汗出未透，则热郁于内，形气俱烁，俞穴以闭，留止之邪必为风疟矣。

【注释】

魄汗：指汗液。肺主皮毛开合，皮毛汗孔为汗之窍，肺亦藏魄，故汗又名魄汗。

已：同“以”，因此。

【语译】汗未出尽，身体虚弱而肺气灼热，穴俞因此闭塞，则发病形成风疟。因肺主皮毛开合，肺功能失调，则汗出不透而热气郁阻于体内，致使形体与肺气一同受热熏烤，俞穴因此闭塞，存留体内之邪气则必然形成风疟。

【内经】春伤于风，邪气留连，乃为洞泄。

【知要】春伤于风，则肝木侮土，故为洞泄。

【注释】

洞泄：腹泻，疾泄。洞，急流，疾貌。

【语译】春季伤于风邪，邪气滞留不去，则肝木受邪而凌侮脾土，从而产生疾泄。

【内经】夏伤于暑，秋为痎疟。

【知要】夏伤于暑，伏而不发，秋气收束，寒郁为热，故寒热交争而成痎疟。痎者，疟之通称，非有别义。

【注释】

痎（jiē）：本指二日一发之疟；此处为疟的通称，二字没有区别意义。

【语译】夏季伤于暑气，伏藏体内而不发作，至秋季金气收束时受寒凉郁阻而变成内热，则寒热交相抗争而形成疟疾。

【内经】秋伤于湿，上逆而咳，发为痿厥。

【知要】土旺于四季之末，秋末亦可伤湿。秋气通于肺，湿郁成热，上乘肺金，气逆而咳。曰上逆者，湿从下受故也。

【注释】

秋伤于湿：清代喻昌《秋燥论》认为应更作“秋伤于燥”，并指出：“‘诸气𦙶郁，皆属于肺’‘诸痿喘呕，皆属于上’二条，明指燥病言矣。”

上逆：意指所受湿气从下而来的缘故。

痿厥：痿弱气逆之症。

【语译】秋季伤于湿气，湿气郁阻形成热毒，上乘肺金，肺气逆而产生咳嗽、痿厥之症。又脾土虽旺于四时的末月，秋季末月也可能伤于湿气。

【内经】冬伤于寒，春必温病。

【知要】冬伤于寒，寒毒藏于阴分，至春始发，名为温病，以时令得名也。春不发而至于夏，即名热病矣。

【注释】

温病：因时令而得名，指冬季伤于寒气，寒毒藏于阴分，到春才发作的病症。

【语译】冬季伤于寒气，寒毒藏于阴分，到春季必会产生温病；春季不发而到夏季则发为热病。

【内经】味过于酸，肝气以津，脾气乃绝。

【知要】曲直作酸，肝之味也。过于食酸，久而增气，木乘土位，脾气乃绝。

【注释】

津：润泽，湿润。指过多食酸，时日长久则肝气增厚而渗溢。

【语译】凡饮食过食酸味，肝气渗溢，而脾气绝亡。因为木为曲直，产生酸味而入肝，久食酸味则增厚肝气，肝木过旺而乘凌脾土，脾气因而绝亡。

【内经】味过于咸，大骨气劳，短肌，心气抑。

【知要】咸为肾味，过食则伤肾。肾主骨，故大骨气劳。咸走血，血伤故肌肉短缩。咸从水化，水胜则火囚，故心气抑。

【语译】过食咸味，则腰骨精气损伤，肌肉短缩，心气受抑制。因为咸入肾，肾主骨，过食咸味而伤肾，则大骨劳损而精气伤；咸味易走血，血气受伤则肌肉短缩；咸味从寒水而化，寒水胜而火被淹没，则心气受抑制。

【内经】味过于甘，心气喘满，色黑，肾气不衡。

【知要】甘归土味，过食则缓滞上焦，故心气喘满。甘从土化，土胜则水病，故黑色见而肾气不衡矣。衡，平也。

【注释】

衡：为平之义。

【语译】过食甘味，胸膈气塞喘促，面有黑色而肾气不平衡。因为甘味入脾土，过食甘味导致运化失常而上焦凝滞，则胸膈气塞而喘促；甘味从土而化，土气胜而肾水病，则面部出现黑色而肾阴肾阳不平衡。

【内经】味过于苦，脾气不濡，胃气乃浓。

【知要】苦味太过，则心伤而脾失其养，且苦者性燥，故不濡也。《五味论》曰：苦入于胃，谷气不能胜苦，苦入下脘，三焦之道闭而不通，故变呕。可见苦寒损中，令脾之正气不濡，胃之邪气乃浓。浓者，胀满之类也。

【注释】

濡：濡养，滋润。

浓：指胀满之类。

【语译】过食苦味，脾气不受滋润，胃部出现胀满之气。因为苦味入心，过食苦味而伤心阳之气，则脾土有失滋养；苦味性燥，亦不能濡养脾脏。《灵枢·五味论》说：苦入于胃，饮食不能承受苦味，苦味进入胃下脘，三焦之道闭阻而不通，则产生病变而作呕。可见苦寒损伤中气，致使脾之正气不濡润，则胃之邪气变浓。

【内经】味过于辛，筋脉沮弛，精神乃央。

【知要】味过于辛，则肺气乘肝，肝主筋，故筋脉沮弛。辛味多散，则精耗神伤，故曰央。央当作殃。

【注释】

沮：《类经》曰："沮，坏也。"

央：当作殃。尽，完了；祸害。

【语译】过食辛味，筋脉受损松弛，精神则散尽亡绝。因为辛入肺，过食辛味则肺气胜而乘肝；肝主筋，肝伤则筋脉松弛；辛味多属耗散之性，多食则耗精伤神，以致亡绝。

第三篇：六经传变，重致死症；生阳死阴，重阴辟阴，死而无治。

【内经】《阴阳别论》曰：二阳之病发心脾，有不得隐曲，女子不月。

【知要】阳明为二阳，胃伤而心脾受病者，何也？脾与胃为夫妻，夫伤则妻亦不利也。心与胃为子母，子伤则母亦不免焉。

不得隐曲，阳事病也，胃为水谷气血之海，化营卫而润宗筋。《厥论》曰：前阴者，宗筋之所聚，太阴、阳明之所合也。《痿论》曰：阴阳总宗筋之会，而阳明为之长。故胃病则阳事衰也。女子不月者，心主血，脾统血，胃为血气之海，三经病而血闭矣。

【注释】

二阳：阳明又称二阳，此指足阳明胃经。

不得隐曲：指男子阴茎得病。隐曲，指房事。

宗筋：聚于前阴，为足之三阴及阳明、少阳、冲、任、督、蹻九脉之所会处。

【语译】《素问·阴阳别论》说：足阳明胃经生病，累及心经与脾经，男子则生阳痿，女子则无月经。足阳明胃经受伤而累及心经、脾经，因为脾与胃为夫妻般的表里关系，丈夫受伤则妻子也不利；心火与胃土为母子关系，儿子受伤则母亲也不免受伤。男子阴茎得病而不能行房，则因胃为水谷气血之海而化生营血卫气，可滋养宗筋。《素问·厥论》说：前阴，是宗筋之所聚之处，足太阴脾经、足阳明胃经皆会合于此。《素问·痿论》又说：阴阳诸经总会于宗筋，而阳明为诸经之长。所以足阳明胃经生病则出现阳痿。女子无月经，则因心主血，脾统血而胃为血气之海，三经同时生病，则血气闭阻。

【内经】其传为风消，其传为息贲者，死不治。

【知要】胃家受病，久而传变，则肝木胜土，风淫而肌体消削。胃病则肺失所养，故气息奔急。隐曲害者精伤，精伤则火亢乘金，元本败而贼邪兴，死不治矣。

【注释】

风消：风邪浸淫而身体消瘦之症。

息贲（bēn）：指呼吸急促，气逆上奔的症候。贲，通“奔”，奔走。

【语译】其病变导致风淫身消、气喘而呼吸急促，都属于死而不治之症。因为胃土出现疾病，日久则转化为其他病变，致使肝木胜胃土而风邪浸淫，则身体逐日消瘦；胃病则肺失去营养来源，则气息喘急；男子精虚则阳痿，精虚而火邪亢盛乘凌肺金，元气败伤而邪气兴起，则死而不治。

【内经】三阳为病发寒热，下为痈肿，及为痿厥腨痟，其传为索泽，其传为颓疝。

【知要】太阳为三阳，属表，故发寒热与痈肿。足太阳之脉从头下背，贯臀入腘，循腨抵足，故足膝无力而痿，逆冷而厥，足肚酸疼而为腨痟。表有寒热，则润泽之气必皆消索。颓疝者，小腹控引睾丸而痛也。

【注释】

三阳：太阳又称三阳，此指足太阳膀胱经。

痈肿：脓肿包块。

腨（shuàn）痟（yuān）：小腿肚骨节酸痛。痟，骨节酸痛。

颓疝：即小腹牵扯睾丸而产生疼痛。

【语译】足太阳膀胱经产生疾病则引发寒热，下身出现脓肿包块，膝关节痿弱、气逆厥冷、小腿肚酸疼等症状，其病变导致膀胱水泽枯索、小腹牵扯睾丸而肿痛之症。因为足太阳膀胱之脉属表，病发则产生寒热与痈肿；膀胱经从头下行于背部，贯达臀部进入膝关节后，顺着小腿肚抵达足部，则所过之处出现相关症状；体表有寒热，则润泽之气消索而出现癞疝。

【内经】一阳发病，少气，善咳，善泄，其传为心掣，其传为隔。

【知要】少阳为一阳，胆与三焦也。胆属木，三焦属火。壮火食气，相火刑金，故少气善咳。木旺则侮土，故善泄。三焦火动，则心掣而不宁。胆气乘脾，则隔塞而不利。

【注释】

一阳：少阳又称一阳，指足少阳胆经与手少阳三焦经。

心掣（chè）：心脏掣动而不安宁。掣，牵曳，牵引。

刑：刑为克杀，杀生，指五行相克。

【语译】足少阳胆经与手少阳三焦经发病，气虚，易咳，易泄，其病变导致心脏掣动、腹中阻塞之症。因为胆属阳木而三焦属相火，壮火消耗正气，相火杀伐肺金之气，则肺气虚而易生咳嗽；胆木过旺而乘脾土，则易生腹泻；三焦相火发作，则心脏掣动不宁；胆木之气乘凌脾土，则气运不畅而生隔阻滞塞。

【内经】二阳一阴发病，主惊骇、背痛、善噫、善欠，名曰风厥。

【知要】二阳，胃与大肠也。一阴，肝与心主也。肝胃二经皆主惊骇，经曰：东方通于肝，其病发惊骇；又曰足阳明病，闻木音则惕然而惊是也。手阳明之筋皆挟脊，故背痛。噫，嗳气也，其主在心。经曰：上走心为噫者，阴盛而上走于阳明，阳明络属心也。欠虽主于肾，而经云足阳明病为数欠，则胃亦病欠也。肝主风，心包主火，风热相搏，故病风厥。

【注释】

二阳一阴：二阳即阳明，指足阳明胃经与手阳明大肠经；一阴即厥阴，指足厥阴肝经与手厥阴心包经。

噫（ài）：即嗳气，因饱食或积食，胃气不舒而从嘴里发出之声。

【语译】足阳明胃经与手阳明大肠经、足厥阴肝经与手厥阴心包经发病，主宰的症候是惊骇、背痛、易于嗳气、呵欠，称作风厥。因为肝经、胃经皆主惊骇，《素问·金匮真言论》说，东方通于肝气，肝病发作则易出现惊骇；又《阳明脉解篇》说，足阳明胃经得病，则听闻肝木之音而怵惕惊心，就是这类情况。手阳明之筋皆夹行于脊部，生病则背痛。病邪之气在心为嗳气，则嗳气主宰于心。《素问·脉解篇》说太阴经上走于心脏而产生嗳气，因为太阴经阴盛而上行于阳明经，阳明经连属于心包之络。病邪之气在肾则为欠，欠虽主宰于肾，而《灵枢·经脉》说足阳明经病则屡屡伸欠，则是说胃病也伸欠。肝主风而心包主火，风气与火热相争，所以患风厥之症。

【内经】二阴一阳发病，善胀、心满、善气。

【知要】二阴，心与肾也。一阳，胆与三焦也。胆乘心则胀，肾乘心则满，三焦病则上下不通，故善气。

【注释】

二阴一阳：二阴即少阴，指手少阴心经与足少阴肾经；一阳即少阳，指足少阳胆经与手少阳三焦经。

善胀：《素问直解》曰："少阴少阳主枢。二阴一阳发病，则二阴不能枢转于内，一阳不能枢转于外，故善胀。申明善胀者，非肿胀之谓，乃心满善气。盖阴枢不转，则心满；阳枢不转则善气也。"

满：同懑（mèn），胀闷，心烦。

【语译】手少阴心经与足少阴肾经，及足少阳胆经与手少阳三焦经发病，则易生胸闷、心烦、气滞之症。因为胆木病而及心火则生胸闷，肾水病而乘心火则生烦闷，三焦病则上下不通而气滞不畅。

【内经】三阳三阴发病，为偏枯痿易，四肢不举。

【知要】三阳，膀胱、小肠也。三阴，脾、肺也。膀胱之脉自头背下行两足，小肠之脉自两手上行肩胛，且脾主四肢，肺主气，四经俱病，当为偏枯等症。易，变易也，强者变而为痿也。

【注释】

三阳三阴：三阳即太阳，指足太阳膀胱经与手太阳小肠经；三阴即太阴，指足太阴脾经与手太阴肺经。

痿易：痿痹易常。易，变易之义，指强壮者变成痿弱者。

【语译】足太阳膀胱经与手太阳小肠经，及足太阴脾经与手太阴肺经发病，产生半身不遂、痿弱重痹、四肢不能伸举之症。因为膀胱经从头及背下行至两脚，小肠经从两手上行至肩胛，且脾主四肢而肺主气，四经都发病，定会产生偏枯痿痹等症。

【内经】所谓生阳死阴者，肝之心谓之生阳，心之肺谓之死阴。

【知要】得阳则生，失阳则死，故曰生阳、死阴也。自肝传心，以木生火，得之生气，是谓生阳，不过四日而愈。心传肺者，为火克金，故曰死阴，不过三日死。

【注释】

生阳死阴：生阳，即阳热滋生；死阴，即阴寒致死，皆指必死。《素问直解》曰："肝移热于心，谓之生阳。肝木生火，脏热相移，故曰生阳，是即刚与刚也。《气厥论》云'肝移热于心则死'，所以然者，火热自焚，心气厥逆也。心移寒于肺，谓之死阴。肺金如天，心火如日，火日衰微，若天无日，故曰死阴，是即柔与柔也。《气厥论》云‘心移寒于肺，肺消，饮一溲二，死不治’，所以然者，天日虚寒，水精不布也。”

之：移，至。

【正误】

不过四日而愈：“愈”应当更正为“死”。此出处为《类经》，误。根据《素问·阴阳别论》载：“死阴之属，不过三日而死；生阳之属，不过四日而死。”故“得之生气，是谓生阳”亦误。

【语译】所谓生阳、死阴，指疾病从肝传至于心称为生阳，疾病从心传至于肺称作死阴。

【按语】虽说肝木与心火为母子相传，而肝木移热于心火而滋生阳邪，所以称生阳，不过四日而死；心传于肺，为火克金，所以为死阴，不过三日死。故死阴之属，不过三日而死；生阳之属，不过四日而死。

【内经】肺之肾谓之重阴。

【知要】肺金肾水，虽曰子母相传，而金水俱病，则重阴而阳绝矣。

【注释】

重（chóng）阴：肺为阳中之阴，肾为阴中之阴，二阴相传为重阴。

【语译】疾病从肺传至于肾称作重阴。虽说肺金与肾水为母子相传，而肺金肾水一起得病，则为重阴而阳亡竭。

【内经】肾之脾谓之辟阴，死不治。

【知要】土本制水，而水反侮脾，是谓辟阴。辟者，放僻也。

【注释】

辟（pì）阴：即僻阴。脾为阴中之至阴，肾为阴中之阴，二阴相传且肾寒反侮脾土，导致阴寒之极而成辟阴。辟，偏离正道，邪僻、放僻之义。

【语译】疾病从肾传至于脾称作僻阴。脾土本应制肾水，而肾水反侮脾土，则称作僻阴。

【按语】生阳、死阴、重阴、僻阴，都是死而不治之证。

【内经】结阳者，肿四肢。

【知要】阳，六阳也。四肢为诸阳之本，故云。

【注释】

结阳：《素问直解》曰："结阳者，阳气自结，不和于阴也。"阳，指手足少阳、阳明、太阳六阳经。

【语译】六阳经自结而不和于阴，四肢肿胀。四肢为诸阳之本，则诸阳经皆结而四肢无源。

【内经】结阴者，便血一升，再结二升，三结三升。

【知要】阴，六阴也。阴主血，邪结阴分，故当便血。病浅者，一升即愈。若不愈而再结，邪甚于前矣，故便血二升。更不愈为尤甚，故便血三升。

【注释】

阴：指手足厥阴、少阴、太阴六阴经。

【语译】六阴经自结而不和于阳，则便血一升；若不愈而第二次结邪，则便血二升；第三次结邪，则更厉害而便血三升。因为阴主血，寒邪结于阴分则会便血。病浅便血一升则愈；若不愈而第二次结邪，毒会更严重于前一次，则便血二升；再不愈会更厉害，则便血三升。

【内经】阴阳结斜，多阴少阳，曰石水，少腹肿。

【知要】斜，当作邪。六阴六阳诸经皆能结聚水邪，若多在阴经，少在阳经，病生石水。沉坚在下，症则少腹肿也。

【注释】

斜：一指阴阳所结之病邪，二指阴阳并结而导致阴多阳少的偏斜。斜，或可作“邪”。

石水：《素问直解》曰：“多阴少阳，是阴寒盛，阳气虚，故曰石水。石水，肾水也。少阴主肾，位居少腹，故少腹肿。此言阴阳结邪，致阴盛阳虚，而病二阴之石水也。”

【语译】阴阳一并结邪，导致阴多阳少的症状，称作石水，即少阴肾经病而小腹肿胀。因为六阴、六阳诸经，都能结聚水邪，如果大多在阴经，而少部分在阳经，产生疾病则出现石水。石水症脉沉而坚硬，位居下焦而小腹出现肿胀。

【内经】二阳结谓之消。

【知要】胃与大肠经也。阳邪结于肠胃，则成三消之症，多饮而渴不止为上消，多食而饥不止为中消，多溲而膏浊不止为下消。

【注释】

二阳：指足阳明胃经与手阳明大肠经。

消：消渴，即善渴多饮、善饥多食、便浊多尿之三多症，形体消瘦。包括糖尿病等。亦称三消，即上消、中消、下消。

【语译】足阳明胃经与手阳明大肠经的阳邪聚结而发病，称作“消”，即消渴症。因为阳邪聚结于肠胃间，则形成三消之症，即多饮而渴不止之上消、多食而饥不止之中消、多尿而小便浓浊不止之下消。

【内经】三阳结谓之隔。

【知要】膀胱、小肠二经也。邪结膀胱，则气化不行，津液阻绝。小肠居大肠之上、胃之下，盛水谷而厘清浊者也，邪乘之则水液不前，糟粕不后，二者皆痞隔之象也。

【注释】

三阳：太阳，指足太阳膀胱经与手太阳小肠经。

隔：痞隔，郁结而阻滞，大小便不通。

【语译】手太阳小肠经与足太阳膀胱经阳邪结聚，则出现大小便不通的现象。因为阳邪聚结于膀胱经，则水道气化不畅行，津液被阻断而绝。小肠居大肠之上与胃之下，功能是受盛水谷而分别清浊，受病邪侵袭则小便不通，大便不下，膀胱、小肠二经都出现痞隔之现象。

【内经】三阴结谓之水。

【知要】脾肺二经也。脾土制水，土受邪则水反侮之；肺金生水，金气病则水不能输，故寒结三阴而水胀之症作矣。

【注释】

三阴：太阴，指足太阴脾经与手太阴肺经。

【语译】足太阴脾经与手太阴肺经寒邪聚结，则水胀之症发作。脾土制水，脾土受邪则肾水反侮脾土；肺金生肾水，肺金主气，肺病则水湿不能运化而寒邪聚结于脾肺二经，水胀之症发作。

【内经】一阴一阳结谓之喉痹。

【知要】一阴，肝与心主也；一阳，胆与三焦也。肝胆属木，心主三焦属火，四经皆亢上，其脉并络于喉，阳邪内结，痹症乃生。痹者，闭也。

【注释】

一阴一阳：一阴，指足厥阴肝经与手厥阴心包经；一阳，指足少阳胆经与手少阳三焦经。

痹：即闭阻之义。

【语译】足厥阴肝经与手厥阴心包经、足少阳胆经与手少阳三焦经四经结邪则生喉咙闭阻之症。因为肝胆属木，心包、三焦属火，肝经与心包经被风邪侵袭，胆经与三焦经被火气侵袭，而邪气都上亢，其脉都一并络属于喉部，阳邪结于内则生痹病。

第四篇：脏腑为本，经络为枝；脏脉一体，病变相关。

【内经】《灵枢·经脉篇》曰：肺，手太阴也。是动则病肺胀满膨膨而喘咳。

【知要】动者，变也，变常而病也。肺脉起中焦，循胃上膈属肺，故病如此。

【注释】

动：即变化，产生病变，失去正常状态而生病。

膨膨：气满而鼓胀的样子。

【语译】《灵枢·经脉篇》说：肺，络属于手太阴肺经。肺经病变则患肺胀胸满而咳嗽气喘。因为肺经起自中焦，顺着胃上行于横膈而络属肺，则产生胸肺疾病如此。

【内经】缺盆中痛，甚则交两手而瞀，此谓臂厥。

【知要】缺盆近肺，肺病则痛。瞀，麻木也。肺脉出腋下行肘臂，故臂厥。

【注释】

缺盆：指肩部锁骨上缘的凹陷处，也是足阳明胃经的穴位。

瞀：此指麻木。

臂厥：手臂气逆而上行。

【语译】缺盆处疼痛，严重时则两手交叉而麻木，称作臂厥。因为缺盆靠近肺部，肺病则痛；肺经从腋下行于肘臂，病则臂厥。

【内经】是主肺所生病者，咳，上气，喘渴，烦心胸满，臂内前廉痛厥，掌中热。

【知要】喘者，气上而声粗息急也。渴者，金令燥也。太阴之别，直入掌中。故为痛厥掌热。

【注释】

喘：喘息，即肺气上逆而声音粗糙、呼吸急促。

【语译】手太阴肺经所主病症，为咳嗽气逆、喘息口渴、心烦胸胀满，肩下内侧前部疼痛厥逆，手掌发热诸症。因为肺气上逆则出现气喘，金秋主令而肺燥则口渴，手太阴肺经之别络直接进入掌中，病则生痛厥、掌热。

【内经】气盛有余，则肩背痛，风寒，汗出中风，小便数而欠。

【知要】肺之筋结于肩背，故气盛则痛。肺主皮毛，风寒在表，故汗出中风。母病传子，故肾病而小便数且欠也。

【语译】气逆邪盛，则肩与背都疼痛，遇寒风而汗出受风邪，小便频繁而呵欠连连。因为肺之筋脉连接于肩与背，气盛则生疼痛；肺主皮毛开合，风寒入侵肤表，汗出则腠理开而受风邪；肺金病而传与子脏肾，则肾水病而小便频繁、呵欠连连。

【内经】气虚则肩背痛寒，少气不足以息，溺色变。

【知要】肩背处上焦为阳分，气虚则阳病，故为痛为寒为少气。金衰则水涸，故溺色变为黄赤。

【语译】正气虚则肩与背疼痛冷寒，少气无力而呼吸气短，小便黄赤。因为肩与背处在上焦为阳分之位，正气虚则阳分病，故出现疼痛冷寒而少气无力；肺金虚衰而肾水干涸，则小便变为黄赤色。

【内经】大肠，手阳明也。是动则病齿痛颈肿。

【知要】阳明支脉从缺盆上颈贯颊，入下齿中。

【语译】大肠，络属于手阳明大肠经。大肠经病变则牙齿疼痛，颈部肿痛。因为手阳明经支脉从缺盆上行于颈部而贯穿于面颊，下入于齿中。

【内经】是主津液所生病者。

【知要】大肠或泄或闭，皆津液病也。

【语译】大肠经所主病症，为津液所生之病。大肠泄泻之病、或闭阻之症，都是津液病的表现症状。

【内经】目黄口干，鼽衄喉痹，肩前臑痛，大指次指痛不用。

【知要】皆本经之脉所过，故如此。

【注释】

鼽（qiú）：鼻塞，流清涕。

【语译】津液疾病的表现还有目黄口干、清涕鼻衄、喉痛痹阻、肩前臑痛，及大拇指与次指间疼痛而不听使用。这些部位都是大肠经所经过之处，故有如此症状。

【内经】气有余则当脉所过者热肿，虚则寒栗不复。

【知要】不复，不易温也。

【注释】

不复：此指不易恢复温暖。

【语译】邪气盛则经脉所经过处热肿，正气虚则经脉所经过处寒冷战栗而不易温暖。

【内经】胃，足阳明也。是动则病洒洒振寒，善伸数欠，颜黑。

【知要】振寒者，肝风胜也。伸者，胃之郁也。欠与颜黑，肾象也，土虚水侮，故肾之象见。

【注释】

洒（xiǎn）洒：寒冷战栗的状态。

【语译】胃，络属于足阳明胃经。足阳明胃经病变则产生寒冷战栗、易于伸腰、屡屡哈欠、面色发黑诸症。因为肝风太胜则颤栗寒战，胃气郁结则易于伸腰。肾气不正常则哈欠、面黑，因为脾土虚而受肾水反侮，则肾之象出现。

【内经】病至则恶人与火，闻木音则惕然而惊，心欲动，独闭户塞牖而处，甚则欲上高而歌，弃衣而走。

【知要】阳明热甚，则恶人与火。惊闻木音者，土畏木也。欲闭户者，火动则畏光明也。上高而歌者，火性上越且阳盛，则四肢实也。弃衣而走者，中外皆热也。

【语译】足阳明胃经病，则热得厉害而厌恶人声与火光；肝木乘凌，则土畏木音而怵惕心惊；心火病而怔忡不安，则畏惧光明而闭户关窗独处；火性上炎越位且阳盛，则四肢气实，甚至欲登上高处而歌；内外都热极，则脱衣而奔。

【内经】贲响腹胀，是为骭厥。

【知要】贲响者，腹如雷鸣也。骭，足胫也。阳明之脉，自膝下胫，故胫骭厥逆。

【注释】

贲（bēn）响：腹如雷鸣。《类经》曰："贲响，腹鸣如奔也。"贲，通"奔"，奔走。

骭（gàn）厥：胫骭厥逆，足阳明胃经之气逆行。骭，足胫，小腿。

【语译】又有腹如雷鸣而胀满不适之症，就是骭厥，即足胫经气逆厥之症。足阳明胃经从膝盖下行于小腿，则经气上逆而导致骭厥。

【内经】是主血所生病者。

【知要】阳明为受谷而多血之经。

【语译】足阳明胃经所主病症，为血所生之病。足阳明胃经是受纳水谷而为多血之经，且与脾相表里，则主宰血液所生之病。

【内经】狂疟，温淫汗出，鼽衄，口㖞唇胗，颈肿喉痹。

【知要】热甚则狂，风甚则疟，且汗出衄血、口㖞唇疮等症，皆本经经脉之所过也。

【注释】

㖞（wāi）：指口眼歪斜。

胗（zhěn）：嘴唇溃疡。

【语译】常见病有癫狂疟疾、热甚汗出、鼻塞清涕衄血、嘴歪唇疮、颈肿喉痹等。因为热毒盛炽则发狂，风邪严重则患疟疾；发热出汗、清涕衄血、嘴歪唇疮等症，都是足阳明胃经之脉所经过部位之症。

【内经】大腹水肿，膝膑肿痛，循膺、乳、气街、股、伏兔、骭外廉、足跗上皆痛，中指不用。

【知要】阳明脉从缺盆下乳挟脐腹、前阴，由股下足，以入中指，故病状如上。

【语译】常见病还有腹大水肿、膝盖肿痛，沿胸部、乳部、气街、大腿、伏兔、小腿外侧、足背一线皆疼痛，脚中趾不受用等症状。因为足阳明胃经之脉从缺盆下行至乳头，夹行于脐腹部、前阴，再由大腿下行到足部，从而进入脚中趾，则产生如上的症状。

【内经】气盛则身以前皆热，其有余于胃，则消谷善饥，溺色黄。

【知要】此阳明实热在经在脏之辨也。

【语译】足阳明胃经气盛，则身体前面都发热；气盛热积于胃，则出现消食快而常感饥饿、尿色黄之症。这是足阳明之实热在胃经还是在胃腑的分辨。

【内经】气不足则身以前寒栗，胃中寒则胀满。

【知要】此阳明虚寒在经在脏之辨也。

【语译】足阳明胃经气不足，则身体前面寒冷战栗；胃中寒凉，则腹部胀满。这是足阳明之虚寒在胃经还是在胃腑的分辨。

【内经】脾，足太阴也。是动则病舌本强，食则呕。

【知要】脉连舌本故强，脾虚不运故呕。

【语译】脾，络属于足太阴脾经。脾经病变则患舌根僵硬、进食呕吐之症。因为脾经之脉连结舌根，脾虚则不能运化。

【内经】胃脘痛，腹胀善噫。

【知要】脾脉入腹络胃，故为痛为胀。阴盛而上走阳明，故气滞为噫。

【语译】胃脘亦因此疼痛，腹部胀满，易于嗳气。因为脾经之脉循入腹部络属胃，脾病则胃脘疼痛而腹胀满；阴盛而上行于足阳明胃经，则气滞而生嗳气。

【内经】得后与气则快然如衰。

【知要】后，大便也。气，转失气也，气通故快。

【注释】

后：动词，大便，排便。

气：动词，从肛门排出气体。

【校释】

失气：各本均误，当正作“矢气”，指从肛门排出的气体。“矢”通“屎”。

【语译】大便得通而肛门排出屎气，则快意舒服，病痛减轻。

【内经】身体皆重。

【知要】脾主肌肉，脾主湿，湿伤则体重。

【语译】脾主肌肉，亦主湿，湿气伤身则身体沉重无力。

【内经】是主脾所生病者，舌本痛，体不能动摇，食不下，烦心，心下急痛，溏、瘕泄，水闭，黄疸，不能卧，强立股膝内肿厥，足大指不用。

【知要】支者上膈注心，故为烦心与痛。溏者，水泄也。瘕者，痢疾也。水闭者，土病不能治水也，水闭则湿热壅而为疸，为不卧。脾脉起于足拇，以上膝股，肿与厥之所由生也。

【注释】

溏：指轻度腹泻，或指水泄。

瘕泄：指飧泄，完谷不化；或指痢疾。

【语译】足太阴脾经所主病症，为舌本疼痛、身体不能活动、饮食不下、烦心、心下急痛、便溏腹泻飧泄、水湿闭阻、黄疸、不能安卧，勉强站立则大腿膝内肿痛厥冷，足大踇趾不受用等症状。因为脾经支脉上行于横膈而注入心脏，则生烦心与疼痛；脾土病不能治水，则便溏飧泄、水湿闭阻；水湿闭阻则热邪壅郁而生黄疸，不能安卧；脾经之脉起于足大踇趾而上行于膝盖及大腿，脾经病则出现大腿膝内肿痛厥冷诸症。

【内经】心，手少阴也。是动则病嗌干心痛，渴而欲饮，是为臂厥。

【知要】支者从心系上咽，故嗌干心痛；火炎故渴；脉循臂内，故为臂厥。

【注释】

臂厥：手臂逆厥之症，手少阴心经之气逆行。

【语译】心，络属于手少阴心经。心经病变则出现咽喉干涩而心痛、口渴而欲饮之症，这就是臂厥，即手臂逆厥之症。因为心经之支脉从心系上行于咽喉，火气上炎则咽喉干涩则心痛且口渴；心经之脉循行于臂内，病变则生臂厥。

【内经】是主心所生病者，目黄胁痛，臑臂内后廉痛厥，掌中热痛。

【知要】脉系目系，故目黄。出腋下，故胁痛。循臂入掌，故有热痛等症。

【注释】

目系：目内深处称为目系。

【语译】心经所主病症，为目黄胁痛，臑臂内后侧疼痛厥冷，手掌心热痛诸症。因为心经之脉维系于目系，出于腋下，循行于臂内入于掌中。

【内经】小肠，手太阳也。是动则病嗌痛颔肿，不可以顾，肩似拔，臑似折。

【知要】经脉循咽下膈，支者循颈上颊，循绕肩，故为病如上。

【语译】小肠，络属于手太阳小肠经。小肠经病变则出现咽喉疼痛而下巴浮肿，不能转头，肩膀如同被抻拔，臂臑如同被折断诸症。因为小肠经循行于咽喉而下行于横膈，小肠经之支脉循行于颈部而上行于面颊，环绕肩膀，故病变则患上述诸症。

【内经】是主液所生病者。

【知要】小肠分水谷，故主液。

【语译】小肠经所主病症，为水液所生疾病。因为小肠有分水谷厘清浊的功用，故主水液相关病症。

【内经】耳聋目黄颊肿，颈颔肩臑肘臂外后廉痛。

【知要】皆经脉所及也。

【语译】常见症有耳聋、目黄、面颊浮肿，颈部、下巴、肩膀、臂臑、肘部、臂外后侧疼痛。这些都是小肠经脉所历涉部位的病症。

【内经】膀胱，足太阳也。是动则病冲头痛。

【知要】本经脉上额入脑，故邪气冲而头痛。

【语译】膀胱，络属于足太阳膀胱经。膀胱经病变则出现邪气上冲而头痛之症。因为膀胱经之脉上行于额头而入于脑部。

【内经】目似脱，项如拔，脊痛腰似折，髀不可以曲，腘如结，踹如裂，是为踝厥。

【知要】皆经脉所及之病也。

【注释】

髀（bì）：大腿。

踝厥：脚踝厥逆，足太阳膀胱经之气逆之症。

【语译】膀胱经病症还有眼珠仿佛爆出，颈项如同被抻拔，脊椎疼痛而腰似折断，大腿不能抬起，膝盖如同裹束，小腿肚仿佛撕裂诸症，这就是踝厥，即脚踝厥逆。这些都是膀胱经之脉所历涉部位的疾病。

【内经】是主筋所生病者，痔疟狂癫疾。

【知要】周身之筋，惟足太阳至多至大，故凡筋症，皆足太阳水亏也。脉入肛，故为痔。经属表，故为疟。邪入太阳，故为狂癫。

【语译】膀胱经所主病症，为筋所生疾病，及痔疮、疟疾、癫狂等症。由于周身之筋，唯有足太阳膀胱经最多最大，则大凡筋症，都与足太阳膀胱经水亏有关；膀胱经络属肛门，病变则生痔疮；络属体表，病变则生疟疾；络属头部，邪入太阳经则产生癫狂。

【内经】头囟门项痛，目黄泪出鼽衄，项背腰尻腘踹脚皆痛，小指不用。

【知要】皆本经所过之症。

【语译】常见症还有头痛、囟门痛、颈项痛、目黄、流泪、鼻塞流涕、鼻衄等，项背、腰部、臀部、膝关节、腿肚、脚部皆痛，足小趾不受用。这些都是膀胱经所历涉部位的症状。

【内经】肾，足少阴也。是动则病饥不欲食。

【知要】水中有火，为脾之母。真火不生土则脾虚，虽饥不能食矣。

【语译】肾，络属于足少阴肾经。肾经病变则出现饥不欲食之症。因为肾水中有真火，能生气而成为脾之母；真火不生脾土则脾土气虚，即使饥饿也不能进食。

【内经】面如漆柴，咳唾则有血，喝喝而喘。

【知要】肾之本色见者，精衰故也，吐血与喘，水虚而火刑金也。

【语译】常见症有面如漆柴般枯瘦，这是肾之本色出现，是精气衰败的缘故；时而咳唾则有血，喝喝地喘息，是肾水虚而火克肺金的缘故。

【内经】坐而欲起，目䀮䀮如无所见。

【知要】坐而欲起，阴虚则不能静也，肾虚则瞳神昏眩，故无所见也。

【注释】

䀮䀮（huāng）：目不明，目蒙蒙。

【语译】又时而坐立不安，目蒙蒙仿佛什么也看不见。都是肾阴虚而不能安静、神昏目眩的缘故。

【内经】心如悬若饥状。

【知要】相火不宁，君主亦不自安也。如悬若饥，心肾不交也。

【语译】又因相火不宁而君主不能自安，心如悬空而仿佛饥饿之状。这是心肾不交的缘故。

【内经】气不足则善恐，心惕惕如人将捕之，是为骨厥。

【知要】肾志恐，故如捕也，肾主骨，故为骨厥。

【注释】

骨厥：因肾主骨而命名，足少阴肾经气逆之症状。

【语译】肾志为恐，肾气不足则易生恐慌，心惶惶如同将被逮捕。因为肾主骨，则足少阴肾经病变的这些症状称作骨厥。

【内经】是主肾所生病者，口热舌干，咽肿上气，嗌干及痛，烦心心痛。

【知要】经脉之病也。

【语译】肾经所主病症，为口热舌干、喉肿而气逆、咽干而疼痛、意烦而心痛。这些都是肾经之脉的病症。

【内经】黄疸肠澼。

【知要】黄疸肠澼，咎由湿热，水虚者多有之。

【注释】

肠澼（pì）：肠间有水而泄泻。《素问·大奇论》曰："脾脉外鼓沉，为肠澼，久自已。"高士宗注："肠澼，泄泻也。"

【语译】常见症还有黄疸、肠澼泄泻。病邪由于湿热，肾水虚者大多有这些症状。

【内经】脊股内后廉痛，痿厥嗜卧，足下热而痛。

【知要】皆经脉所及之病，精竭者神疲，故嗜卧，身半以下，肾所主也，故足痛。

【注释】

痿厥：肾精枯竭而阳虚，肝筋失养而肌肉萎缩，手足气逆厥冷之症。

【语译】又有脊背及大腿内后侧疼痛，肌肉萎缩而手足逆冷、嗜睡、脚下热痛等症。这些都是肾经之脉所历经涉及的疾病。因为肾精枯竭而精神疲倦，则嗜睡；下半身由肾所主宰，肾病则足痛。

【内经】心主，手厥阴心包络也。是动则病手心热，臂肘挛急，腋肿，甚则胸胁支满，心中憺憺大动。

【知要】皆经脉之所及。

【注释】

憺憺（dàn）：忧伤貌，畏惧貌，不安貌。

【语译】心主，络属于手厥阴心包络之经脉。心主脉病变则手心发热，手臂与肘部抽筋拘急，腋下肿胀，甚至胸部与胁下胀满，心中大动，忧惧不安。这些都是手厥阴心包络之脉所涉部位的病症。

【内经】面赤目黄，喜笑不休。

【知要】心之华在面，在声为笑，故见症如此。

【语译】心之华在面，心包经病则面部赤红而眼睛发黄；心主在声为笑，病则喜笑不停。

【内经】是主脉所生病者。

【知要】心主血脉。

【语译】心主血脉，则心包络之脉所主病症，为脉主血脉所生之病。

【内经】烦心心痛，掌中热。

【知要】经脉病也。

【语译】常见症有意烦、心痛、掌中发热，属经脉所涉之病。

【内经】三焦，手少阳也。是动则病耳聋，浑浑焞焞，嗌肿喉痹。

【知要】经脉所过之病。

【注释】

浑浑焞焞（tūn）：意同浑浑沌沌，耳聋听不清楚。

【语译】三焦，络属于手少阳三焦经。三焦经病变则出现耳聋不聪、咽喉肿痛痹阻之症。这些都是三焦经之脉所经过之部位的病症。

【内经】是主气所生病者。

【知要】三焦为水府，水病必由于气。

【语译】三焦属水府，则三焦所主病症，为气所生之病，水病必定由于气的缘故。

【内经】汗出，目锐眦痛，颊痛，耳后肩臑肘臂外皆痛，小指次指不用。

【知要】三焦出气，以温肌肉，充皮肤，故为汗出诸病，皆经脉所过也。

【注释】

小指次指：指小指的次指，即无名指，因为手少阳三焦经起于近于小拇指侧的无名指之关冲穴。

【语译】常见症有出汗，目锐眦痛，面颊痛，耳后、肩膀、胳膊内侧、肘臂外侧都疼痛，无名指不能动弹。因为三焦功能是通行诸气和运行水液，温养肌肉而充养皮肤，则汗出诸病源于此，其痛处都是经脉所经过的位置。

【内经】胆，足少阳也。是动则病口苦，善太息。

【知要】胆病汁溢，故口苦。胆郁则太息。

【语译】胆，络属于足少阳胆经。胆经病变则胆汁过溢而口苦，胆气郁结而时时叹息。

【内经】心胁痛不能转侧。

【知要】别脉贯心循胁。

【语译】胆经别脉贯穿于心而循行于胁下，其病则心胁疼痛而不能转身。

【内经】甚则面微有尘，体无膏泽。

【知要】别脉散于面，胆受金残，则燥症见矣。

【语译】甚至面部微有尘色，全身肌肤失去润泽。胆经的别脉散行于面部，胆木受肺金伤害则会出现如此干枯症状。

【内经】足外反热，是为阳厥。

【知要】本经脉出外踝之前，故足外反热，热上逆，名阳厥。

【注释】

阳厥：指胆经之热上逆，足外侧发热的症状。

【语译】又因足少阳胆经之脉出于外踝之前，胆经之热上逆，则足外侧出现发热症状，称作阳厥。

【内经】是主骨所生病者。

【知要】胆而主骨病者，乙癸同元也。

【注释】

乙癸同元：肝为乙木，肾为癸水，肝木与肾水为子母关系，阴阳相生，根本来源一致，故称乙癸同元。

【语译】足少阳胆经所主病症，为骨所生之病。这是因为胆木滋养于肾水而肾主骨之病的缘故。

【内经】头痛颔痛，目锐眦痛，缺盆中肿痛，腋下肿，马刀侠瘿。

【知要】马刀，瘰疬也。侠瘿，侠颈之瘤也。

【注释】

马刀侠瘿（yǐng）：即马刀夹瘿，夹颈之瘤。瘿，颈瘤。

瘰疬：淋巴腺结核，俗称疬子颈，多发生在颈部，有时也发生在腋窝处。

【语译】常见症有头痛、下巴痛、目外眦痛、缺盆中肿痛、腋下肿、瘰疬、夹颈之瘤。

【内经】汗出，振寒疟。

【知要】少阳居三阳之中，半表半里，故阳胜则汗出，风胜则振寒而为疟也。

【语译】或阳胜而汗出，或风胜而成疟疾。因为少阳在三阳经的中间，所主之症为半表半里之症。

【内经】胸胁肋髀膝外至胫绝骨外踝前及诸节皆痛，小指次指不用。

【知要】皆经脉所过之病。

【注释】

小指次指：指小趾的次趾，即脚第四趾，足少阳胆经出于脚第四趾外侧足窍阴穴。

【语译】常见症还有胸胁、两肋、髋关节、膝关节外侧至小腿骨、绝骨、外踝前侧及诸节皆痛，脚第四趾不能动弹。因为这些部位都是足少阳胆经之脉所经过之处。

【内经】肝，足厥阴也。是动则病腰痛不可以俯仰。

【知要】支别者与太阴、少阳之脉同结腰踝，故腰痛。

【语译】肝，络属于足厥阴肝经。肝经病变则腰痛而不能俯仰。因为足厥阴肝经之支脉，与足太阴脾经、足少阳胆经之脉同连结腰部与踝骨的缘故。

【内经】丈夫㿗疝，妇人少腹肿。

【知要】脉绕阴器，故控睾而痛为疝症。妇人少腹肿，亦疝也。

【语译】足厥阴肝经之脉环绕阴部，男子病变则牵引睾丸疼痛而形成阴囊或腹部肿胀之疝气症，女子则出现小腹肿大。

【内经】甚则嗌干，面尘脱色。

【知要】脉循喉上额，支者从目系下颊，故其病如此。

【语译】甚至喉咙干燥，面如尘灰而毫无血色。因为足厥阴肝经循行喉咙上行于额头，其支脉从目系下行于面颊。

【内经】是肝所生病者，胸满呕逆飧泄，狐疝遗溺闭癃。

【知要】上行者挟胃贯膈，下行者过阴器，故为是诸病。

【语译】足厥阴肝经所主病症，为胸满、呕逆、飧泄、疝气、遗尿、小便不利。因为足厥阴肝经向上挟行胃部并贯穿横膈，下行则经过阴器，则诸病如此。

第五篇：邪盛则实，精夺则虚；医宗纲领，旨实深奥。

【内经】《通评虚实论》曰：邪气盛则实，精气夺则虚。

【知要】此二语为医宗之纲领，万世之准绳。其言若浅而易明，其旨实深而难究。

夫邪气者，风、寒、暑，湿，燥，火；精气，即正气，乃谷气所化之精微。盛则实者，邪气方张，名为实症；三候有力，名为实脉。实者泻之，重则汗吐下，轻则清火降气是也。夺则虚者，亡精失血，用力劳神，名为内夺；汗之下之，吐之清之，名为外夺。气怯神疲，名为虚症；三候无力，名为虚脉。虚者补之，轻则温补，重则热补是也。无奈尚子和、丹溪之说者，辄曰泻实；尚东垣、立斋之说者，辄曰补虚，各成偏执，鲜获圆通。此皆赖病合法耳，岂所为法治病乎？

精于法者，止辨虚实二字而已。其中大实大虚，小实小虚，似实似虚，更贵精详。大虚者，补之宜峻宜温，缓则无功也。大实者，攻之宜急宜猛，迟则生变也。小虚者，七分补而三分攻，开其一面也；小实者，七分攻而三分补，防其不测也。至于似虚似实，举世淆讹，故曰至虚有盛候，反泻衔冤；大实有羸状，误补益疾，辨之不可不精，治之不可不审也。或攻邪而正始复，或养正而邪自除，千万法门，只图全其正气耳。嗟乎！实而误补，固必增邪，尚可解救，其祸犹小；虚而误攻，真气立尽，莫可挽回，其祸至大。生死关头，良非渺小，司命者其慎之哉！

【注释】

良：确实。

司命：主管生命。

【语译】《素问·通评虚实论》说："邪气盛炽则成实证，精气脱失则成虚证。"这两句是医学之大纲要领，是永恒的准则。语言虽然浅显易明，而主旨确实深奥而难于探究清楚。

所谓邪气，指风、寒、暑，湿，燥，火六气；精气，则是正气，指饮食水谷所化精微之气。"盛则实"，指邪气正嚣张时，称作实证；三部脉候都有力，称作实脉。实证则以泻法治疗，重则用汗、吐、下三法，轻则用清火、降气之法。"夺则虚"，即失精、失血、用力、劳神多，称作内里虚脱；使用汗法、下法、吐法、清法，称作外部虚脱。正气弱而精神疲惫，称作虚证；三部脉候都无力，称作虚脉。虚证则用补法治疗，轻则用温补之法，重则用热补之法。无奈崇尚医家张子和、朱丹溪之说的，就提倡用泻实法；崇尚医家李东垣、薛立斋之说的，就提倡用补虚法，各执成见偏见，很少有获得融会贯通的圆满效果的。这些情况都应当是根据疾病合宜何种治法来处理罢了，怎么能固执成法而不考虑病情变化呢？

精通治法的，只要辨清"虚实"二字即可。其中有大实大虚，有小实小虚，有介乎实虚之间的，各种复杂情况都有，而则贵在精细地详辨。大虚情况，补法宜峻猛宜温补，缓慢无功效；大实情况，攻疾宜疾速宜猛烈，迟则生病变。小虚情况，七分补而三分攻，仿佛网开一面；小实情况，七分攻而三分补，预防不测的变化。至于虚实相间，所有医生都易混淆讹误，因而极虚情况或有实证之候，反而泄泻冤死；大实情况或有虚羸症状，误补则加重疾病。虚实相间的情况，则辨证不可不精心，治疗不可不审慎。有时攻除邪气而正气开始恢复，有时调养正气而邪气自然祛除，各种各样的治法，目的只是为了保全其正气。可叹啊！实证若是误补，必定增添病邪，尚可解救，祸害还算小；虚证反而误攻，正气立即消尽，无法挽回，祸害极大。生死关头，确实不可藐视，医者主司生命，务请慎重对待啊！

第六篇：阳虚外寒，阴虚内热；阳盛外热，阴盛内寒。

【内经】《调经论》：帝曰：阳虚则外寒，阴虚则内热，阳盛则外热，阴盛则内寒，不知其所由然也？岐伯曰：阳受气于上焦，以温皮肤分肉之间。今寒气在外，则上焦不通；上焦不通，则寒气独留于外，故寒栗。

【知要】阳气者，卫外而为固者也。阳虚则无气以温皮肤，命曰无火。上焦所以不通，独有寒气而已矣。

【注释】

分肉：皮下肌肉之间，即皮肤与肌肉。外层为皮下脂肪，是白肉，内层为肌肉组织，是红肉，界限分明，故称分肉。

【语译】《素问·调经论》：黄帝问：阳虚则外寒，阴虚则内热，阳盛则外热，阴盛则内寒，不知为什么如此？岐伯先回答“阳虚则外寒”：阳禀受精气于上焦，从而温养皮肤与肌肉；现在外寒入侵而上焦不通，阳气不能通达肤腠，则寒气独存留于肤表，因此出现寒战。阳气的功能是抵御外邪而巩固体内正气，阳虚则无气来温养皮肤，这就是所谓“无火”。“无火”则上焦之气不能达到皮肤分肉之间，则上焦不通，寒气独存留于外而已。

【内经】帝曰：阴虚生内热奈何？岐伯曰：有所劳倦，形气衰少，谷气不盛，上焦不行，下脘不通，胃气热，热气熏胸中，故内热。

【知要】阴气营于内者也，有所劳倦，则脾胃受伤。脾主肌肉，亦主运化，谷气以生真气；土衰则形肉与中气俱衰，谷气减少，脾虚下陷则上焦不行，下脘不通矣。脾阴不足则胃热，肺居胸中，热上熏肺则内热也。

【语译】黄帝问：那么阴虚生内热如何解释？岐伯回答：身体过度劳累而疲倦，则形体衰弱而精气不足；水谷精气不盛，则上焦行气不畅而胃下脘气不通，胃中气热而熏灼于胸中，则产生内热。因为阴气运营于体内，过度劳累则脾胃受伤；脾主肌肉，亦主运化，消化水谷从而产生正气，脾土衰则形体肌肉与中气都一起衰减，水谷之气减少，脾虚下陷，则上焦行气不畅，胃下脘气不通；肺居胸中，脾阴不足而产生胃热，胃热上熏肺部，则产生内热。

【薛注】

此言劳倦伤脾，故见症如上。若色欲所伤，真水耗竭，火无所畏，亢而刑金，此之内热，尤为难疗。

【语译】此处指出劳累过度而伤脾，以致出现如上症状。至于因色欲所伤，肾中真水耗竭，不能抑制相火，火亢而克肺金，如此产生的内热，尤其难治。

【内经】帝曰：阳盛生外热奈何？岐伯曰：上焦不通利，则皮肤致密，腠理闭塞，玄府不通，卫气不得泄越，故外热。

【知要】阳主在上，又主在表，故阳亢则上壅而表热，此伤寒之候也。

【语译】黄帝问：阳盛生外热怎么解释？岐伯回答：上焦气不通畅，则皮肤紧密，腠理闭塞而汗孔不通，卫气不能外泄，则产生外热。这是因为阳主上而又主表，阳亢则上焦壅塞而体表热，这是外感伤于寒气的证候。

【内经】帝曰：阴盛生内寒奈何？岐伯曰：厥气上逆，寒气积于胸中而不泻，不泻则温气去，寒独留，则血凝泣，凝则脉不通，其脉盛大以涩，故中寒。

【知要】寒气入脏，则阳气去矣。寒独留者，如冬令严寒，万物闭蛰之象，故脉不通而涩。此内伤之候也。

【语译】黄帝问：阴盛生内寒如何解释？岐伯回答：厥逆之气上行，寒气积于胸中而不能外泻，则温暖之气消损；寒气独存于体内则血气凝涩而血脉不通，其脉象盛大而涩，所以体内寒。因为寒气入侵脏腑则会损伤阳气。寒气独留的情况，如同冬季严寒时万物闭藏蛰居之象，则血脉不通而凝涩也如此。这是内伤阳气的证候。

【按语】此节重在说明阴阳表里寒热虚实的关系：阳主外，阳盛则外热，阳虚则外寒；阴主内，阴盛则内寒，阴虚则内热。

第七篇：实则泻子，虚则补母。

【内经】《调经篇》云：因饮食劳倦，损伤脾胃，始受热中，末传寒中。

【知要】始受者，病初起也；末传者，久而不愈也。初起病时，元气未虚，邪气方实，实者多热；及病之久，邪气日退，正气日虚，虚者多寒。古人立法，于始受热中者，实则泻其子。夫肺金为脾土之子而实主气，气有余便是火，故凡破气清火之剂皆所以泻其子也。于末传寒中者，虚则补其母。夫少火为脾土之母而实主营运三焦，熟腐五谷，故凡温中益火之剂皆所以补其母也。每见近世不辨虚实，一遇脾病，如胀满、如停滞，如作痛、如发热之类，概以清火疏气之药投之，虚虚之祸可胜数哉？

【按语】《调经篇》：查考《内经》《类经》，均无此篇。此节文字是补充说明“内热”“内寒”与“内伤之候”的原理。《李中梓医学全书·内经知要》（1999年）指出，此节文字出自盛启东《医经秘旨》卷上“治病必求其本”。

【语译】《调经篇》指出：因饮食与劳倦而损伤脾胃，开始患病是体中热盛，结果传导则变成体内寒凉。因为开始是疾病初起的症状，结果传变则是久而不愈的症状。初起时身体元气还未虚损，邪气正实而实多为热证；病程一久，则邪气逐渐减退而正气也慢慢变虚，虚则多为寒证。

古人确立治法，在开始患内热时，根据实证而泻其子。肺金为脾土之子，而实证主气，则气有余就是火，所以大凡破气清火之剂，都用以泻其子。末期则传变而成为内寒证，根据虚证而补其母。少阴君火为脾土之母，而少阳相火实主营运三焦，腐熟五谷，所以大凡温中益火之剂，都用以补其母。常见近代医家不辨虚实，一碰到脾病，如胀满、停滞，如疼痛、发热之类，一概用清火疏气之药来医治，使虚证变得更虚的祸害就太多了，简直数不胜数啊！

第八篇：五实回生，汗下为要；五虚拯救，扶本止泄。

【内经】《玉机真藏论》曰：脉盛，皮热，腹胀，前后不通，闷瞀，此谓五实。

【知要】实者，邪气实也。心受邪则脉盛，肺受邪则皮热，脾受邪则腹胀，肾受邪则前后不通，肝受邪则闷瞀。肝脉贯膈，气逆上也。

【语译】《素问·玉机真藏论》说：脉盛，皮热，腹胀，二便不通，昏闷目眩，这就是所谓五实，即邪气盛实之证。心受邪气入侵则脉盛，肺受邪气入侵则皮热，脾受邪气入侵则腹胀，肾受邪气入侵则二便不通，肝受邪气入侵则昏闷目眩。肝脉贯穿横膈，气上逆于胸中则出现昏闷症状。

【内经】脉细，皮寒，气少，泄利前后，饮食不入，此谓五虚。

【知要】虚者，正气虚也。心虚则脉细，肺虚则皮寒，肝虚则气少，肾虚则泄利前后，脾虚则饮食不入。五实五虚，皆死候也。

【语译】脉细，皮寒，气少，二便泄利，饮食不入，这就是所谓五虚，即正气虚损之证。心气虚则脉细，肺气虚则皮寒，肝气虚则气少，肾气虚则二便泄利，脾气虚则饮食不入。五实与五虚，都是死亡的证候。

【内经】浆粥入胃，泄注止，则虚者活。

【知要】治虚之法，先扶根本。浆粥入胃则脾土将复，泄注既止则肾水渐固，虽犯虚死，自可回生也。

【语译】浆汁或稀粥入于胃，泄泻能止住，则虚证者能救活。治虚证之法是先扶根本。浆汁或稀粥进入胃中则脾土将恢复，泄泻能止住则肾水渐渐巩固，即使犯虚证将死者，自然也有可回生的希望。

【内经】身汗得后利，则实者活。

【知要】治实之法，汗下为要。身既得汗则表邪解，后既得利则里邪去，虽犯实死之条，邪退则活矣。

【语译】身体出汗而二便通畅，则实证者能救活。治实证之法以汗法与下法为关键。身体能出汗则表邪已解，二便通畅则里邪已去，即使属于犯实证将死之条例，邪气退则可存活。

第九篇：百病所生，终归于气。

【内经】《举痛论》：帝曰：余知百病生于气也，怒则气上，喜则气缓，悲则气消，恐则气下，寒则气收，热则气泄，惊则气乱，劳则气耗，思则气结，九气不同，何病之生？岐伯曰：怒则气逆，甚则呕血及飧泄，故气上矣。

【知要】肝木主春升之令，怒伤之，如雷奋九天，故气逆也。血属阴，主静定而润下，肝逆而上，且为血海，则阴血不得安其静定之常，故呕逆也。木旺侮脾，脾伤则不化谷而飧泄，是以气逆而上也。

【语译】《素问·举痛论》：黄帝问：我已知百病生于气，愤怒则气上逆，狂喜则气弛缓，悲伤则气消散，恐惧则气下陷，大寒则气收引，大热则气耗泄，惊吓则气逆乱，劳累则气消耗，忧思则气郁结，九气的不同变化，可能产生什么症状？岐伯回答：愤怒则气不顺畅，严重时出现呕血及飧泄症状，因而气上逆。因为肝木主春升节令，怒伤肝，如同雷震于九天，所以气向上逆行。血属阴，主静定而润下，肝为血之海，却逆而上行，则阴血不能安静而沉定，所以出现呕血逆乱。肝木旺则克脾土，脾土受伤则水谷不化而出现飧泄。

【内经】喜则气和志达，荣卫通利，故气缓矣。

【知要】和达通利，若不为病矣；不知大喜则气散而不收，缓慢不能摄持。故《本神篇》曰喜乐者神惮散而不藏是也。

【注释】

神惮散：心神散尽。“惮”通“殚”，殚尽。

【语译】喜乐则气和志达，而荣气卫气都通畅，因而全身之气松缓。心气松缓并非是说不产生疾病，殊不知狂喜则气散而不收，心气缓迟以至于不能控制。所以《灵枢·本神》说：喜乐的结果，则是心神尽散而不能收藏。

【内经】悲则心系急，肺布叶举，而上焦不通，荣卫不散，热气在中，故气消矣。

【知要】悲生于心，故心系急。并于肺则肺叶举，不通不散则气壅而为火，火主刑金，金主气，故气消也。

【注释】

布：展开，伸开。

【语译】悲伤生于心，心悲则心系拘急，合并于肺部，则肺叶伸举，上焦之气不通，荣卫不能宣散，气壅塞而成火，热气灼于身中，火主克金，肺金受克则元气消散。

【内经】恐则精却，却则上焦闭，闭则气还，还则下焦胀，故气不行矣。

【知要】恐伤肾则精却，却者，退而不能上输也。上焦闭则失上升之路，还而下陷，夫气以上升为行，下陷则不行矣。

【注释】

却：退而不能上输，下陷。

【语译】恐伤肾，恐惧则精气下陷而上焦闭塞，上升之路闭阻则气返回下焦形成下焦肿胀，因而气滞不行。肾气以上升为畅，则下陷形成瘀塞阻滞。

【内经】寒则腠理闭，气不行，故气收矣。

【知要】寒束其外，则腠理闭密，阳气不舒，冻而收敛矣。

【语译】大寒之气裹束于外，则腠理闭塞，阳气不通行，因而受冻而收敛。

【内经】炅则腠理开，营卫通，汗大泄，故气泄矣。

【知要】炅者，热也，如天行夏令，腠理开通，气从汗散，故曰气泄。

【注释】

炅（jiǒng）：大热。

【语译】如夏季时，大热则腠理开通，营卫俱通，汗大泄而气也随之散于外，因而阳气耗泄。

【内经】惊则心无所倚，神无所归，虑无所定，故气乱矣。

【知要】卒然惊骇则神志飘荡，动而不宁，主不明则天下乱，即气乱之旨也。

【注释】

卒然：同猝然，突然。

【语译】惊骇则神志飘荡而震动不宁，心无所依而神无所归，思虑不定，因而血气逆乱。心君不明则天下乱，这就是心惊则气乱的意旨。

【内经】劳则喘息汗出，外内皆越，故气耗矣。

【知要】用力太过，则疲劳而气动，内则奔于肺而为喘，外则达于表而为汗，故曰外内皆越，而气自耗矣。

【语译】劳累或用力太过，则疲劳而呼吸不平稳，内则肺气急促而成喘息，外则发散于表而成汗液，因而内外都消耗，元气自然也耗散。

【内经】思则心有所存，神有所归，正气留而不行，故气结矣。

【知要】思则志凝神聚，气乃留而不散，故名为结。

【注释】

结：凝聚，留而不散，郁结。

【语译】思虑时心神凝聚，则心有所寄而神有所归，正气滞留而郁结不行，因而出现气结。

第十篇：风性好动，善行善变，百病所始，风为之长。

【内经】《风论》曰：风者，善行而数变，腠理开则洒然寒，闭则热而闷。

【知要】风属阳而性动，故善行数变。

【注释】

洒（xiǎn）然：寒栗战抖的样子。

【语译】《素问·风论》说：风的特点，是善于窜行而多变化，因为风属阳而本性好动。感受风邪后，腠理张开则感到寒栗战抖，腠理闭密则感到炎热满闷。

【内经】其寒也则衰食饮，其热也则消肌肉，故使人怢慄而不能食。

【知要】寒则胃气不能健运，故食衰。热则津液不能润泽，故消瘦。怢慄，即战慄也。

【注释】

衰（cuī）：减少。

怢（zhì）慄：《类经》曰："怢，音秩。"王冰注："怢慄，卒振寒貌。"突然怕冷发抖，战栗。

【语译】寒栗则饮食减少，热闷则肌肉消损，因而使人突然寒栗战抖而难于进食。因为寒邪入侵则胃气不能健运而胃口顿减，热邪内生则津液不能润泽而身体消瘦。

【内经】风气与阳明入胃，循脉而上至目内眦，其人肥则风气不得外泄，则为热中而目黄；人瘦则外泄而寒，则为寒中而泣出。

【知要】风气入胃，胃脉上行目系，人肥则腠密而邪不得泄。故热中而目黄。人瘦则腠疏而邪气易泄，故寒中而泣出。

【注释】

与：从，由。

泣：眼泪。

【语译】风气从足阳明经入侵于胃，循胃脉上行于目系，而上至目内眦。若病者体胖则腠理密，而风邪不得外泄，因而产生内热而目发黄；若病者体瘦则腠理疏，而风邪易于外泄，因而出现内寒而流眼泪。

【内经】风气与太阳俱入，行诸脉俞，散于分肉之间，与卫气相干，其道不利，故使肌肉愤䐜而有疡；卫气有所凝而不行，故其肉有不仁也。

【知要】五脏六腑之俞，皆附于背，故风由太阳经入者，邪必行诸脉俞而散于分肉。分肉者，卫气之所行也，卫气昼行于阳，自太阳始，风与卫相薄，故气道涩而不利。风气凝结，故愤䐜肿胀而为疮疡。卫气因风时或不行，则痹而不仁也。

【注释】

相干：相互干犯，彼此冲犯。

愤䐜（chēn）：肌肉肿胀。

薄：逼迫，搏斗。

【语译】风气从膀胱经进入人体，邪气行于五脏六腑之俞而散入分肉之间，与卫气相冲而使气道不利，则肌肉肿胀而生疮疡；卫气有所凝结而不通，则肌肉麻木。因为足太阳膀胱经循行背部，五脏六腑之俞皆附于背部，白昼则卫气始于太阳经，行于阳分而散于分肉之间；风邪与卫气相搏，致使气道涩滞而不通，邪气凝结体中而卫气因此运行不通畅，产生疾病。

【内经】疠者，有营气热胕，其气不清，故使鼻柱坏而色败，皮肤疡溃。风寒客于脉而不去，名曰疠风。

【知要】风寒客于血脉，则营气热而胕溃。气者，肺所治也，不清则金化不行，鼻与皮毛皆肺主之，故鼻柱坏，色败者，皮毛槁也。《脉要精微论》曰脉风或为疠也。疠者，恶也。

【注释】

疠（lì）：恶疮，麻风。

胕（fǔ）：腐烂。

客：留驻，入侵。

【语译】麻风病，因风寒留驻于血脉，营血有热气腐毒而形成。其肺气不清，则鼻梁腐坏而颜色枯败，皮肤枯槁疡溃。风寒之邪留驻于脉中不去，称作疠风。因为肺主气与皮毛，其气不清则金化不行则鼻梁与皮肤生病变。《素问·脉要精微论》说：脉风时或酿成病变，为疠风。

【内经】风中五脏六腑之俞，亦为脏腑之风，各入其门户所中，则为偏风。

【知要】风入于脏腑之俞，随俞左右而偏中之，则为偏风，即偏枯也。

【注释】

门户：指脉俞。

【语译】风邪入侵五脏六腑之俞，也会成为脏腑之风；时或侵袭其脉俞的左右，则成为偏中风，即半身不遂。

【内经】风气循风府而上，则为脑风。

【知要】风府，督脉穴名。

【语译】风邪循行督脉之穴风府而上行入侵头部，则成为脑风。

【内经】风入系头，则为目风，眼寒。

【知要】太阳之脉起于目内眦，故目风眼寒。

【语译】风邪入侵系头，则患目风，即眼寒之症。因为足太阳膀胱经起于目内眦。

【内经】饮酒中风，则为漏风。

【知要】酒性温散，善开玄府，故醉后易于中风。漏者，言汗漏而风客也。

【注释】

漏风：因汗泄毛孔张开，风邪乘隙入侵所致。

【语译】饮酒中风，则为漏风。因酒之属性温散而易使汗毛孔张开，醉后则风邪乘隙入侵，造成漏风。

【内经】入房汗出中风，则为内风。

【知要】内耗其精，外开腠理，风乘虚犯，名为内风。

【语译】行房出汗而中风，则是内风。因行房内耗精气，汗出则腠理开而伤阳气，风邪乘虚入侵，则成内风。

【内经】新沐中风，则为首风。久风入中，则为肠风、飧泄。

【知要】风久而传入肠胃，热则肠风下血，寒则飧泄泻利。

【语译】洗头后中风，则是首风。中风日久，邪入体内而传入肠胃，发热则患肠风下血，发冷则患飧泄泻利。

【内经】外在腠理，则为泄风。

【知要】偶当汗泄，而风客于腠，名为泄风。

【注释】

偶：遇见，碰上。

【语译】风邪外袭腠理，则为泄风。因为出汗时阳气外泄，而风邪入侵腠理，则称泄风。

【内经】故风者百病之长也，至其变化，乃为他病也，无常方，然致有风气也。

【知要】长者，始也。《骨空论》曰：风为百病之始。风之始入，自浅而深，至于变化，乃为他病，故为百病之长。无常方者，言风病变化，无常方体，而其致之者，则皆因于风耳。

【语译】所以说，风为百病之长，即《素问·骨空论》所说“风为百病之始”。风邪始入人体，由浅而深，变化多端，至于其产生的病变，则没有一定方位与形态，然而皆是因风气所致之症。

第十一篇：邪之所凑，其气必虚。

【内经】《评热病论》曰：邪之所凑，其气必虚。

【知要】元气充周，病无从入；气虚则不能卫外而为固，玄府不闭，风邪因而客焉。

【语译】《素问·评热病论》说：邪气之所以会集，其正气必虚。因为元气充足而正气周遍于全身，则病邪无从而入；正气虚则不能护卫体表而成为周身之防固，毛孔不闭，风邪因而入侵于内。

第十二篇：阳衰于下，发为寒厥；阴衰于下，发为热厥。脾肾为本，酒色当戒。

【内经】《厥论》曰：阳气衰于下，则为寒厥；阴气衰于下，则为热厥。

【知要】厥者，逆也。下气逆上，忽眩仆不知人事，轻者渐苏，重则即死。阴阳之气衰于下，则寒热二厥由之而生也。

【注释】

寒厥：阳气衰于足之三阳脉，寒邪逆升而四肢厥冷的病症。

热厥：阴气衰于足之三阴脉，热邪逆升而出现四肢厥冷的病症。

【语译】《素问·厥论》说：阳气衰于足之三阳脉，则出现寒厥；阴气衰于足之三阴脉，则出现热厥。大凡下部寒热之邪气逆升而上，则出现忽然眩晕仆倒而不知人事的症状，轻者会渐渐苏醒，重者则立即死亡。

【内经】前阴者，宗筋之所聚，太阴、阳明之所合也。

【知要】宗筋者，众筋之所聚也，足之三阴、阳明、少阳及冲、任、督、蹻筋脉皆聚于此，独言太阴、阳明之合，重水谷之脏也。胃为水谷之海，主润宗筋，又阴阳总宗筋之会，会于气街，而阳明为之长也。

【注释】

气街：是经气纵横汇通的共同道路，亦为穴位名。

【语译】前阴，是宗筋所聚之处，尤其是太阴脾经、阳明胃经的会合处。因为宗筋，是众筋之汇聚，足之厥阴肝经、少阴肾经、太阴脾经、阳明胃经、少阳胆经，以及冲脉、任脉、督脉、阴蹻脉九筋脉都汇聚于此处，而特别强调足太阴脾经与足阳明胃经，则是重点突出水谷之脾脏与胃腑的重要性。水谷之精必借太阴脾土以营运，而胃为水谷之海，主宰润泽宗筋，又是阴阳总宗筋之会合处，并在经气纵横的会聚处汇通，而阳明脉则为众筋脉之长。

【内经】春夏则阳气多而阴气少，秋冬则阴气盛而阳气衰。此人者质壮，以秋冬夺于所用，下气上争不能复，精气溢下，邪气因从之而上也。

【知要】秋冬之令，天气收藏，恃壮而喜内，则与令违，此夺于所用也。精竭于下，必上争而求救于母气，肾所去者太过，肺所生者不及，故不能复也。既已不足，精气复下，则阳虚而阴邪胜之，故寒气逆上也。

【注释】

下气：指肾精之气。

上争：肾精竭于下焦，上求救于母气肺金。

【语译】春夏季节则阳气多而阴气少，秋冬季节则阴气盛而阳气衰。若有人自恃体质壮盛，当秋冬季节不顺应天之气而收藏精气，不节制房事，则是与节令相背而在秋冬季节耗伤身体养分。于是肾精竭于下焦，上求救于母气肺金而不能恢复，精气流溢于下，邪气因此随之而上侵。因肾精之气耗竭太过，上焦肺母所生来不及，则既已虚损不足，精气又继续耗损，因而阳气虚而阴邪胜，致使寒邪逆行而上，成为寒厥。

【内经】气因于中。

【知要】上则肺主气，下则肾纳气，上下之气皆因谷气所化，水谷在胃，土居中州，故曰气因于中。

【注释】

因：承上启下，此指上奉于肺而下开肾之源。土居于中州，故曰气因于中。

【语译】中气作用上奉于肺而下开肾之源。上焦则肺主呼吸而下焦肾主纳气，上焦下焦之气都依赖于中焦胃中水谷之气所化生的营养。

【内经】阳气衰，不能渗营其经络，阳气日损，阴气独在，故手足为之寒也。

【知要】四肢皆禀气于胃，胃中之阳气衰，不能充满其经络，阳败则阴胜，故手足寒也。

【语译】若胃中的阳气衰减，则不能充实而营养脏腑经络与四肢，阳气日衰严重，则孤阴独胜而四肢无营养来源，因而手足厥冷，成为寒厥。

【内经】酒入于胃，则络脉满而经脉虚。

【知要】经脉在内深而不见，属阴者也；络脉在外浮而可见，属阳者也。酒者，熟谷之液，其气悍疾，为阳，故先充络脉。酒热伤阴，故阳脉满而经脉虚也。

【语译】酒饮入胃中，则会使络脉满实而经脉虚空。因为经脉属阴而在体内深处而不可见，络脉属阳而在外部浮于表而可见，酒是粮食蒸熟而制成的液体，其气慓悍迅疾而属阳，所以先充实络脉。酒性热而伤阴气，则络脉满实而经脉虚空。

【内经】脾主为胃行其津液者也，阴气虚则阳气入，阳气入则胃不和，胃不和则精气竭，精气竭则不营其四肢也。

【知要】胃受水谷，脾则行其津液，湿热伤脾，则阴虚阳亢，胃乃不和，水谷之精气竭矣，岂能营四肢乎。

【语译】胃受纳水谷之气，脾主运化而助胃运行津液。酒之湿热伤脾则导致阴气虚而阳气实，阳气亢盛而胃不和，胃不和则水谷之精气枯竭，四肢失去营养滋润而功能失常。

【内经】此人必数醉若饱以入房，气聚于脾中不得散，酒气与谷气相薄，热盛于中，故热遍于身，内热而溺赤也。夫酒气盛而慓悍，肾气日衰，阳气独胜，故手足为之热也。

【知要】醉饱入房，脾肾交伤，阴日竭而阳日亢，故手足热也。

【注释】

若：而，而且。

【语译】患者必是屡屡喝醉而饱食后进行房事，食气聚于脾中不能消散，酒气与谷气交相逼迫，中焦热盛厉害而遍身都热，又因内热而出现小便赤色，则是脾肾均伤。酒气热盛而慓悍迅疾，致使肾气日衰，阴气不断耗竭而阳亢日增，孤阳独胜，因而出现手足发热，形成热厥。

【按语】《厥论》此节论寒厥与热厥的病因、病机、症状。其主因是酒色，其病机则是伤害先天之本肾水与后天之本脾胃。

【薛注】

按：厥有寒热，未有不本于酒色，故知慎饮食、远房帏者，厥其免夫！

【语译】薛雪按：厥证有寒厥、热厥两种，都是来源于嗜好饮酒与好色，因而一定要知道慎重对待饮食、远离房事，如此或许厥证能避免！

第十三篇：脏应四方，色应五位。

【内经】《刺热篇》曰：肝热病者，左颊先赤；心热病者，额先赤；脾热病者，鼻先赤；肺热病者，右颊先赤；肾热病者，颐先赤。

【知要】肝应东方，故左颊先赤；心应南方，故额庭先赤；脾应中央，故鼻先赤；肺应西方，故右颊先赤；肾应北方，故两颐先赤。

【注释】

两颐：指下巴两侧。《素问直解》曰："颐，腮间口角也。”

【语译】《素问·刺热篇》说：肝脏出现热象，面部左颊首先呈赤色，因为肝应东方的缘故；心脏出现热象，额头首先呈赤色，因为心应南方的缘故；脾脏出现热象，鼻部首先呈赤色，因为脾应中央的缘故；肺脏出现热象，面部右颊首先赤色，因为肺应西方的缘故；肾脏出现热象，下巴两侧首先呈赤色，因为肾应北方的缘故。

第十四篇：伤寒热病，表里相传；在表发汗，传里下法。

【内经】《热论篇》帝曰：今夫热病者，皆伤寒之类也。或愈或死，其死皆以六七日间，其愈皆以十日以上者，何也？

【知要】伤寒者，受冬月寒邪也。冬三月者为正伤寒，至春变为温病，至夏变为热病，不曰至秋变为凉病者，太阳寒水之邪，遇长夏之土而胜也。

【语译】《素问·热论篇》黄帝问：现今所患热病，都是伤寒之类。有的能治愈，有的不能治愈，死亡都在六七日间，治愈的都在十日以上，这是为什么？

热病都是伤寒之类，是因为伤寒患者感染了冬季的寒邪后引发热病。冬季三个月所患伤寒是正伤寒，潜伏到春季病变成温病，到夏季变成热病，而没说到秋季变成凉病，因为冬季的太阳寒水之邪，至长夏之季遇土而受克，没有继续产生病变的缘故。

【内经】岐伯对曰：巨阳者，诸阳之属也。

【知要】巨阳者，太阳也，太阳为六经之长，总摄诸阳。

【语译】岐伯回答：太阳经，络属于诸阳经。太阳经，是六经之长，总体控制诸阳经。

【内经】其脉连于风府，故为诸阳主气也。人之伤于寒也，则为病热，热虽盛不死。

【知要】寒郁于内，皮肤闭而为热，寒散即愈，故曰不死。

【语译】太阳经脉连于风府，风府是督脉穴名，因而为诸阳经之主气。人感染伤寒，则因寒邪郁于内，皮肤腠理闭而产生热病，热虽然严重，但只要寒邪散尽即愈，而不会死。

【内经】其两感于寒而病者，必不免于死。

【知要】两感者，一日太阳与少阴同病，在膀胱则头痛，在肾则口干烦满；二日阳明与太阴同病，在胃则身热谵语，在脾则肢满不欲食；三日少阳与厥阴同病，在少阳则耳聋，在厥阴则囊满。三日传遍，再三日则死不待言矣。

【注释】

两感于寒：《素问直解》曰："其两感于寒而病者，阳脉受寒，阴脉亦受寒，阴阳皆受，腑脏俱伤，故必不免于死。"

谵（zhān）语：病中神志不清，胡言乱语。

【语译】若是两感于寒而患病，则必定死亡。两感于寒的过程是，第一日足太阳膀胱经与足少阴肾经一同发病，邪在膀胱经则头痛，邪在肾经则口干烦满；第二日足阳明胃经与足太阴脾经一同发病，邪在胃经则身热胡言乱语，邪在脾经则四肢肿满食欲不振；第三日足少阳胆经与足厥阴肝经一同发病，邪在少阳胆经则耳聋，邪在厥阴肝经则阴囊肿满。三日即传遍六经，再过三日则不用说必定死亡。

【内经】伤寒一日，巨阳受之，故头项痛，腰脊强。

【知要】太阳为三阳之表，而脉连风府，故伤寒多从太阳始。太阳经脉从头项下肩，挟脊抵腰，故其病如此。

【语译】伤寒第一日，足太阳膀胱经感受病邪。足太阳膀胱经为三阳经之表，其脉连结于督脉风府穴，伤寒多从足太阳膀胱经开始。足太阳膀胱经之脉从头项下循于肩部，因而头与颈项疼痛；继而夹脊而行，抵达腰部，因而脊背腰部僵硬。

【内经】二日阳明受之，阳明主肉，其脉挟鼻络于目，故身热目疼而鼻干，不得卧也。

【知要】胃不和则卧不安是也。

【语译】第二日足阳明胃经感受病邪。足阳明胃经主肉，其脉夹循鼻子而络属于目，因而身体发热而目痛鼻干，因胃不和而睡卧不安。

【内经】三日少阳受之，少阳主胆，其脉循胁络于耳，故胸胁痛而耳聋。

【知要】邪传少阳者，三阳已尽，将传太阴，故为半表半里。邪在阴则寒，在阳则热，在半表半里，故寒热往来也。

【语译】第三日足少阳胆经感受病邪。足少阳胆经主胆，其脉循行于两胁而络属于耳部，因而胸胁痛而耳聋。病邪传至足少阳胆经，已是三阳经的尽头，即将传至太阴经，所以在半表半里。病邪在阴经则生寒，病在阳经则发热，病邪在半表半里，则寒热往来。

【内经】三阳经络皆受其病，而未入于脏者，故可汗而已。

【知要】三阳为表，属腑，故可汗而愈也。未入于脏者，深明入脏则不可轻汗也。

【语译】三阳经络都感受病邪，而尚未进入五脏的情况，则可以用发汗法治愈。因为三阳经属表，络属六腑，发汗可愈。尚未进入五脏，非常清楚地提示了进入五脏则不可轻易发汗。

【内经】四日太阴受之，太阴脉布胃中络于嗌，故腹满而嗌干。

【知要】邪在三阳，失于汗解，则传三阴，自太阴始也。

【语译】第四日足太阴脾经感受病邪。足太阴脾经之脉分布于胃中而络属于咽喉，因而腹部胀满而咽喉干燥。病邪在三阳经时，错失发汗解表，则传入三阴经，从足太阴脾经开始深入相传。

【内经】五日少阴受之，少阴脉贯肾络于肺，系舌本，故口燥舌干而渴。

【知要】肾本属水，而热邪耗之，故燥渴也。

【语译】第五日足少阴肾经感受病邪。足少阴肾经之脉贯行于肾，络属于肺，系连于舌本，因而口燥舌干而渴。因为肾本属水，而热邪耗水，则舌燥口渴。

【内经】六日厥阴受之，厥阴脉循阴器而络于肝，故烦满而囊缩。

【知要】传至厥阴而六经遍矣，邪热已极，故为烦满。

【语译】第六日足厥阴肝经感受病邪。足厥阴肝经之脉循绕阴器而络属于肝，因而腹部胀满而心烦，阴囊挛缩。因为病邪传至足厥阴肝经而六经已传遍，邪热已到极点，则腹部胀满而心烦。

【内经】三阴三阳，五脏六腑皆受病，荣卫不行，五脏不通，则死矣。

【知要】六经传遍而邪不解，脏腑皆受病矣。气血乏竭，营卫不行，则五脏之经脉不通，不死安待。

【语译】三阴经与三阳经，五脏六腑都感受了病邪，则荣血卫气不通行，气血乏竭，五脏之经不通，则会死亡。

【内经】其未满三日者，可汗而已；其满三日者，可泄而已。

【知要】已者，愈也。未满三日，其邪在表，发汗则病已。满三日者，邪已传里，攻下则病已。此言大概也。日数虽多，脉浮而有三阳证者，当汗之。日数虽少，脉沉而有三阴证者，当下之，此至要之法也。

【语译】若未超过三日，病邪在表，可使用汗法而治愈；若已超过三日，邪已传里，可使用泄法而治愈。这两种说法只是大多情况而已。天数已超过三日，脉浮而存在三阳表证的情况，仍应使用汗法；若天数未超过三日，脉沉而存在三阴里证的情况，仍应使用下法。这才是至关紧要的治法。

【按语】《热论篇》此节论述了伤寒证的病程、病症与治法，并强调据脉确定表里而治。

第十五篇：伤寒伤暑，皆可成疟；邪气入侵，虚实有偏；阴阳盛衰，寒热交争。

【内经】《疟论》：帝曰：夫痎疟皆生于风，其蓄作有时者，何也?

【知要】凡秋疟皆名痎，即其皆生于风，“皆”字，知诸疟之通称也。

【注释】

蓄作：指疟疾的隐伏与发作。

痎（jiē）：同痻。《素问遗篇·本病论》曰：“民病痻疟骨热，心悸惊骇，甚时血溢。”《类经》曰：“疟证虽多，皆谓之虐，故曰痎疟。”

【语译】《素问·疟论》：黄帝问："痎疟"都生于春时风季，其隐伏与发作却有一定时间，这是为什么？

一般来说秋疟都称作"痎"，"痎""皆"同音，"痎"已经包含"皆生于风"之意，而从"皆"字，可知黄帝所问"痎疟"是各种疟疾的通称。

【内经】岐伯对曰：疟之始发也，先起于毫毛，伸欠乃作，寒栗鼓颔，腰脊俱痛；寒去则内外皆热，头痛如破，渴欲冷饮。阴阳上下交争，虚实更作，阴阳相移也。

【知要】阳主上行，阴主下行，邪乘之则争矣。阳虚则外寒，阴虚则内热；阳盛则外热，阴盛则内寒。邪入于阴，则阴实阳虚，邪入于阳，则阳实阴虚，故曰更作，曰相移也。

【注释】

先起于毫毛：指疟疾发作，首先肤表寒栗，汗毛竖起，恶寒之状。

伸欠：伸懒腰，打呵欠。

【语译】岐伯回答：疟疾开始发时，先起于毫毛，出现伸腰呵欠、寒战发抖、口噤而下巴鼓动、腰脊俱痛诸症状；寒去则内外都发热，头痛欲裂，极度口渴而欲饮冷水。阴阳上下错乱，违逆相争，虚实交替而阴阳变换。因为阳主升而阴主降，降极而升，升极而降；邪气入侵，则阴阳不和而升降失调。阳虚则外寒而阴虚则内热，阳盛则外热而阴盛则内寒；邪气入于阴则阴实阳虚，邪气入于阳则阳实阴虚。所以升降错乱、寒热交替、阴阳变换。

【内经】阳并于阴，则阴实而阳虚，阳明虚则寒栗鼓颔也。

【知要】阳明虚则阳虚而阴实，故寒栗也。脉循颐颊，故鼓颔也。

【注释】

并：阴阳不和，血气错乱，寒热交争。

【语译】阳邪逆乱于阴气，则阴盛而阳虚；足阳明胃经虚，亦属阳虚而阴盛，因而出现寒战。足阳明胃经之脉循行于面颊下巴，故口噤寒战而下巴鼓动。

【内经】巨阳虚则腰背头项痛；三阳俱虚则阴气胜，阴气胜则骨寒而痛。

【知要】《终始篇》曰，病痛者，阴也，阴盛故头痛，骨亦痛也。

【注释】

巨阳虚……阴气胜：《素问直解》曰："巨阳，太阳也，足太阳之脉，上额交巅，下属膀胱，络肾脏，是以头痛巅疾，足巨阳经脉病也。……巨阳经脉，行身之背，从头至腰，皆在背也。阳明太阳既虚，而少阳亦虚，则三阳俱虚，俱虚则阴气胜，阴气胜则骨寒而痛。少阳属肾主骨，此寒生于内，故中外皆寒，少阳经脉，行身之侧，枢转阴阳，司中外也。此申明阳并于阴，则阴实阳虚也。"

【语译】足太阳膀胱经虚，则腰背与头顶、颈项都痛；三阳经都虚，则阴气胜，阴气胜则骨寒而痛。《灵枢·终始篇》说，出现疼痛，是阴气问题，阴盛故头痛，骨节也痛。

【内经】寒生于内，故中外皆寒。阳盛则外热，阴虚则内热，外内皆热，则喘而渴，故欲冷饮也。

【知要】邪在阳分，则内外皆热。故喘渴而冷饮。

【语译】寒气生于内，则内外都寒。阳盛则外热，阴虚则内热，因而邪在阳分而外内都热，所以喘息而口渴，只想喝冷水。

【内经】此皆得之夏伤于暑，热气盛，藏于皮肤之内，肠胃之外，此营气之所舍也。

【知要】夏暑汗泄，何病之有？或悽怆水寒，或乘风纳凉，是热大盛，不能发越，邪气以营为舍矣。

【注释】

悽怆：同凄沧，严寒貌。《素问·五常政大论》曰："凄沧数至，木伐草萎。" 王冰注："凄沧，大凉也。"

【语译】这些症状都是因为夏季伤于暑气，热邪太炽盛，藏留于皮肤之内与肠胃之外的这个营气所在处。因为夏季暑热大汗时，或许突然被寒邪入侵，或者乘凉之际感受风邪，致使热盛之气不能发出体外，而邪气藏留于营气所在之处。

【内经】此令人汗空疏，腠理开。

【知要】此明风邪易客也。

【注释】

汗空：汗孔。空，同孔。

【语译】夏季太炎热，令人汗毛孔张开而腠理不密，这就是风邪易于入侵的原因。

【内经】因得秋气，汗出遇风，及得之以浴，水气舍于皮肤之内，与卫气并居。

【知要】暑邪既伏，秋风收之，又因浴水而疟作矣。

【注释】

既：已经。

【语译】因而秋季气温凉降时，出汗一遇凉风即感受风邪，又经洗浴凉水而受寒，水气停留于皮肤之内，则风邪寒邪与卫气并行。暑邪已经内伏，经秋风收敛，此时又因洗浴凉水，则疟疾发作。

【内经】卫气者，昼日行于阳，夜行于阴，此气得阳而外出，得阴而内薄，内外相薄，是以日作。

【知要】卫气之行于身也，一日一周。邪气与卫气并居，与卫气同行，故疟亦一日一作，此卫受邪浅而易治也。

【语译】卫气一日运行于身体一周，白天运行于阳而夜晚运行于阴。内伏之邪气与卫气并行，得阳气而能外出，得阴气而内逼，内外相搏，因而疟疾也一天发作一次。这是卫气受邪，病浅而易治。

【内经】其气之舍深，内薄于阴，阳气独发，阴邪内着，阴与阳争不得出，是以间日而作也。

【知要】邪之所居者，深入于脏，是内薄于阴分矣。阳气独发者，卫阳之行犹故也，而邪之薄于阴者，迟而难出，故间日而作。

【语译】邪气深入体内而进入脏腑，则逆乱于阴分，卫阳之气仍还独自运行如故，阴邪内伏，阴阳相抗而邪气迟迟难发于外，所以隔日发作一次。

【内经】邪气客于风府，循膂而下。

【知要】风府，督脉穴也。膂者，脊两旁也。下者，下行至尾骶也。

【语译】邪气入于督脉风府穴，则顺循膂脊两旁下行至尾部骶骨。

【内经】卫气一日一夜大会于风府，其明日下一节，故其作也晏。

【知要】卫气之行也。每日一会于风府。若邪客风府必循膂而下，其气渐深，则日下一节，自阳就阴，其会渐迟，故其作渐晏也。

【语译】卫气一日一夜与邪气交会于风府穴一次，邪气入风府穴后顺循膂脊一日下行一节，从阳分趋于阴分，则卫气与邪气的交会渐渐变迟，因而疟疾的发作每天渐渐推迟。

【内经】其出于风府，日下一节，二十五日下至骶骨，二十六日入于脊内，注于伏膂之脉。

【知要】项骨三节，脊骨二十一节，共二十四节。邪自风府日下一节，故二十五日下至尾骶，复自后而前，二十六日入于脊内，注伏膂之脉。

【注释】

伏膂之脉：《类经》曰："按《岁露篇》曰：入脊内，注于伏冲之脉。盖冲脉之循背者，伏行脊膂之间，故又曰伏膂也。"

【语译】颈项骨三节，脊骨二十一节，共二十四节。邪气从风府每日下行一节，则二十五日下至尾部骶骨，再从后往前，二十六日进入脊内，注入内伏于脊膂的冲脉。

【内经】其气上行，九日出于缺盆之中，其气日高，故作日益早也。

【知要】邪在伏膂，循脊而上，无关节之阻，故九日而出缺盆。其气日高，则自阴就阳，其邪日退，故作渐早也。

【语译】邪气再顺脊背上行，无关节阻碍，九日到达缺盆之中。从阴分而趋于阳分，其气逐日升高，则邪气逐日衰退，因而发作也逐日变早。

【内经】夫寒者阴气也，风者阳气也，先伤于寒而后伤于风，故先寒而后热也，病以时作，名曰寒疟。先伤于风而后伤于寒，故先热而后寒也，亦以时作，名曰温疟。

【知要】时作者，或一日，或间日。不愆其期也。

【语译】寒属阴而风属阳，先伤于寒邪而后伤于风邪，则发病先寒后热，在一定时间发作，称作寒疟。先伤于风邪而后伤于寒邪，则发病先热后寒，也是在一定时间发作，称作温疟。发作时间不会错乱，或每日发作，或隔日发作。

【内经】其但热而不寒者，阴气先绝，阳气独发，则少气烦冤，手足热而欲呕，名曰瘅疟。邪气与卫气客于六腑，有时相失，不能相得，故休数日乃作也。

【知要】此即三日疟也，邪气深重，病在三阴，邪气不能与卫并出，故休数日乃发。数字当作三字。

【注释】

烦冤：烦燥胀满，中气郁结。

瘅（dān）疟：只发高烧而不打寒战的一种疟疾。瘅，热象，湿热症状。

【语译】只发热而不寒的，是阴气先绝而阳气独行，则乏力气短而中气郁结，手足热而作呕，称作瘅疟。邪气与卫气进入六腑，有时相违逆，彼此不能相容，则隔数日才发作。这个应是三日疟，邪气在三阴而病较深重，邪气不能与卫并行而出，因而隔三日发作。

【内经】温疟者，得之冬中于风寒，气藏于骨髓之中，至春则阳气大发，邪气不能自出，因遇大暑，脑髓烁，肌肉消，腠理发泄，或有所用力，邪气与汗皆出。此病藏于肾，其气先从内出之于外也。

【知要】肾主冬令，其应在骨，故冬受风寒，邪伏骨髓，至春夏有触而发，自内而达于外者也。

【注释】

脑髓烁：指暑气炎热，使人头脑昏沉，精神疲惫。

【语译】温疟得于冬季风寒侵袭，因肾主冬令，而邪气藏于骨髓之中。至春季阳气大发时，邪气不能自行排出，于是到大暑时，身体疲倦，头脑昏沉，肌肉消烁，腠理开而大汗出，稍有所用力，邪气与汗一起发出。因病邪先伏藏于肾脏，至春夏遇热有触而发，则邪气从内发于外。

【内经】如是者，阴虚而阳盛，阳盛则热矣，衰则气复反入，入则阳虚，阳虚则寒矣，故先热而后寒，名曰温疟。

【知要】此冬受寒邪，至春发为温疟，即伤寒也。故《伤寒论》有温疟一症，盖本诸此。

【语译】如此则阴虚而阳盛，阳盛则热，热极而衰，则邪气反而再入里，邪气入则阳虚，阳虚则寒，因而先热后寒，称作温疟。这是冬季受寒邪入侵而至春发作的温疟，其实就是伤寒。所以《伤寒论》载有温疟一症，大概就来源于此。

【内经】瘅疟者，肺素有热，气盛于身，厥逆上冲，中气实而不外泄，因有所用力，腠理开，风寒舍于皮肤之内、分肉之间而发，发则阳气盛，阳气盛而不衰则病矣。其气不及于阴，故但热而不寒，气内藏于心，而外舍于分肉之间，令人消烁脱肉，故命曰瘅疟。

【知要】肺素有热，气藏于心，即此二语，火来乘金，阴虚阳亢，明是不足之症挟外邪而然，故温疟、瘅疟皆非真疟也。

【语译】瘅疟是因肺部平素有热，身中气盛，火邪乘金而邪气逆行上冲，形成阴虚阳亢；身中邪气不外泄，于是有所用力，腠理开而毛孔张，则风寒入侵皮肤之内、分肉之间，从而发病为疟疾。发病则呈现阳气盛而不衰的症状，则成为瘅疟。其热不能交于阴气，因而只热而不寒，热邪内藏于身中而外留于分肉之间，使人肌肉烤烁而逐渐消瘦，所以称作瘅疟。

可见，平素有热，中气不足之症，则挟带外邪而成疟疾。所以温疟、瘅疟都不是真正的疟疾。

第十六篇：脏腑之咳，内外受邪；寒聚于胃，咳关于肺。

【内经】《咳论》曰：皮毛者，肺之合也。皮毛先受邪气，邪气以从其合也。其寒饮食入胃，从肺脉上至于肺则肺寒，肺寒则内外合邪，因而客之，则为肺咳。五脏各以其时受病，非其时，各传以与之。人与天地相参，故五脏各以治时感于寒则受病，微则为咳，甚则为泄为痛。乘秋则肺先受邪，乘春则肝先受之，乘夏则心先受之，乘至阴则脾先受之，乘冬则肾先受之。

【知要】五脏六腑皆能成咳，然必肺先受邪而传之于各经也。邪，寒邪也。所谓形寒饮冷则伤肺是也。五脏各以其时受病，轻者浅而在皮毛，重者深而在肠胃。故咳，外症也，泄，里症也。寒在表则身痛，寒在里则腹痛，曰先受之者，次必及乎肺而为咳也。

【注释】

从：追随。

内外合邪，因而客之：《素问直解》曰："皮毛先受邪气，则外寒；饮食寒气则入肺，则内寒，外内合邪，因而客之于肺。"

非其时，各传以与之：《类经》曰："如肝当受病于春，以其时也；然有非木令之时而肝亦病者，正以肺先受邪，而能传以与之也。"

治时：《类经》曰："治令之时也。"

【语译】《素问·咳论》说：皮毛，是肺之外合。皮毛首先感受外界寒邪之气，则邪气由外合入侵肺。寒凉饮食进入胃部，从肺脉上行于肺部则肺寒，肺寒则内外之寒邪合并，因而一并入侵肺部，则成为肺咳。

五脏应四时，各自在相应的时候感受邪气而得病，若不是相应的时候，则来源于其他感染之脏所传之病。人与天地相应相参，五脏六腑在其主令之时感受寒邪而得病，都能酿成咳嗽，然而必须肺先感受才能传至其他各经。这种情况就是形体外寒、饮食内寒共同伤肺。轻微则病浅而在皮毛，成咳嗽而为外症；严重则病深而在肠胃，成泄泻而为里证；寒邪在表则身痛，寒邪在里则腹痛。正当秋令时则肺先受邪，正当春令时则肝先受之，正当夏令时则心先受之，正当至阴长夏之令时则脾先受之，正当冬令时则肾先受之。这就是先受之者，必定依次传及于肺而酿成咳嗽之症。

【内经】肺咳之状，咳而喘息有音，甚则唾血。

【知要】肺主气而司呼吸，故喘息有音。

【注释】

唾血：《类经》曰："唾血者，随咳而出，其病在肺，与呕血者不同。"

【语译】肺主气而掌管呼吸，肺咳之症状是咳时喘息而有音，严重时会唾血。

【内经】心咳之状，咳则心痛，喉肿介介如梗状，甚则咽肿喉痹。

【知要】心脉上挟于咽，故喉中如梗，至于痹则痛矣。

【注释】

介介：形容梗阻，咳而有声。

【语译】心脉上行夹于咽部，心咳之症状是咳时心痛，喉部肿胀，梗阻咳而有声，严重时咽喉肿痛，出现喉痹。

【内经】肝咳之状，咳则两胁下痛，甚则不可以转，转则两胠下满。

【知要】肝之脉布胁肋，故胁下痛。胠，胁之下也。

【语译】肝脉分布于胁肋部位，肝咳之症状是咳时两胁之下疼痛，严重时不能转动身体，转动则两胁之下胀满。

【内经】脾咳之状，咳则右胠下痛，阴阴引肩背，甚则不可以动，动则咳剧。

【知要】脾脉上膈挟咽，其支者复从胃别上膈，脾处右，故右胠下痛，痛引肩背也。脾土喜静，动则违其性，故增剧也。

【语译】脾经上行于横膈而夹于咽部，其支脉从胃部别上行于横膈，脾处于身右边，则脾咳之症状是咳时右胁之下痛，疼痛牵扯到肩背。脾土喜好安静，剧咳则违逆本性，故咳嗽严重时不能转动身体，转动则咳得更厉害。

【内经】肾咳之状，咳则腰背相引而痛，甚则咳涎。

【知要】肾脉贯脊，系于腰背，故相引而痛。肾属水，主涎，故为咳涎也。

【语译】肾之脉贯穿于脊背，系连于腰背，则肾咳之症状是咳时腰背相牵扯而疼痛。肾属水，主涎，故严重时则咳涎水。

【内经】五脏之久咳，乃移于六腑。脾咳不已，则胃受之。胃咳之状，咳而呕，呕甚则长虫出。

【知要】胃者，脾之妻也，故脾咳必传于胃而为呕唾。长虫处于胃，呕甚则随气而出也。

【语译】五脏久咳，就会传至于六腑。胃如脾之妻而互为表里，脾咳不愈，则病邪传于胃，胃咳之症状是咳时呕吐，呕吐厉害则处于胃中之长虫随呕而吐出。

【内经】肝咳不已，则胆受之，胆咳之状，咳呕胆汁。

【知要】胆汁者，苦汁也。

【语译】肝咳不愈，则病邪传于胆，胆咳之症状是咳时呕出胆之苦汁。

【内经】肺咳不已，则大肠受之，大肠咳状，咳而遗失。

【知要】遗失者，大便不禁也。

【语译】肺咳不愈，则病邪传于大肠，大肠咳之症状是咳时大便失禁。

【内经】心咳不已，则小肠受之，小肠咳状，咳而失气，气与咳俱失。

【知要】大肠之气由于小肠之化，故小肠咳则气达于大肠，而转失气也。

【注释】

气与咳俱失：《素问直解》曰："下气泄则咳平，故气与咳俱失。"

【校释】

转失气：应当更正为"转矢气"，各本皆误，今正。"矢"，通屎。

【语译】心咳不愈，则病邪传于小肠，小肠咳之症状是咳时伤气泄气，气下泄而咳嗽稍平。大肠之气由小肠转化而来，所以小肠咳，则气传递于大肠，而转成屎气，即放屁。

【内经】肾咳不已，则膀胱受之，膀胱咳状，咳而遗溺。

【知要】膀胱为津液之府，故遗溺。

【语译】肾咳不愈，则病邪传于膀胱，膀胱咳之症状是咳时小便失禁。因为膀胱为津液之府，所以会小便失禁。

【内经】久咳不已，则三焦受之，三焦咳状，咳而腹满，不欲食饮。

【知要】久咳，则上中下三焦俱病，一身之气皆逆，故腹满不能食饮也。

【语译】久咳不愈，则导致上中下三焦一同受病，三焦咳之症状是一身之气皆逆，咳嗽而腹部胀满，不能进饮食。

【内经】此皆聚于胃，关于肺，使人多涕唾而面浮肿气逆也。

【知要】聚于胃者，胃为五脏六腑之本也。关于肺者，肺为皮毛之合也。涕唾者，肺与胃司之。面浮肿者，气上逆而急也。

【语译】这些咳嗽，无论源于哪一脏腑的病变，都因胃为五脏六腑之本而寒邪聚于胃中，因肺为皮毛之内合而寒邪关联于肺。故肺与胃为主宰，则多流涕多唾液；气上逆急促，则面颊浮肿。

第十七篇：动静勇怯，喘出五脏；惊恐伤志，五神俱损。

【内经】《经脉别论》曰：夜行则喘出于肾，淫气病肺。

【知要】夜属于阴，行则劳其身半以下，且夜行多恐，故喘出于肾也。肾水伤，则无以禁火之炎，而肺金受贼矣。

【注释】

淫：浸淫，浸染，侵害。

【语译】《素问·经脉别论》说：夜行劳累而气喘，这种状况源于肾而邪气浸淫于肺。因为夜属于阴，夜行多恐而行走是人的下半身运动；肾水因恐而受伤，则无法禁止火气上炎，邪气侵害肺部，因而肺金受克。

【内经】有所堕恐，喘出于肝，淫气害脾。

【知要】堕而恐者，伤筋损血，故喘出于肝，肝木伐土，故害脾也。

【语译】坠落惊恐而气喘，这种状况源于肝而邪气浸淫于脾。因为坠落惊恐，伤筋失血；肝木伐土，邪气侵害脾脏，则脾土受克。

【内经】有所惊恐，喘出于肺，淫气伤心。

【知要】且惊且恐，则气衰而神乱。肺主气，心藏神，故二脏受伤也。

【语译】又惊又恐而引起气喘，这种状况源于肺而邪气浸淫于心。因为气衰而神乱，肺主气而心藏神，肺气受损而邪气伤害心神，则二脏均受伤。

【内经】度水跌仆，喘出于肾与骨。

【知要】水气通于肾，跌仆伤其骨，故喘出焉。

【语译】渡水跌落水中而引发气喘，这种状况源于肾与骨。因为水气与肾相通，跌落伤骨，则出现喘息。

【内经】当是之时，勇者气行则已，怯者着而为病也。

【知要】勇者气足神全，故一时所动之气，旋即平复，不足之人随所受而成病矣。

【注释】

着：遭受。

旋：立即。

【语译】在这个时候，勇敢者气顺而行则罢，怯懦者遭受而成病。因为勇敢者气足而能保全神志，所以一时所扰动之气，立即可恢复正常；怯懦者气不足，随即因此而形成疾病。

第十八篇：鼓胀治疗，鸡矢醴酒，一剂有效，二剂则愈。

【内经】《腹中论》曰：心腹满，旦食则不能暮食，名为鼓胀。

【知要】胀甚则腹皮绷急，中空无物，鼓之如鼓，故名鼓胀。

【语译】《素问·腹中论》说：心腹胀满，早上尚可进食而晚上则不能进食的症状，称作鼓胀。腹部胀满甚至腹皮绷紧，腹中空而无物，却膨胀如鼓，故名。

【内经】……治之以鸡矢醴，一剂知，二剂已。

【知要】鸡胃能消金石，其矢之性等于巴豆，通利二便，消积下气。但宜于壮实之人，虚者服之，祸不旋踵。即经云一剂便知其效，二剂便已其病，亦状其猛利也。用干羯鸡矢一升，炒微焦，入无灰酒三碗，煎至减半，取清汁，五更热饮即腹鸣，辰巳时行二三次，皆黑水也。饮一剂，觉足有皱纹，饮二次即愈矣。

【注释】

鸡矢醴：杨上善《太素》注：“取鸡屎作丸，熬令烟盛，以清酒一斗半沃之，承取汁，名曰鸡醴。”

知：知觉，感觉有效。

【语译】用鸡矢醴来治疗，一剂即感觉有效，二剂则痊愈。鸡胃能消磨铁砂石器类，其屎之性等同于巴豆，具有通利二便的作用，可消除聚积而下泄邪气。只是合适于壮实之人使用，气虚者服用，立即会酿成祸害。这就是《内经》所说一剂就知其效，二剂则其病已愈，是描述其药性峻猛厉害而泄利劲足。用干羯鸡屎一升，炒成微焦，加入无灰酒三碗，煎至一半，取清汁，凌晨三至五点之时温热而饮，随即出现腹鸣，到上午七点至十一点之间则泄痢两三次，都是黑水。饮一剂，感觉脚面皮肤起皱，饮第二次即痊愈。

第十九篇：脏腑诸胀，真邪相攻，两气相搏，乃合为胀。

【内经】《灵枢·胀论》曰：夫心胀者，烦心短气，卧不安；肺胀者，虚满而喘咳；肝胀者，胁下满而痛引小腹；脾胀者，善哕，四肢烦悗，体重不能胜衣，卧不安；肾胀者，腹满引背央央然，腰髀痛。

【知要】此五脏之胀也。闷乱曰悗，央央者，困苦之貌。

【注释】

烦悗（mèn）：烦闷，闷乱。

央央：同怏怏，闷闷不乐，苦痛难受。

【语译】《灵枢·胀论》说：心胀的症状，是心烦气短，睡卧不安；肺胀的症状，是气虚胀满而咳喘；肝胀的症状，是两胁之下胀满而疼痛牵引小腹；脾胀的症状，是易于恶心想吐，四肢肿胀，身体沉重而仿佛穿衣不适，睡卧不安；肾胀的症状，是腹部胀满并牵引背部而苦痛难受，腰腿疼痛。这些都是五脏之胀的症状。

【内经】胃胀者，腹满，胃脘痛，鼻闻焦臭，妨于食，大便难；大肠胀者，肠鸣而痛濯濯，冬日重感于寒，则飧泄不化；小肠胀者，小腹䐜胀，引腰而痛；膀胱胀者，少腹满而气癃；三焦胀者，气满于皮肤中，轻轻然而不坚；胆胀者，胁下痛胀，口中苦，善太息。

【知要】此六腑之胀也。濯濯，肠鸣水声也。飧泄，完谷不化也。气癃者，小便不利也。

【注释】

濯濯（zhuó）：水声漉漉。

䐜（chēn）胀：胀满。

【语译】胃胀的症状，是腹部胀满，胃脘疼痛，鼻子闻到焦味，妨碍进食，大便困难；大肠胀的症状，是肠鸣漉漉作响而疼痛，冬季重感寒邪，则泄利而完谷不化；小肠胀的症状，是小腹胀满，牵引腰部疼痛；膀胱胀的症状，是小腹胀满，气闭阻而小便不利；三焦胀的症状，是气阻滞而皮肤胀满，浮肿而中空不坚；胆胀的症状，是两胁之下胀痛，口中苦，常常叹息。这些都是六腑之胀的症状。

【内经】厥气在下，营卫留止，寒气逆上，真邪相攻，两气相搏，乃合为胀也。

【知要】厥逆之气自下而上，则营卫之行失其常度，真气与邪气相攻，合而为胀也。

【语译】厥逆之气自下而上，则营卫阻滞，营卫之气运行有失常规，寒邪之气逆行而上，正气与邪气相攻，两气相搏，于是合并而成为胀病。

第二十篇：肤胀鼓胀，肠覃石瘕，水肿诸病，诊候别症。

【内经】《灵枢·水胀篇》曰：目窠上微肿，如新卧起之状。

【知要】目之下为目窠，如新卧起者，形如卧蚕也。

【语译】《灵枢·水胀篇》说：病人目之下的眼窝微肿，如刚刚睡醒起来的样子，即形如卧蚕之状。

【内经】其颈脉动，时咳。

【知要】颈脉，足阳明人迎也。阳明之脉自人迎下循腹里，而水邪乘之，故为颈脉动。水之标在肺，故时咳。

【注释】

颈脉：结喉旁的动脉，即足阳明胃经的人迎。

【语译】颈脉不正常跳动，且时时咳嗽。因为足阳明胃经之脉从人迎下行于腹部内，而水邪入侵，则颈脉的人迎不正常跳动，而水邪之标在肺，因而时时咳嗽。

【内经】阴股间寒，足胫肿，腹乃大，其水已成矣。以手按其腹，随手而起，如裹水之状，此其候也。

【知要】此上皆言水肿之候。

【语译】大腿内侧间感觉寒冷，小腿足部浮肿，腹部肿大，水肿已经形成，手按腹部则随手而起，如同裹水之状。水肿的诊候症状即如此。

【内经】肤胀者，寒气客于皮肤之间，鼟鼟然不坚，腹大，身尽肿，皮厚。

【知要】鼟鼟，鼓声也。寒气客于皮肤，阳气不行，病在气分，故有声如鼓。气本无形，故不坚。气无所不至。故腹大、身尽肿而皮厚也。

【语译】肤胀的症状是：寒气入侵于皮肤之间，叩击有声如鼓，腹部肿大，全身都肿，皮肤变厚。阳气受阻而不能畅行，病在气分；气本无形，则叩击有声而不坚；邪气无所不至，因而形成肤胀。

【内经】按其腹，窅而不起，腹色不变，此其候也。

【知要】气在肤间，按散者不能猝复，故窅而不起。皮厚，故腹色不变也。

【注释】

窅（yǎo）：深陷的样子。

【语译】按腹部则深陷而不起，且腹色不变。因气在肤间，按压使散开而不能及时复原，皮厚则腹色不变。肤胀的诊候症状即如此。

【内经】鼓胀者，腹胀身皆大，大与肤胀等也，色苍黄，腹筋起，此其候也。

【知要】鼓胀、肤胀，大同小异，只色苍黄、腹筋起为别耳。

【语译】鼓胀的症状是：腹部肿胀，全身都肿大，肿大程度与肤胀等同，颜色苍黄，腹部经筋突起。鼓胀的诊候症状即如此，与肤胀的症状大同小异。

【内经】夫肠覃者，寒气客于肠外，与卫气相搏，气不得荣，因有所系，癖而内着，恶气乃起，瘜肉乃生。

【知要】覃之为义，延布而深也。寒气薄卫，滞而不行，留于肠外，故癖积起，瘜肉生也。

【注释】

癖（pǐ）：体内的积块。

覃（tán）：蔓延，遍及。

【语译】肠覃因邪气蔓延深入而形成，寒气入侵于肠外，与卫气相搏，气滞而不行，则营气不能滋荣；邪气有所羁而滞留于肠外，形成积块附着于腹内，恶气产生，则息肉长成。

【内经】其始生也，大如鸡卵，稍以益大，至其成如怀子之状，久者离岁，按之则坚，推之则移，月事以时下，此其候也。

【知要】离岁，越岁也。邪在肠外，不在胞中，故无妨于月事。皆由汁沫所聚，非血病可知也。

【注释】

稍：随即，渐渐。

离岁：越岁，经一年多时间。

【语译】肠覃开始产生时，大如鸡蛋，随后越来越大，以致形成如怀胎之状，经一年多时间，按压则坚硬，推移可动。因病邪在肠外，不在子宫之中，则月经仍可按时而至。肠覃的诊候症状即如此。因是由液体细沫所聚形成的肿块，可知不属于血液之病。

【内经】石瘕生于胞中，寒气客于子门，子门闭塞，气不得通，恶血当泻不泻，衃以留止，日以益大，状如怀子，月事不以时下，皆生于女子，可导而下。

【知要】衃，音丕，败血凝聚也。子门闭塞，衃血留止，其坚如石，故名石瘕。月事不以时下，无经可至也，可以导血之剂下之。按肠覃、石瘕皆言月事，则此二症惟女人有之，故曰皆生于女子也。

【注释】

石瘕：因其坚硬如石而得名。

衃（pēi）：凝固呈赤黑色的败血。

【语译】石瘕生于子宫之中，因寒气入侵子宫口而宫口闭塞，血气不通，本该泻除的恶血没有泻除，败血凝聚而留积于子宫，日益增大而如怀胎之状，月经不能按时到来。可以使用导血之剂、泄下之法进行治疗。因涉及月经之事，可知肠覃、石瘕之症患者都是女子。

第二十一篇：面肿足肿，风水之别；黄疸胃疸，湿热辨症；水湿诸症，仔细察看。

【内经】《平人气象论》曰：颈脉动，喘疾咳，曰水。

【知要】颈脉，乃结喉旁动脉，足阳明之人迎也。水气上逆，则侵犯阳明，故颈脉动。水溢于肺，则喘而咳。

【语译】《素问·平人气象论》说：病人颈脉不正常跳动，喘急而咳嗽，称作水肿。水气上逆，侵犯足阳明胃经，则颈脉人迎不正常跳动；水邪溢于肺部，则喘急而疾咳。

【内经】目裹微肿，如卧蚕起之状，曰水。

【知要】目之下胞曰目裹，胃脉之所至，脾脉之所主。若微肿如卧蚕状，是水气犯脾胃也。

【语译】目之下的眼窝微肿，如刚刚睡醒起来的样子，形如卧蚕之状，称作水肿。目之下的眼窝是胃脉之所至之处，眼窝微肿是脾脉之所主之症，出现其症状则因水气侵犯脾胃。

【内经】溺黄赤安卧者，黄疸。

【知要】溺色黄赤而安卧自如，必成黄疸也。

【注释】

溺黄赤安卧：喻昌注：“溺黄赤者，热之征也；安静喜卧，湿之征也。”

【语译】尿色黄赤而安睡喜卧，湿热之征，是黄疸之症。

【内经】已食如饥者，胃疸。

【知要】胃热善消谷，故虽食常饥，此名胃疸。

【语译】已经吃过饭而仍然饥饿，则因胃热易于消谷，是胃疸之症。

【内经】面肿曰风。

【知要】风为阳邪，故曰高巅之上，惟风可到，此面肿所以属风也。

【语译】面颊浮肿，称作风证。风属阳邪，所谓高山之上唯有风可吹到，则面颊浮肿归属于风证。

【内经】足胫肿曰水。

【知要】水为阴邪，润下之品，故足肿，肿者为水也。

【语译】足胫浮肿，称作水肿。水属阴邪，有润下特性，足胫浮肿则因水邪侵袭。

【内经】目黄者黄疸。

【知要】诸经有热皆上熏于目，故黄疸者目黄。

【语译】眼睛色黄，称作黄疸。诸经有热皆上熏于目，则黄疸病人眼睛色黄。

第二十二篇：寒入诸经，血脉凝涩；邪留不去，脉涩卒痛。

【内经】《举痛论》曰：经脉流行不止，环周不休，寒气入经而稽迟，泣而不行，客于脉外则血少，客于脉中则气不通，故卒然而痛。

【知要】泣者，涩而不利也。

【注释】

稽迟：稽留而迟缓。

泣（sè）而不行：凝结阻塞，涩滞不畅。泣，通“涩”。

客于脉外则血少：因经脉涩迟，则血凝于脉络间而导致经血不足。

【语译】《素问·举痛论》说：经脉运行不止，周遍全身循环不已，寒气入侵经脉则导致运行迟缓，血脉凝涩而不畅，留止于脉络间则经血不足，留止于脉中则气不通，因而突然出现疼痛。

【内经】寒气客于脉外则脉寒，脉寒则缩蜷，缩绻则脉绌急，绌急则外引小络，故卒然而痛，得炅则痛立止。

【知要】经脉受寒则缩，缩则急，故卒痛。然客于脉外者，其邪浅，故才得炅气则立止也。

【注释】

缩绻（quán）：蜷曲不伸貌，指不舒畅。

绌急：拘急。绌，通“诎”，屈缩。

【语译】寒气留止于脉外则经脉受寒，导致经脉蜷缩，因而拘急，继而造成外部小络受牵引，则突然疼痛。然而脉外寒邪浅，一遇热气疼痛立止。

【内经】因重中于寒，则痛久矣。

【知要】重者，重复受寒也。伤之深，故不易愈也。

【注释】

因：连接，接着。

重：指重复受寒。

【语译】接着再次伤于寒，则伤得更深，痛得更久，而不易治愈。

【内经】寒气客于经脉之中，与炅气相薄则脉满，满则痛而不可按也。

【知要】营行脉中，血不足者，脉中常热，新寒与故热相薄，则邪实而脉满，按之则痛愈甚，故不可按也。

【语译】新感之寒气侵留经脉之中，与原有之热气交争相迫，则邪气实而经脉满，疼痛得厉害而不可按压。因为营气行于脉中，血不足则脉中常热，寒邪必与之搏击。

【内经】寒气客于肠胃之间，膜原之下，血不得散，小络急引故痛；按之则血气散，故按之痛止。

【知要】膜，脂膜与筋膜也；原者，肓之原，即腹中空隙之处。血凝则小络急痛，按着空处，则寒散络缓，故痛止。非若经脉之无罅隙者，按之愈痛也。

【注释】

膜原：膜，脂膜与筋膜；原，肓之原，肓之原穴。《类经》曰："肠胃之间，膜原之下，皆有空虚之处。"

【语译】寒气侵留肠胃之间，膜原下空隙处，血气凝涩而不得散，小络拘急牵引而疼痛；按压则使寒凝血气驱散于空隙处，小络拘急缓解而疼痛则止，不像经脉那样无空隙而愈按愈痛。

【内经】寒气客于挟脊之脉则深，按之不能及，故按之无益也。

【知要】挟脊者，足太阳经也；其最深者，则伏冲、伏膂之脉。故手按不能及其处也。

【注释】

伏冲、伏膂之脉：《类经》中"按《岁露篇》曰：入脊内，注于伏冲之脉。盖冲脉之循背者，伏行脊膂之间，故又曰伏膂也。"

【语译】寒气侵留夹脊之脉，进入足太阳膀胱经等，其中最深之脉是伏行于脊膂间的冲脉，用手按不能触及，则按也无用。

【内经】寒气客于冲脉，冲脉起于关元，随腹直上，寒气客则脉不通，脉不通则气因之，故喘动应手矣。

【知要】冲脉起于胞中，即关元也，其脉并足少阴肾经夹脐上行，会于咽喉，而肾脉上连于肺，犯寒则脉不通，而气因以逆，故喘。曰应手者，动之甚也。

【语译】寒气留止于冲脉，则顺行腹部直上而入侵肺部。因为冲脉起于胞中关元穴，其脉并于足少阴肾经而夹脐上行，会合于咽喉，而肾脉上连于肺。寒气留止于肺部则肺脉不通，以致肺气上逆，因而喘得厉害，甚而连手也相应振动。

【内经】寒气客于背俞之脉脉泣，脉泣则血虚，血虚则痛，其俞注于心，故相引而痛。按之则热气至，热气至则痛止矣。

【知要】背俞，五脏俞也，皆足太阳经穴。太阳之脉循膂当心，上出于项，故寒气客之则脉泣血虚，背与心相引而痛，因其俞注于心也。血虚而痛，故按之而痛止。

【语译】寒气留止于背俞之脉则脉涩滞不通，以致血虚，进而疼痛。背俞寒气注入心，则背与心相引而疼痛。按摩则热气至，热气至则痛止。因为背俞是五脏之俞，都是足太阳膀胱经的经穴，其脉循行背膂而正对于心，上行于颈项，因而寒气入侵则脉涩、血虚、疼痛。因是血虚而痛，则按摩热至，血行而痛止。

【内经】寒气客于厥阴之脉，厥阴之脉者，络阴器，系于肝，寒气客于脉中，则血泣脉急，故胁肋与少腹相引痛矣。

【知要】少腹，胁肋，皆肝之部分也。

【语译】寒气留止于厥阴肝经之脉，则血气涩滞而肝脉拘急，胁肋与小腹之处相互牵引疼痛。因厥阴肝经之脉络属阴器而连系于肝脏，胁肋与小腹是肝之部分，寒气留于脉中则牵引疼痛。

【内经】厥气客于阴股，寒气上及少腹，血泣在下相引，故腹痛引阴股。

【知要】厥气，寒而上逆之气也。阴股、少腹，乃足三阴、冲脉所由行也。

【注释】

厥气：寒而上逆之气。

【语译】寒邪逆气入侵于大腿内侧，上行至小腹，因大腿内侧与小腹，是足三阴经、冲脉所经行之处，血气涩滞而经脉在下相牵引，则腹部疼痛，以致大腿内侧疼痛。

【内经】寒气客于小肠膜原之间，络血之中，血泣不得注于大经，血气稽留不得行，故宿昔而成积矣。

【知要】小肠为受盛之府，化物出焉，寒气客于膜原及小络，则血涩不得注于大经，化物失职，久而成积矣。

【语译】寒气入侵于小肠之膜原空隙间，留止于络血之中，血气涩滞而不能注入大经，则经脉血气滞而不畅，旧有毛病累积因而形成病积。因为小肠为受盛之腑，具有分清化浊的功能，其受寒气则功能失职，时间一久则形成病积。

【内经】寒气客于五脏，厥逆上泄，阴气竭，阳气未入，故卒然痛死不知人，气复返则生矣。

【知要】五脏皆受邪；厥逆而泄越于上，阴气暴竭，阳气未能遽入，故卒然痛死，或得炅，则气复反而生矣。

【语译】寒气留止于五脏，则五脏皆受邪气入侵；气不降则厥逆而泄越于上，阴气突然枯竭，阳气郁阻而不能立即通入，则猝然疼痛昏死。如或能得热气，则阳气恢复而可回生。

【内经】寒气客于肠胃，厥逆上出，故痛而呕也。

【知要】胃为水谷之海，肠为水谷之道，皆主行下者也。寒邪伤之，则逆而上出，故痛而呕。

【语译】寒气留止于肠胃，逆气行而上出，则疼痛而呕吐。

因胃为水谷之海，肠为水谷之道，都主下行，寒邪入侵则厥逆而伤肠胃。

【内经】寒气客于小肠，小肠不得成聚，故后泄腹痛矣。

【知要】小肠与丙火为表里，成聚，即受盛之义也。则失其受盛之常，故泄而腹痛。

【勘误】

小肠与丙火为表里：应当更正为小肠为丙火，心为丁火，二者互为表里。《类经》曰："小肠为丙火之腑，而寒邪胜之，则阳气不化，水谷不得停留，故为后泄腹痛。"

【语译】寒气留止于小肠，小肠为丙火之腑，受寒而受盛功能失常，则泄泻而腹痛。

【内经】热气留于小肠，肠中痛，瘅热焦渴则坚干而不得出，故痛而闭不通矣。

【知要】大抵营卫脏腑之间，得热即行，遇冷即凝，故痛皆因于寒也。此一条独言热痛，却由于便闭不通，故痛，仍非火之自为痛也。故曰通则不痛，痛则不通。

【注释】

瘅（dān）：热象，湿热症状。

【语译】热气留止于小肠，肠中疼痛，热气导致焦渴，大便坚硬干燥而不能下，则疼痛而闭塞不通。

通常营卫脏腑之间，得热则气能行，遇冷则气血凝，所以痛证大多由于寒凝；此条说热痛，只是由于便闭不通的缘故，仍然不是因为火气自身而产生的疼痛。所以说，通则不痛，痛则不通。

第二十三篇：风寒湿侵，合而为痹；痹入脏腑，寒痛诸症；久侵肤腠，麻木不仁。阴盛寒痹，阳盛热痹。

【内经】《痹论》曰，风寒湿三气杂至，合而为痹也。

【知要】痹者，闭也，不仁也。六气之中，风寒湿为阴邪。阴气合病，则闭塞成冬之象，故血气不流，经络壅闭而痹斯作矣。

【语译】《素问·痹论》说：风、寒、湿三气杂至，合而成为痹病。痹病的产生，是因血气闭阻，症状是麻木不仁。六气之中，风、寒、湿三气为阴邪。阴气合而产生病，则会闭塞成冬季之寒象，所以血气不流，经络闭阻，从而产生痹病。

【内经】其风气胜者为行痹。

【知要】风属阴中之阳，善行而数变，故为行痹。凡走注历节疼痛之类，俗名流火是也。

【注释】

走注：行痹的别称，其特点是风气之毒游走于皮肤骨髓间，往来疼痛无定处，故名。

历节：亦行痹的别称，其意为风气之毒游走，历经各关节，所历经的关节都红肿剧痛，故名，亦称历节风。

【语译】风、寒、湿三气之中，风气胜的称为行痹。因为风属阴中之阳，易于窜行而屡屡变化，所以称为行痹。大凡走注、历节疼痛之类，都是行痹，俗名为“流火”就是此类。

【内经】寒气胜者为痛痹。

【知要】阴寒之气乘于肌肉筋骨，则凝泣稽留，闭而不通，故为痛痹，即痛风也。

【语译】寒气胜的称为痛痹。因为阴寒之气入侵于肌肉筋骨间，凝涩而留止，则闭阻而不通，不通则痛，故称为痛痹，即痛风。

【内经】湿气胜者为着痹也。

【知要】着痹者，重着不移，湿从土化，故病在肌肉，不在筋骨也。

【注释】

着痹：附着黏滞痹阻难除之症。

【语译】湿气胜的称为着痹。着痹的特点，是沉重附着而不游移，因为湿属土，从土而化，所以病在肌肉，不在筋骨。

【内经】肺痹者，烦满喘而呕。

【知要】肺在上焦，脉循胃口，故为烦满，喘而且呕。

【语译】肺痹的症状，则因肺在上焦而肺经环行胃之上下口，故而烦闷、胀满、逆喘、呕吐。

【内经】心痹者，脉不通，烦则心下鼓，暴上气而喘，嗌干善噫，厥气上则恐。

【知要】脉者，心之合也，心受病则脉不通；心脉支者上挟咽，直者却上肺，故其病如此；厥逆则水邪侮火，故神伤而恐。恐者，肾志也。

【注释】

厥气上则恐：《类经》曰："厥气，阴气也。心火衰则邪乘之，故神怯而恐。"

【语译】心痹的症状，是心气受阻而经脉不通，烦闷而心下跳动，暴气上逆息喘，咽喉干燥并时常嗳气，阴气厥逆而心火衰，出现恐惧。因脉为心之合，心经之支脉上行夹于咽喉，其直行脉从心系上循肺部，则心痹诸症如此。厥逆则水邪侮火而心神受伤，从而产生恐惧。恐惧亦肾之志。

【内经】肝痹者，夜卧则惊，多饮数小便，上为引如怀。

【知要】肝受邪则魂不安宁，故夜卧多惊，闭而为热，故多饮数小便也。上为引者，引饮也。如怀者，腹大如怀物也。木邪侮土，故为病如此。

【注释】

夜卧则惊：《素问直解》曰："人卧血归于肝，故肝痹者，夜卧则惊，木郁则热，故多饮，郁而不升，故数小便。"

【语译】肝痹的症状，是夜卧心惊，多饮多尿，上焦受疼痛牵引而腹部鼓胀如怀胎。因邪入侵肝脏则魂不安宁而心惊，肝木郁闭则生热而多饮多尿，肝木邪盛则脾土受克而不能运化而出现腹胀等。

【内经】肾痹者，善胀，尻以代踵，脊以代头。

【知要】肾者胃之关，肾痹则邪并及胃，故腹善胀，尻以代踵者，足不能伸也。脊以代头者，身偻不能直也。

【语译】肾痹的症状，是易于腹胀，被迫用臀部代替脚跟，脊背上拱而过头。因肾为胃之关，失职则出现腹胀，脚不能立而腿不能伸，头不能抬而佝偻身不直。

【内经】脾痹者，四肢解惰，发咳呕汁，上为大塞。

【知要】脾主四肢，又主困倦，故为解惰，土伤则金亦伤，故咳，妻病故夫亦病，故呕。坤已不升，干金不降，大塞之象也。

【注释】

解（xiè）惰：即懈惰，懈怠。

干：侵犯。

【语译】脾痹的症状，是四肢懈怠困倦，咳嗽而呕吐涎液，上焦大为阻塞。因脾虚则肢体失养，脾土伤则伤及肺金而生咳，又因脾胃表里关系出现呕，脾土不升则肺金不降，以致上焦阻塞。

【内经】肠痹者，数饮而出不得，中气喘争，时发飧泄。

【知要】肠痹则下焦之气闭而不行，故数饮而溺不得出，气化不及州都，返而上逆，故喘争也。小便不利，则水液混于大肠，故飧泄也。

【语译】肠痹的症状，是屡屡饮水而尿不利，中气喘急，时常出现飧泄。因下焦气闭而阻，气化不及膀胱而尿不利；逆气返上，以致中气喘急；小便不利，水液混于大肠而生飧泄。

【内经】胞痹者，少腹膀胱按之内痛，若沃以汤，涩于小便，上为清涕。

【知要】胞，溺之脬也。膀胱气闭则水液壅满，故按之内痛也，气闭则热如汤之沃也。膀胱之脉从巅络脑，故小便下涩，清涕上出也。

【注释】

脬（pāo）：尿脬，即膀胱。

【语译】胞痹的症状，是小腹膀胱气闭而水液满塞，则按压内痛；气闭则生热而仿佛烫水浇灌；膀胱脉从头顶网络脑部，邪入则下焦小便不利而面部鼻出清涕。

【内经】痛者，寒气多也，有寒故痛也。

【知要】寒则血气凝泣，故痛。《终始篇》曰：病痛者，阴也。

【语译】出现疼痛症状，多因寒气入侵，有寒气则血气凝涩而出现疼痛。《灵枢·终始篇》说：疼痛，属阴邪之症。

【内经】病久入深，营卫之行涩，经络时疏，故不痛。

【知要】此言病则营卫涩而必痛，其不痛者经络有疏散之时，则不涩，故不痛也。

【语译】病程久则疾病深入，营卫运行涩滞则产生疼痛。然而经络有疏散之时，所以有时不涩阻，因而不痛。

【内经】皮肤不营，故为不仁。

【知要】皮肤之间，无血以和之，故不仁也。

【语译】皮肤之间，没有血气营养滋润，则出现麻木不仁的症状。

【内经】阳气少，阴气多，与病相益，故寒也。

【知要】痹病本属阴寒，若阳气不足之人，则寒从内起，与外病相助益，故寒也。

【语译】痹病本属于阴寒之疾，阳气不足之人寒从内生，与外邪之病相助而增，则成寒痹。

【内经】阳气多，阴气少，病气胜，阳遭阴，故为痹热。

【知要】其人阳气素盛，而遭阴寒之气，病气反为阳气胜矣，故为热痹。

【语译】如果其人阳气一向很盛，则阳气多而阴气少，而感受阴寒之气，病气反而被阳气所胜，则成为热痹。

【内经】其多汗而濡者，此其逢湿甚也，阳气少，阴气盛，两气相感，故汗出而濡也。

【知要】两气者，身中之气与外客之气。两气皆阴，互相感召，故汗出。《脉要精微论》曰阴气有余为多汗身寒是也。

【语译】如果其人多汗而致沾湿衣裳，此是因为恰逢湿气甚，阳气少而阴气盛，则身中之寒气与外侵之湿气两气互相感召，致使身中汗出。身中之寒与湿甚之气皆属阴，故互相感召。《素问·脉要精微论》说，阴气多则出汗多，身寒，就是这种的症状。

【内经】凡痹之类，逢寒则急，逢热则纵。

【知要】寒则筋挛，故急。热则筋弛，故纵。

【语译】大凡痹病之类，遇寒气则抽搐筋挛而出现拘急，遇热气则经筋松缓而出现弛长。

第二十四篇：五脏灼热，则生五痿；五伤不防，亦生五痿。治疗痿疾，独取胃经。

【内经】《痿论》曰：肺热叶焦，则皮毛虚弱急薄，着则生痿躄也。

【知要】火来乘金，在内为肺叶焦枯，在外为皮毛虚薄。热气着而不去，则为痿躄。躄者，足不能行也。

【注释】

急薄：重度虚薄。

躄：足不能行的病症。

【按语】《痿论》此节述说五脏之痿病因、病机、症状及治法。

【语译】《素问·痿论》说：肺热炽盛，则火邪乘金而肺叶焦灼，外则腠理皮毛极度虚薄，热气附着久不去，则出现痿弱而脚不能行走的症状。

【内经】心气热，则下脉厥而上，上则下脉虚，虚则生脉痿，枢折挈，胫纵而不任地也。

【知要】心火上炎，则三阴在下之脉亦厥逆而上，上盛则下虚，乃生脉痿。四肢关节之处如枢纽之折，而不能提挈。足肿纵缓而不能任地也。

【注释】

枢折挈：四肢关节之处如枢纽之折断，不能提挈。

【语译】心火上炎，则在下的三阴脉厥逆而上行，于是上盛而下之三阴脉虚，则出现经脉痿弱，关节如枢纽折断一般，四肢不能升提活动，脚肿腿软而不能行走。

【内经】肝气热，则胆泄口苦，筋膜干，筋膜干则筋急而挛，发为筋痿。

【知要】肝热则胆亦热，故汁溢而口苦。血海干枯，筋无以荣，则挛急而痿。

【语译】肝气热，则胆气热，胆汁溢出而口苦；血海干枯而筋不能得到营养，筋膜干枯而经筋拘急痉挛，出现筋痿。

【内经】脾气热，则胃干而渴，肌肉不仁，发为肉痿。

【知要】脾与胃为夫妻，而开窍于口，故脾热则胃干而渴，脾主肌肉，热淫于内，则脾阴耗损，故肉不仁而为痿。

【语译】脾气热，则脾病及胃而出现胃干；脾胃而开窍于口，因而口渴；脾主肌肉，则热邪漫延而内耗脾阴，出现肌肉麻木不仁而痿弱。

【内经】肾气热，则腰脊不举，骨枯而髓减，发为骨痿。

【知要】腰者肾之府，脊者肾之所贯也。肾主骨，故骨枯为痿。

【语译】肾气热，肾之府则病，腰脊不能升举；肾经上贯脊柱，因而骨髓枯损；肾主骨，因而出现骨痿。

【内经】肺者，脏之长也，为心之盖也。

【知要】肺位至高，故谓之长。覆于心上，故谓之盖。

【注释】

肺者，脏之长：因肺朝百脉，所以说肺为五脏之长。

【语译】肺为五脏之长，其位居于最高，覆盖于心之上，称作华盖。

【内经】有所失亡，所求不得，则发肺鸣，鸣则肺热叶焦。

【知要】有志不遂，则郁而生火。火来乘金，不得其平则自鸣，肺鸣者，其叶必焦。

【语译】肺脏有所失，或所求不得而肺志不遂，郁结生火，火邪乘金，则不平自鸣，出现肺鸣病变，肺鸣则肺气热而肺叶焦枯。

【内经】大经空虚，发为肌痹，传为脉痿。

【知要】血不足则大经空虚，无以充养肌肉，故先为肌痹，而后传于心为脉痿也。

【语译】因而血不足而大经脉空虚，无法充养肌肉而出现肌肉麻木不仁，病变传于心脏产生脉痿。

【内经】思想无穷，所愿不得，意淫于外，入房太甚，宗筋弛纵，发为筋痿，及为白淫。

【知要】思而不得，则意淫于外，入房太过，则精伤于内，阴伤而筋失所养，故为纵为痿。火动于中，水亏于下，乃为白淫，白淫者，男浊女带也。

【注释】

白淫：指欲念太过而下阴所出的白色浊液，男为白浊，女为白带。

【语译】思求妄想的东西太多而得不到，则邪念滥溢于外；

行房事太过，则精气内伤；阴精受伤而经筋不能获得营养，宗筋弛长纵缓而出现筋痿；心火发于中而肾水亏于下，则出现白淫，男为白浊，女为白带。

【内经】有渐于湿，以水为事，若有所留；居处相湿，肌肉濡渍；痹而不仁，发为肉痿。

【知要】渐，染也。以水为事，常近水也，久于水则有所留矣。居处之地又当卑湿，则肌肉受湿而濡渍，故顽痹而成肉痿也。

【语译】湿气有所浸染，如从事水中作业而水湿驻留身中，或居处低湿之地而湿气浸染，肌肉受湿气入侵而麻木不仁，形成肉痿。

【内经】有所远行劳倦，逢大热而渴，渴则阳气内伐，内伐则热舍于肾，肾者水脏也，今水不胜火，则骨枯而髓虚，故足不任身，发为骨痿。

【知要】远行劳倦，则所伤在骨。逢大热者，或逢天令之热，或阴不足而本热。火则气太过，水液必耗，故骨枯髓虚而为痿也。

【语译】或行远路及有所劳累，而伤于骨；或逢时令大热而口渴，或本身阴津不足而热渴，因而阳气内伤而热邪留止于肾。肾为水脏，因而火气太甚则水液过耗，水不胜火而骨枯髓虚，所以脚胫不能承载身体的重量，形成骨痿。

【内经】治痿者独取阳明，何也？阳明者，五脏六腑之海，主润宗筋，宗筋主束骨而利机关也。

【知要】足阳明胃主纳水谷，变化气血以充一身，故为五脏六腑之海而下润宗筋。宗筋者，前阴所聚之筋，为诸筋之会，一身之筋皆属于此，故主束骨而利机关。

【注释】

阳明：足阳明胃主受纳水谷，故称水谷之海；化生气血而充养全身，故称五脏六腑之海；足阳明胃经，其气血最盛，主养下焦部位的宗筋。

【语译】治疗痿疾独取足阳明胃经，这是为什么？因为足阳明胃主受纳水谷，化生气血而充养人之一身，是五脏六腑之海，主要滋养下焦部位的宗筋。宗筋是前阴处所聚之筋，为诸筋之总会，一身之筋都络属于此，主管约束骨节而滑利关节。

【内经】冲脉者，经脉之海也，主渗灌溪谷，与阳明合于宗筋。

【知要】冲脉为十二经之血海，故主渗灌溪谷，冲脉起于气街，并少阴之经夹脐上行，阳明脉亦夹脐旁下行，故皆合于宗筋。

【注释】

溪谷：指人体肌肉间的缝隙或凹陷部位，大的缝隙处称谷，小的凹陷处称溪。《素问·气穴论》曰："肉之大会为谷，肉之小会为溪。"

【语译】冲脉是十二经之血海，主管渗透营养分肉肌腠；冲脉起于气街，并行于足少阴肾经而夹脐上行，而足阳明胃经夹脐下行，共同合并于宗筋。

【内经】阴阳总宗筋之会，会于气街，而阳明为之长，皆属于带脉，而络于督脉。

【知要】宗筋聚于前阴，前阴者，足之三阴及阳明、少阳、冲、任、督、蹻九脉之所会也。九脉之中，惟阳明为脏腑之海，冲脉为经脉之海，此一阴一阳总之，故曰阴阳总宗筋之会。会于气街者，气街为阳明之正脉，故阳明独为之长。带脉起于季胁，围周一身。督脉起于会阴，分三岐，为任、冲而上行腹背，故诸经皆联属于带脉，支络于督脉也。

【注释】

气街：位于前阴处，是经气纵横汇通的共同道路，贯通四海：头部髓海、胸部气海、上腹水谷之海、下腹血海。气街亦为穴位名，即气冲穴。

岐：同歧，分支，分岔。

【语译】冲脉与胃经总领宗筋之会，会于前阴处，而阳明胃经为诸经之长，皆络属于带脉与督脉。因为前阴是足之三阴经及阳明、少阳、冲、任、督、蹻九脉之所会之处。九脉之中，足阳明胃经为脏腑之海，冲脉为十二经之海，这一阴一阳之经总领宗筋之会。阴阳之经总会于气街，气街穴在足阳明胃经正脉，则足阳明胃经独为众脉之长。带脉起于胁下小肋处，围身腰一周；督脉起于会阴处，分为三支，任脉、冲脉上行于腹部，督脉上行于背部，诸经都络属于带脉，支络连接于督脉。

【内经】故阳明虚则宗筋纵，带脉不引，故足痿不用也。

【语译】所以足阳明胃经虚，则宗筋弛纵，带脉不能收引，因而腿脚痿弱而不听使用。

第二十五篇：胃气不和，睡卧不安。

【内经】《素问·逆调论》曰：不得卧而息有音者，是阳明之逆也，足三阳者下行，今逆而上行，故息有音也。

【知要】足之三阳，其气皆下行；足之三阴，其气皆上行。此天气下降，地气上升之义，故阳明以上行为逆，逆则冲肺，故息有音也。

【校正】

《素问·逆调论》：原误作《灵枢·大惑论》，此据《内经》《类经》改。

【语译】《素问·逆调论》说：不能安卧而呼吸有音，是足阳明胃经之气逆行。足三阳经之气都应下行；足三阴经之气都应上行，这是天气下降而地气上升之义。如果足阳明胃经上行为逆，则上冲于肺，所以呼吸有音。

【内经】阳明者胃脉也，胃者六腑之海，其气亦下行，阳明逆不得从其道，故不得卧也。胃不和则卧不安，此之谓也。

【知要】凡人之寤寐由于卫气，卫气者昼日行于阳，则动而为寤，夜行于阴，则静而为寐。胃气逆上，则卫气不得入于阴，故不得卧。

【语译】足阳明经是胃脉，胃为六腑之海，其气也应该下行，足阳明经逆行而未能顺从正常之道，则不能安卧。大凡人的睡眠与卫气有关，卫气白日行于阳，则人体活动而成清醒状态；夜晚行于阴，则人体安静而成睡眠状态。胃气不和而逆上，则卫气不能进入安静状态，所以不能入睡。古代经典《下经》说“胃不和则卧不安”，此话说的就是这个病机原理。

第二十六篇：阳气满盛，难以入睡；心血不足，法当养阴；邪气逆上，法当祛邪。

【内经】《灵枢·邪客篇》曰：厥气客于五脏六腑，则卫气独卫其外，行于阳，不得入于阴。行于阳则阳气盛，阳气盛则阳蹻陷；不得入于阴，阴虚，故目不瞑。调其虚实，以通其道而去其邪，饮以半夏汤一剂，阴阳已通，其卧立至。

【知要】不卧之病，有心血不足者，法当养阴；有邪气逆上者，法当祛邪。半夏汤者，去邪之法也。

【校补】

《灵枢·邪客篇》：篇名原脱，今依《内经》《类经》补。

【校正】

阳气盛则阳蹻陷：《灵枢·大惑论》作“阳气满则阳蹻盛”。

【语译】《灵枢·邪客篇》说：厥气入侵五脏六腑，卫气就独卫其表，循行于外，不能入于里。卫气行于外则阳气盛，阳气盛则阳蹻满；卫气不能入于里则阴虚，故不能合眼入睡。根据阴阳虚实有偏的情况进行调理，疏通卫气之道而去除邪气，让病人饮用半夏汤一剂，则阴阳之道疏通而立即入睡。大凡不能入睡之病，有心血不足的原因，则取养阴之法；有邪气逆上的原因，则取祛邪之法。半夏汤，是去除邪气之治法。

【内经】以流水千里以外者八升，扬之万遍，取其清五升煮之，炊以苇薪。

【知要】千里流水，取其流长源远，有疏通下达之义也。扬之万遍，令水珠盈溢，为甘澜水，可以调和阴阳。炊以苇薪者，取其火烈也。

【语译】源远流长的千里流水，具有疏通下达的作用，取用八升抛扬万遍，使水珠满溢，形成甘澜水，具有调和阴阳的作用。取甘澜清水五升，再取燃烧时具有火烈效果的芦苇做柴火熬药。

【内经】火沸，置秫米一升，治半夏五合，徐炊，令竭为一升半。

【知要】火沸，言未投药而水先沸也。秫米，糯小米也，北人呼为小黄米，味甘性平，能养胃和中，用以为君。治半夏，犹言制过半夏也，味辛性温，能下气化痰，用以为臣。

【注释】

秫（shú）米：糯小米，北方人称作小黄米。

五合（gě）：半升。一合为十分之一升。

【语译】下药之前让水先滚沸，再下糯小米一升，治半夏五合，慢火熬煮，使水熬干到一升半。糯小米即小黄米，味甘性平，能养胃和中，用为君药；治半夏，指炮制过的半夏，味辛性温，能下气化痰，用为臣药。

【内经】去其滓，饮汁一小杯，日三稍益，以知为度。

【知要】知者，病愈也。

【注释】

稍：逐渐。

【语译】煮好后去渣，饮用汤药一小杯，每日三次，逐渐增加一点，以病愈为度。

【内经】故其病新发者，复杯则卧，汗出则已矣。久者，三饮而已也。

【语译】如果病是初犯，喝完药即睡，汗出则病愈。病程久的，则服药多次而愈。

第二十七篇：脏应四时，五虚发梦。

【内经】《方盛衰论》曰：肺气虚则使人梦见白物，见人斩血籍籍，得其时则梦见兵战。

【知要】金色本白，故梦白物，斩者，金之用也。虚者多畏怯，故见斩血籍籍也。得其时者，得金旺之时也。

【注释】

籍籍：纵横交错貌，众多貌。

【语译】《素问·方盛衰论》说，肺气虚则使人梦见白色之物，或梦见人被斩杀而血迹横飞；遇金气旺之时则梦见战争。因白色本属金，金有斩杀之功用，虚则多畏斩杀，金旺时则梦见兵战。

【内经】肾气虚则使人梦见舟船溺人，得其时则梦伏水中，若有畏恐。

【知要】肾属水，故梦应之。得水旺之时，梦水益大也。恐，肾之志也。

【语译】肾气虚则使人梦见船只与溺水之人，遇水气旺之时，则梦大水泛起而伏在水中，非常恐惧。因肾属水之故，恐为肾之志，虚则见人溺水，水旺时则自己沉伏水中。

【内经】肝气虚则梦见菌香生草，得其时则梦伏树下不敢起。

【知要】肝之应在木，虽当木旺之时，亦梦伏树下也。

【语译】肝气虚则因肝应木而梦见菌香生草之类；遇木气旺之时，则梦见伏在树下不敢起来。

【内经】心气虚则梦救火阳物，得其时则梦燔灼。

【知要】心合火，阳物即火之属也。得火旺之令，梦火益大也。

【语译】心气虚则因心属火而梦见救火及火之类；遇火气旺之时，则梦见火越来越大而燃烧燔灼。

【内经】脾气虚则梦饮食不足。得其时则梦筑垣盖屋。

【知要】仓廪空虚，故思饮食，得土旺之令，则梦高土也。

【语译】脾气虚则因仓廪空虚而思求饮食，从而梦见饮食不足；得土旺之时，则梦见山地高土而筑围墙、盖房屋。

第二十八篇：阴阳气盛，厥逆发梦。

【内经】《灵枢·淫邪发梦篇》曰：阳气盛则梦大火而燔灼，阴阳俱盛则梦相杀。

【知要】俱盛则争。

【注释】

“阳气盛”句：《类经》曰：“阴气盛则梦涉大水而恐惧：以阴胜阳，故梦多阴象。阳气盛则梦大火而燔焫：以阳胜阴，故梦多阳象。阴阳俱盛则梦相杀：俱盛则争，故梦相杀。”

【语译】《灵枢·淫邪发梦篇》说：阴气盛则梦见涉历大水而恐惧，阳气盛则梦见大火熊熊燃烧，阴阳俱盛则水火不容而阴阳相争，梦见彼此相杀。

【内经】上盛则梦飞，下盛则梦堕。

【知要】本乎天者亲上，本乎地者亲下。

【语译】人体上部源于天而亲近于上，上盛就梦见向上飞扬；下部源于地而亲近于下，下盛就梦见向下坠落。

【内经】甚饥则梦取，甚饱则梦予。肝气盛则梦怒，肺气盛则梦恐惧、哭泣、飞扬。

【知要】肺主气，故梦飞扬。

【语译】特别饥饿就梦见索取，特别饱胀就梦见给予。肝气盛就梦见发怒；肺气盛就梦见恐惧、哭泣、飞扬，肺主气则梦见飞扬。

【内经】心气盛则梦善笑恐畏，脾气盛则梦歌乐、身体重不举，肾气盛则梦腰脊两解不属。

厥气客于心，则梦见丘山烟火。客于肺，则梦飞扬，见金铁之奇物。客于肝，则梦山林树木。客于脾，则梦见丘陵大泽，坏屋风雨。客于肾，则梦临渊，没居水中。客于膀胱，则梦游行。客于胃，则梦饮食。客于大肠，则梦田野。

【知要】大肠曲折纳污，类田野也。

【语译】心气盛就梦见好笑或恐慌畏惧，脾气盛就梦见歌唱音乐或身体沉重而不轻便，肾气盛就梦见腰与脊背两相分离而不连接。

厥逆之气入侵于心，则梦见丘山与烟火。厥逆之气入侵于肺，则梦见向上飞扬或金属所制的奇物。厥逆之气入侵于肝，则梦见山林树木。厥逆之气入侵于脾，则梦见丘陵与大泽，或坏屋与风雨。厥逆之气入侵于肾，则梦见面临深渊，或没入水中。厥逆之气入侵于膀胱，则梦见游走或远行。厥逆之气入侵于胃，则梦见饮食。厥逆之气入侵于大肠，则梦见田野，大肠曲折藏垢纳污则类似田野。

【内经】客于小肠，则梦聚邑冲衢。

【知要】小肠为受盛之官，类冲衢也。

【注释】

冲衢：交通要道。

【语译】厥逆之气入侵于小肠，则梦见聚集于城邑街道或交通要道，小肠为受盛之官则类似交通要道。

【内经】客于胆，则梦斗讼自刳。

【知要】胆性刚猛。自刳者，自剖其腹也。

【语译】厥逆之气入侵于胆，则梦见争斗、诉讼、剖腹自杀，因胆性刚猛之故。

【内经】客于阴器，则梦接内。客于项，则梦斩首。客于胫，则梦行走而不能前，及居深地窌苑中。客于股肱，则梦礼节拜起。客于胞脏，则梦溲便。

【知要】胞，即脬也。脏，大肠也。在前则梦溲，在后则梦便。

【注释】

窌（jiào）苑：即地窖，窄小空间。《类经》曰："居深地窌宛中。窌，窖同。"

胞脏：指膀胱与大肠。

【语译】厥逆之气入侵于阴器，则梦见性交。厥逆之气入侵于颈后，则梦见斩首。厥逆之气入侵于小腿，则梦见行走而不能迈步，或深居地窖窄小空间。厥逆之气入侵于大腿手臂，则梦见礼节跪拜。厥逆之气入侵于膀胱则梦见小便，入侵于大肠则梦见大便。

第二十九篇：长虫短虫，多则触梦。

【内经】《脉要精微论》曰：短虫多则梦聚众，长虫多则梦相击毁伤。

【校补】

《脉要精微论》：篇名原脱，今依《内经》《类经》补。

【注释】

短虫多……：《类经》曰："短虫多则梦聚众，繁盛之象也；长虫多则梦相击毁伤，长虫势力相角，内有损伤，故梦兆亦然。"

【按语】《脉要精微论》此句续论邪气入侵的发梦现象。

【语译】《素问·脉要精微论》说：短虫多就梦见众人聚集在一起，长虫多就梦见相互格斗而彼此损伤。

第三十篇：血气不通，壅遏成痈；肉腐髓消，沮陷为疽。

【内经】《灵枢·痈疽篇》曰：夫血脉营卫，周流不休，上应星宿，下应经数。寒邪客于经络之中则血泣，血泣则不通，不通则卫气归之，不得复反，故痈肿。寒气化为热，热胜则腐肉，肉腐则为脓，脓不泻则烂筋，筋烂则伤骨，骨伤则髓消。不当骨空，不得泄泻。血枯空虚，则筋骨肌肉不荣，经脉败漏，熏于五脏，脏伤故死矣。

【知要】始受寒邪，血脉凝泣，久而不去，寒化为热，痈疽乃成。伤于脏者，死不治。

【注释】

痈疽：毒疮名。痈，指化脓性的肿疡；疽，指肿胀坚硬的毒疮。多发于颈、背，常伴有寒热等全身症状，严重者可并发败血症。《医宗金鉴·外科心法要诀·痈疽总论歌》："疽由筋骨阴分发，肉脉阳分发曰痈。"《急就篇》卷四："痈疽瘛疭痿痹胀"颜师古注："痈之言壅也，气壅否结，里肿而溃也。痈之久者曰疽。"

【语译】《灵枢·痈疽篇》说：血脉营卫，周遍全身而流动不止，在上应合天上星宿，在下应合河流经水。寒邪开始入侵于经络之中则血脉凝涩而不通，从而导致卫气郁结而循环受阻，形成痈肿。时间一久而痈肿不消，则寒气化为热，热气过胜则使肌肉腐烂，痈肿因而化成脓肿。脓不泻除则使经筋腐烂，从而伤损骨头而致骨髓消损。如非处于骨节缝隙处，脓血不易外泄。血液枯竭而筋脉空虚，则筋骨肌肉都不能获得营养，以致经脉败漏，邪气入侵于五脏，五脏伤损则死而不治。

【内经】痈发于嗌中，名曰猛疽。猛疽不治，化为脓，脓不泻，塞咽半日死。其化为脓者，泻则合豕膏，冷食，三日而已。

【知要】猛疽，言其凶恶猛厉也。若脓已泻溃，当服豕膏，即猪脂之炼净者也。万氏方：治肺热暴喑，用猪脂一斤，去筋，入白蜜一斤，再炼少顷，滤净，冷定，不时挑服一匙，即愈。

【注释】

喑（yīn）：哑，失音。

少顷：顷刻，短时间。

豕膏：《类经》曰："即猪脂之炼净者也。观《万氏方》有治肺热暴喑者，用猪脂一斤炼过，入白蜜一斤，再炼少顷，滤净冷定，不时挑服一匙即愈。"

【语译】痈毒肿包发于咽喉中，称作猛疽，即凶猛厉害的恶疽。若不及时治愈则化为脓毒，不及时泻除则堵塞咽喉，半天即死亡；如果脓毒泻除，该服用豕膏，采用冷服法，三天后可愈。

豕膏，就是提炼的干净猪油。《万氏方》载：治疗因肺热而突然失音之症，用猪油一斤炼过，加入白蜜一斤，再炼片刻，过滤干净，待完全冷却后，时时挑取一勺服用，即会痊愈。

【内经】发于颈，名曰夭疽。其痈大以赤黑，不急治，则热气下入渊腋，前伤任脉，内熏肝肺，十余日而死矣。

【知要】夭疽者，在天柱也，俗名对口。赤者，心之色，黑者，热极反兼胜己之化也。急须治之可活，若治之稍迟或治之失宜，则毒流肺肝而死矣。

【语译】痈肿发于颈部，称作夭疽，在足太阳膀胱经天柱穴部位，俗名对口。痈疽形状大而赤黑，赤是心之色，黑是热极反而兼有肾色之化。立刻治疗可活，否则治疗稍迟或治疗不当，则热毒往下流入足少阳胆经的渊腋穴，前伤任脉，入内侵染肝肺，十多天即死。

【内经】阳气大发，消脑留项，名曰脑烁。其色不乐，项痛而如刺以针，烦心者，死不可治。

【知要】阳大发者，毒太甚也。色不乐者，神伤而色变，即所谓色夭也。毒深，故痛如针刺。邪犯心君，故烦心而死。

【语译】热毒太甚，阳邪大发，消烁脑部而邪气入侵脖后，称作脑烁。神伤则颜色枯萎，毒深则颈项痛如针刺，邪犯心君则出现烦心，属死症不可治。

【内经】发于肩及臑，名曰疵痈。其状赤黑，急治之，此令人汗出至足，不害五脏。痈发四五日逞焫之。

【知要】肩膊下软白肉曰臑。此肺脉之病，肺主玄府，故遍身得汗也。毒从汗减，且非要害之所，故不害五脏也。逞者，急也。焫者，艾炷也，言宜急灸也。

【注释】

焫（ruò）：用火烧针，或砭石、艾绒、艾炷，以灸疗疾病。

【语译】痈肿发于肩部及臂臑处，即肩与胳膊下软白肉处，称作疵痈。其症状赤黑，这是肺脉之病。因肺主皮毛开合，立即治疗，使人遍身出汗而汗流至脚，则毒从出汗排减，再说此症不是要害之处，所以不伤害五脏。痈毒发四五日，应当赶快用灸法治疗。

【内经】发于腋下赤坚者，名曰米疽。治之以砭石，欲细而长，疏砭之，涂以豕膏，六日已，勿裹之。

【知要】砭石欲细者，恐伤肉也；欲长者，用在深也，故宜疏不宜密。勿裹之者，欲其气疏泄也。豕膏者，即猪油煎当归，以蜡收者也。

【注释】

豕膏：用猪油煎当归，以蜡封存而收藏。

【语译】痈肿发于腋下而呈赤色并坚硬，称作米疽。用砭石进行治疗，砭石要细而长，要细是担心伤损肌肉，要长是用意在有深度，因而砭刺宜疏不宜密。然后用猪油煎当归而制成的豕膏涂抹，六日可愈。不要包扎，要让邪气能疏泄出来。

【内经】其痈坚而不溃者，为马刀挟缨，急治之。

【知要】挟当作侠，缨当作瘿。马刀者，瘰疬也。侠瘿者，侠颈之瘤属也。

【注释】

马刀挟缨：即马刀夹瘿，瘰疬、夹颈之瘤。瘿，颈瘤。

【语译】若痈肿坚硬而不溃破，则为马刀夹瘿，即夹颈之瘤、瘰疬之类。宜赶快治疗。

【内经】发于胸，名曰井疽。其状如大豆，三四日起，不蚤治，下入腹，不治，七日死矣。

【知要】井者，喻其深而恶也，发于胸者，近犯心主，治之宜早，下入腹，则五脏俱败，死期速矣。

【注释】

蚤：通“早”。

【语译】痈肿发于胸部，称作井疽，意指痈疽所发部位深而性质恶劣。其形状如大豆，发于胸部，就近可入侵心包络，宜及早治疗；初起三四日时，若不及早治，则下入腹部，五脏全部败损，酿成不治之症，七日即死。

【内经】发于膺，名曰甘疽。色青，其状如谷实菰𧄍，常苦寒热，急治之，去其寒热，十岁死，死后出脓。

【知要】膺在胸旁高肉处，逼近在乳上也。穴名膺窗，足阳明胃之脉也。土味甘，故曰甘疽，色青者，肝木克土也。层房累累，状如谷实瓜蒌，软而不溃，中有所蓄如瓜子也。十岁死者，绵延难愈也。

【注释】

膺：指胸部两侧的肌肉隆起处，相当于胸大肌的部位。《素问·腹中论》曰："有病膺肿颈痛胸满腹胀，此为何病？"王冰注："膺，胸傍也。颈，项前也。胸，膺间也。"

瓜蒌：《类经》曰："古栝楼字。"即苽蒌，连绵词，亦作栝蒌，为多年生草本植物，藤茎上有卷须，可攀缘他物；果实卵圆形，橙黄色，称作栝楼。中医用来做镇咳祛痰药。

【语译】痈肿发于胸部两侧，逼近乳上部位膺窗穴处，属足阳明胃经之脉，因胃土味甘而称作甘疽。由于肝木克土而呈青绿色，层叠累积而形状如谷实或栝楼，质地软而不溃破，仿佛其中蓄有瓜子状。常出现寒热交替，宜赶紧治疗，去除寒热症状。此症延续不断，难以治愈，十年后死，临死时流脓。

【内经】发于胁，名曰败疵。败疵者，女子之病也。灸之，其病大痈脓；治之，其中乃有生肉，大如赤小豆。锉蔆翘草根各一升，以水一斗六升煮之，竭为取三升，则强饮厚衣，坐于釜上，令汗出至足，已。

【知要】胁者，肝之部也。妇人多郁怒，故患此疮。蔆，芰也；翘，连翘也，二草之根俱能解毒。强饮者，乘其热而强饮之；复厚衣坐于热汤之釜，熏蒸取汗，汗出至足乃透。已者，愈也。

【注释】

蔆翘：蔆，芰（jì）也；翘，连翘也，二草之根俱能解毒。

芰即菱，具有健脾益胃，除烦止渴，解毒之功效。常用于脾虚泄泻，暑热烦渴，消渴，饮酒过度，痢疾。连翘为落叶灌木，叶子对生，卵形或长椭圆形。春季开黄花，蒴果狭卵形，稍扁。功用清热解毒、消肿散结。《本草纲目·草五·连翘》载："时珍曰：连翘，即《本经》下品翘根是也。"

釜（fǔ）：古代的炊具，敛口，圜底，或有二耳。置于灶口，上置甑以蒸煮。盛行于汉代，有铁制、铜制和陶制的。

【语译】痈肿发于胁下，称作败疵；胁属肝之部，妇女多因郁怒患此疮。若用热灸法治疗，其病会变成大的痈毒脓肿；可以用药治疗，因为其中有新生而未腐烂的肉，大如赤小豆一般。用具有清热解毒功效的菱角与连翘两种草本植物的根各一升，锉碎，加水一斗六升煎煮，熬干，取三升，乘热尽量多饮，穿厚衣坐在热水蒸锅上，熏蒸使身体出汗，让汗出遍身而流至脚，才算出透，然后可病愈。

【内经】发于股胫，名曰股胫疽。其状不甚变，而痈脓搏骨，不急治，三十日死矣。

【知要】股胫，大股也。状不甚变，外形不显也。痈脓搏骨，即所谓贴骨痈也。毒盛而深，能下蚀三阴，阳明之大经，故不为急治。法当三十日死矣。

【注释】

股胫：大腿与小腿，此处指大腿。

【语译】痈肿发于大腿处，称作股胫疽。其形状无大的改变，外形不显著，而痈脓贴近骨头，即所谓贴骨痈。痈之肿毒盛而深，能继续向下腐蚀三阴经，及足阳明之大经，不赶紧治疗，当会三十日后死亡。

【内经】发于尻，名曰锐疽。其状赤坚大，急治之，不治，三十日死矣。

【知要】尻，尾骶骨也。穴名长强，为督脉之络，一名气之阴郄，故不治则死。

【语译】痈肿发于尾骶骨处，称作锐疽。其症状赤色而坚大，尾骶骨处正是长强穴，又名为气之阴郄之处，是督脉之络穴，宜赶紧治疗，若不赶紧治疗，三十日后死亡。

【内经】发于股阴，名曰赤施。不急治，六十日死。在两股之内，不治，十日而当死。

【知要】股阴，大股内侧也，当足太阴箕门、血海及足厥阴五里、阴包之间，皆阴气所聚之处，故不治则死，若两股俱病，则伤阴之极，其死尤速，赤施者，想其当血海，故名。

【注释】

赤施：推想其正当血海之处，故名。

【语译】痈肿发于大腿内侧，称作赤施。痈肿处于足太阴脾经箕门穴、血海穴及足厥阴肝经五里穴、阴包穴之间，都是阴气所聚之处，不赶紧治疗，六十日后死。若两大腿同时患此症，则伤阴极其严重，其死亡尤其快，是不治之症，十日后死亡。痈肿处于血海穴处，可见其严重性，故名赤施。

【内经】发于膝，名曰疵痈。其状大痈，色不变，寒热，如坚石，勿石之，石之者死，须其柔，乃石之者生。

【知要】石之者，砭也。色不变者，不红赤也。硬者禁用砭，软者方可用砭也。

【注释】

须其柔：《类经》曰：“膝痈未成而石之者，伤其筋之府，故致于死。若柔则脓成矣，砭之无害也。”

【语译】痈肿发于膝盖部位，称作疵痈。其痈肿形状大，而色不变，也不红赤，出现寒热，肿如坚石，不能用砭石治疗，坚硬的禁用砭石刺，砭刺则死亡；待其变软柔而化脓，才可用砭石进行刺疗。

【内经】诸痈之发于节而相应者，不可治也。发于阳者百日死，发于阴者三十日死。

【知要】诸节者，神气所游行出入也。相应者，发于上而应于下，发于左而应于右，法在不治。发于三阳之分，毒浅在腑，其死缓；发于三阴之分者，毒深在脏，不出一月也。

【语译】发于关节处，上下左右相互对应的各种痈肿，是不可治的。因为人体各关节，是神气所游行出入之地，发于上部而下部相应，发于左边而右边相应，这些痈肿根据常法都是不治之症。发于三阳之分，毒浅而部位在六腑，百日死亡，死速较迟缓；发于三阴之分，毒深而部位在五脏，不出三十日死亡。

【内经】发于胫，名曰兔啮。其状赤至骨，急治之，不治害人也。

【知要】胫，足胫也，兔啮，如兔所啮伤也，为其在下，高低等于兔也。

【语译】痈肿发于小腿，称作兔啮；因为其位置在下，像兔子的高度，如兔所咬伤一般。其症状呈赤色而贴近于骨，宜赶紧治疗，如不赶紧治疗，会伤害性命。

【内经】发于内踝，名曰走缓。其状痈也，色不变，数石其输，而止其寒热，不死。

【知要】数石者，屡屡砭之也。其输，即肿处也。

【注释】

走缓：清代张志聪曰："痈疽之变，有病因于内而毒气走于外者，有肿见于外而毒气走于内者，此邪留于脉而不行，故名曰走缓。"

输：指肿处。

【语译】痈肿发于内踝处，称作走缓。痈肿只肿而皮肤颜色不变，屡屡用砭石治疗其肿处，消除其寒热症状，可以存活。

【内经】发于足上下，名曰四淫。其状大痈，急治之，百日死。

【知要】阳受气于四末，而大痈淫于其间，阳毒之甚也，时气更易则真阴日败，逾三月而死矣。

【语译】痈肿发于足部上下，称作四淫。其痈肿形状较大，宜赶紧治疗。因阳在外，受气于四肢，而大的痈肿浸淫于其间，产生阳毒特别厉害，随季节变化而真阴不断败损，百日后死亡。

【内经】发于足旁，名曰厉痈。其状不大，初如小指，发急治之，去其黑者，不消辄益，不治，百日死。

【知要】去其黑者而犹不消，反益大焉，则百日必死矣。

【语译】痈肿发于脚边，称作厉痈。其形状不大，刚开始如小指一般大，一发生即赶紧治疗，消除其黑色的；若黑色仍不消除，反而更大了，则是不治之症，百日后死亡。

【内经】发于足指，名曰脱痈。其状赤黑，死不治；不赤黑，不死。不衰，急斩之，不则死矣。

【知要】六经原腧皆在于足，所以痈发于足者，多为凶候。至于足指又皆六井所出，色赤黑者，其毒尤甚。若不衰退，急斩去其指，庶可保生；若稍缓，毒发伤脏而死。

【语译】痈肿发于脚趾，称作脱痈。其颜色赤黑，是不治之死症。因为六经之原腧都在于足部，所以痈肿发于足部，多为凶险症候。至于脚趾又都是六经之井腧所出之处，呈赤黑色，则其毒邪尤其厉害。不呈赤黑色，不是死症。若毒邪不衰退，赶紧斩去其脚趾，或许可保全性命；若稍迟缓，延误以致毒发作，则伤害五脏而死亡。

【内经】荣卫稽留于经脉之中，则血泣而不行，不行则卫气从之而不通，壅遏而不得行，故热。大热不止，热胜则肉腐，肉腐则为脓。然不能陷，骨髓不为焦枯，五脏不为伤，故命曰痈。热气淳盛，下陷肌肤，筋髓枯，内连五脏，血气竭，当其痈下，筋骨良肉皆无余，故命曰疽。

【知要】痈字从壅，疽字从阻，总是气血稽留，营卫不通之症。大而浅者为痈，六腑受伤，可无大患；深而恶者为疽，五脏受伤，大可忧畏，治之者顾可缓乎，顾可忽乎。

【语译】凡荣卫之气滞留于经脉之中，则血液涩阻而不畅通，卫气亦随之不通，而壅阻不能运行，则郁结发热。大热不止，则是热毒已胜而肌肉腐烂，因而形成脓肿。然而毒邪尚未内陷，骨髓不会因而焦枯，五脏不会因而受伤损，所以命名为“痈”。热气满盛，毒邪下陷于肌肤，筋髓因而焦枯，内损五脏，血气耗竭，在其痈疽脓肿部位，筋骨已烂，好肉全无，所以命名为“疽”。“痈”字从“壅”的音义而获取意义，“疽”字从“阻”的音义而获取意义，总之，是气血滞留，因壅阻形成痈疽，是营血卫气不通之症。大而浅的是痈，属六腑受伤，可没有大患；深而恶性的是疽，属五脏受伤，特别令人忧虑担心，治疗时机不可延误与疏忽！

【内经】疽者，上之皮夭以坚，上如牛领之皮。痈者，其皮上薄以泽。

【知要】夭者，色枯暗也。牛皮，喻其浓也。泽者，光亮也。

【语译】疽，是皮肤上的颜色枯暗而坚硬，皮肤如牛颈的皮，即特别厚硬枯暗。痈，是皮肤薄软而有光泽发亮。

【按语】《内经》从病机、病程、病性等角度对“痈”与“疽”的含义进行了分析与区别，也提示了“痈”与“疽”的音义来源——壅阻：首先是壅遏，然后形成瘀阻，这是病机意义；先产生“痈”，而后成“疽”，这是病程意义。“痈”“壅”，《广韵》（於容切）同音；“疽”“沮”《广韵》（七余切）同音。从语源学角度分析，“疽”与“沮”的音义更接近，“沮”有阻遏义，亦有腐坏、下陷义，不仅说明病程，而且体现症状、病性及预后。所以“疽”比“痈”的性质恶劣得多，严重得多，也极不易治。

第三十一篇：痈疽化脓，五逆死症。

【内经】《灵枢·玉版篇》曰：白眼青，黑眼小，是一逆也。内药而呕者，是二逆也。腹痛渴甚，是三逆也。肩项中不便，是四逆也。音嘶色脱，是五逆也。

【注释】

白眼青，黑眼小：肺肝肾三气衰竭的征象。

纳药而呕：胃气衰败的征象。

腹痛渴甚：脾气衰绝的征象。

肩项中不便：太阳气伤的征象。

音嘶色脱：心气伤的征象。

【语译】《灵枢·玉版篇》说：痈疽化脓有五种逆症：白眼青，黑眼小，是逆症之一。服药而呕吐，是逆症之二。腹部疼痛而口渴得厉害，是逆症之三。肩部与脖后位置不灵便，是逆症之四。声音嘶哑而面无血色，是逆症之五。

第三十二篇：五部痈疽，死而不治。

【内经】《灵枢·寒热病篇》曰：身有五部：伏兔一，腓二，背三，五脏之腧四，项五。此五部有痈疽者死。

【知要】伏兔者，胃之穴名，在膝上六寸，阴市上五寸。腓者，足肚也，即踹也，肾之脉上踹内之筑宾穴。背者，五脏之所系也。腧者，五脏之所主也。项者，诸阳之要道也。犯此五者亦名五逆。

【注释】

伏兔：胃经之穴，在膝上六寸处。

腓：小腿肚，或称踹，肾经上行小腿肚内侧的筑宾穴。

背：五脏之所系。

五脏之腧：五脏之所主。

项：颈的后部为诸阳之要道。

【语译】《灵枢·寒热病篇》说：人身有五个部位发痈疽为死症：其一是伏兔，为足阳明胃经之穴，在膝上六寸，阴市穴上五寸之处；其二是腓，即小腿肚上，为足少阴肾经上行于小腿肚内侧筑宾穴处；其三是背，背是五脏所关连的重要部位；其四是五脏之腧，这是五脏所主之穴位；其五是项，颈的后部为诸阳经的重要通道。这五个部位有痈疽是死症，也称为五逆。

第三十三篇：五逆之症，死期可预。

【内经】《灵枢·玉版篇》曰：腹胀，身热，脉大，是一逆也。

【知要】身热脉大而又腹胀，表里之邪俱盛也。

【语译】《灵枢·玉版篇》说：腹胀，身热，脉大，可见表里之邪都炽盛，这是第一逆。

【内经】腹鸣而满，四肢清，泄，其脉大，是二逆也。

【知要】腹满而清、泄，阴症也，脉大者，是脉与症反也。

【注释】

脉大：《类经》曰："脉不宜大而大者，脉证相反也。"

【语译】腹鸣腹满，四肢清冷，泄泻，属阴寒症状；反而上脉大，即脉与症相反，这是第二逆。

【内经】衄而不止，脉大，是三逆也。

【知要】鼻衄在阴，脉大为阳，阳实阴虚，死不治。

【语译】鼻衄而不止，问题在于阴；脉大，问题在于阳，阳实而阴虚，是死而不治之症，这是第三逆。

【内经】咳且溲血脱形，其脉小劲，是四逆也。

【知要】咳而溲血脱形，正气伤也。脉虽小而劲，邪仍在也。

【注释】

脉小劲：《类经》曰："脉小而急者，邪气仍在，邪正不能相当。"

【语译】咳嗽、尿血，且骨瘦如柴，可见正气伤损到极点；脉小有力，可见邪气仍在，这是第四逆。

【内经】咳，脱形身热，脉小以疾，是谓五逆也。

【知要】脱形，真气已衰。身热，邪气未化。细小疾数，气血两败之诊也。

【注释】

脱形身热，脉小以疾：《类经》曰："脱形身热，真阴已亏而火犹不清也，其脉细小疾数，正邪盛正衰之候。”

【语译】咳嗽，极度消瘦，可见真气已衰竭；身热，可见邪气尚未化尽；脉细小且疾数，是邪盛正衰、气血两败的诊断现象，这是第五逆。

【内经】如是者，不过十五日而死矣。

【知要】十五日交一节，言不能逾节也。

【语译】五逆如此症状，不超过十五日即死。意指不能超过一个节气即死亡。

【内经】其腹大胀，四末清，脱形，泄甚，是一逆也。

【知要】腹大胀者，邪正甚也。四肢冷而脱形泄甚，脾已绝矣。

【语译】腹大腹胀，可见邪气正炽盛；四肢清冷，骨瘦如柴，泄泻严重，可见脾元败损而阳气已绝，这是急症第一逆。

【内经】腹胀便血，其脉大时绝，是二逆也。

【知要】腹胀便血，阴脱也；脉大时绝，阳脱也。

【语译】腹胀，便血，可见阴气虚脱；脉大而时时断绝，可见阳气已竭，这是急症第二逆。

【内经】咳，溲血，形肉脱，脉搏，是三逆也。

【知要】咳而溲者，气血俱损。形肉脱者，脾已绝。脉搏者，真脏见矣。

【语译】咳嗽，尿血，可见气血俱损；形体肌肉严重消损，可见脾元败损；真脏脉之搏动出现，可见胃气已绝，这是急症第三逆。

【内经】呕血，胸满引背，脉小而疾，是四逆也。

【知要】呕血而至胸满背曲。病已极矣。脉小属气败，脉疾属血败。

【语译】呕血，胸满牵引至脊背弯曲，可见已病到极点；脉细小体现气已败，脉疾数体现血已枯，这是急症第四逆。

【内经】咳呕腹胀且飧泄，其脉绝，是五逆也。

【知要】上为咳呕，中为胀满，下为飧泄；三焦俱病，六脉已绝。

【语译】上焦出现咳嗽、呕吐，中焦出现腹胀，下焦出现泄泻，三焦俱病，六经之脉已绝，这是急症第五逆。

【内经】如是者，不及一时而死。

【知要】不及一时者，不能周一日之时也。

【语译】五逆急症如此症状，不到一天时间即死亡。

第三十四篇：脏腑病传，死期可预；依次相传，必定死亡。

【内经】《标本病传论》曰：夫病传者，心病先心痛。

【知要】病在心者先心痛。

【语译】《素问·标本病传论》说：大凡疾病的传变，病发于心脏则心先痛。

【内经】一日而咳。

【知要】心病传肺，火克金也。

【语译】心脏发病一日后咳嗽，因心火克肺金则心脏病变已传至于肺。

【内经】三日胁支痛。

【知要】肺复传肝，金克木也，故胁支痛。

【语译】肺脏发病三日后，胁部支满疼痛，因肺金克肝木则肺脏的病变已传至于肝。

【内经】五日闭塞不通，身痛体重。

【知要】肝传脾，木克土也，脾病则闭塞不通。脾主肌肉，故身体重痛。

【语译】肝脏发病五日后，身体疼痛且沉重，因肝木克脾土则肝脏的病变已传至于脾。脾病则大便闭塞不通，脾主肌肉则身痛体重。

【内经】三日不已，死。

【知要】再三日不已，则脾又传肾，土克水也，五脏俱伤故死。

【语译】再有三日不能治愈，则因脾土克肾水主脾脏的病变又传至于肾脏，五脏全部败伤而死亡。

【内经】冬夜半，夏日中。

【知要】冬月夜半，水旺之极也；夏月日中，火旺之极也。火畏水，故冬则死于夜半；阳邪亢极，故夏则死于日中。盖衰极亦死，盛极亦死也。

【语译】冬季夜半，是水最旺之时；夏季正午，是火最旺之时。心火畏惧寒水，则心脏病变在冬季死于夜半之时；阳邪极为亢盛，则心脏病变在夏季则死于正午。因为衰竭之极会死亡，亢盛之极也会死亡。

【内经】肺病喘咳。

【知要】肺主息，故病喘咳。

【语译】肺脏发病，因肺主呼吸而出现喘咳。

【内经】三日而胁支满痛。

【知要】三日而之肝，金克木也。

【语译】三日后，因肺金克肝木则肺脏病变已传至于肝，出现胁肋胀满疼痛。

【内经】一日身重体痛。

【知要】一日之脾，木克土也。

【语译】肝脏发病一日后，因肝木克脾土则肝脏病变已传至于脾，出现身重体痛。

【内经】五日而胀。

【知要】五日而之胃，脏传腑也。

【语译】脾脏发病五日后，因脏传腑则脾脏病变传已至于胃，出现腹胀。

【内经】十日不已，死。

【知要】十日不已，胃复传肾，五行之数已极，故死。

【语译】再有十日不能治愈，则胃又传于肾，五行之数已经传递到了尽头，于是死亡。

【内经】冬日入，夏日出。

【知要】此卯、酉二时，属燥金之化。

【语译】冬则死于日入之酉时，夏则死于日出之卯时。此二时属燥金之化。

【内经】肝病头目眩，胁支满。

【知要】肝开窍于目，而经脉布于胁肋。

【语译】肝脏发病，因肝开窍于目则出现头晕目眩，肝经布于胁肋则出现胁肋胀满。

【内经】三日体重身痛。

【知要】三日传脾。

【语译】三日后，肝脏病变传至于脾，则身体沉重而疼痛。

【内经】五日而胀。

【知要】脾传胃也。

【语译】脾脏发病五日后，病变传于胃，则出现胀满。

【内经】三日腰脊少腹痛，胫痠。

【知要】三日传肾也。

【语译】胃病三日后，病变传于肾，则出现腰脊痛、小腹痛、小腿酸的症状。

【内经】三日不已，死。

【知要】三日不已，肾复传心，故死。

【语译】然后三日不能治愈，肾脏病变再传于心，则不治而死亡。

【内经】冬日入，夏早食。

【知要】亦卯、酉时也，燥金主之，木所畏也。

【语译】在冬季是日入，即酉时死亡；在夏季是早食，即卯时死亡。因此时是燥金主时，则肝木畏惧燥金。

【内经】脾病身痛体重。

【知要】脾主肌肉。

【语译】脾脏发病，因脾主肌肉而出现身体沉重与疼痛。

【内经】一日而胀。

【知要】脾传胃也。

【语译】一日后因脾脏病变传于胃，则出现胀满。

【内经】二日少腹腰脊痛，胫痠。

【知要】胃传肾也。

【语译】胃病二日后，病变传于肾，则出现小腹、腰部及脊背都疼痛，而小腿酸痛。

【内经】三日背胎筋痛，小便闭。

【知要】三日而胃传膂膀胱也。

【注释】

胒：同膂，脊骨。

胃传膂膀胱：胃传肾又传膀胱，影响背膂。《类经》曰："二日而之肾，三日而之膂膀胱。"

【语译】肾脏发病三日后，病变传于膀胱经，则背部脊骨疼痛，背筋酸痛，小便闭塞。

【内经】十日不已，死。

【知要】十日不已，复传于心，故死。

【语译】然后十日不能治愈，膀胱病变又传于心，于是不治而死亡。

【内经】冬人定，夏晏食。

【知要】此巳、亥时也，司风木之化，脾病畏之。

【注释】

晏食：此早食为卯时，晏食为巳时。

【语译】在冬季是人定，即亥时死亡；在夏季是晏食，即巳时死亡。因风木之化主时，则脾土之病畏惧风木之克。

【内经】肾病少腹腰脊痛，胻痠。

【知要】肾主下部，经脉行于少腹、腰脊、胻骨之间。

【注释】

胻（héng）：脚胫，小腿。

【语译】肾脏发病，因肾主下部，肾经行于小腹、腰脊、胻骨之间，则小腹及腰脊疼痛，小腿酸痛。

【内经】三日背胒筋痛，小便闭。

【知要】三日而传膂膀胱也。

【语译】三日后，肾脏病变传于膀胱经，则脊骨疼痛，背筋酸痛，小便闭塞。

【内经】三日腹胀。

【知要】三日而传小肠。

【语译】膀胱经病三日后，病变传于小肠，则出现腹胀。

【内经】三日两胁支痛。

【知要】三日而上传心，手心主之正，别下渊腋三寸入胸中，故两胁支痛。

【语译】小肠发病三日后，病变上传于心，则出现两胁撑痛。因心包络之正经的经别下行于足少阳胆经的渊腋穴之下三寸处而进入胸中，则产生两胁撑痛。

【内经】三日不已，死。

【知要】夏伤肺金也。

【语译】然后三日不能治愈，心主病变于夏季伤克肺金，则不治而死。

【内经】冬大晨，夏晏晡。

【知要】此辰、戌时也。土旺四季，为水所畏，故肾病绝焉。

【注释】

大晨：即天大亮时。冬大晨，亦称食时。

【语译】在冬季是大晨，即辰时死亡；在夏季是晏晡，即戌时死亡。因土气旺于四时之季，为肾水所畏惧的，则肾病绝气而死亡。

【按语】脏病的传变结果：心脏病死亡于冬夏子午时，冬因水旺子时而伤克心火，夏则火旺午时而亢极衰竭而死；肺病死亡于冬夏卯酉时，虽燥金司令而五行数已传至竭尽，肺金衰竭而死；肝病死亡于冬夏卯酉时，因为燥金司令而伤克肝木；脾病死亡于冬夏巳亥时，为子午之前，因为风木司令而伤克脾土；肾病死亡于辰戌时，为卯酉之后，因为土气旺于四季之末而伤克肾水。

【内经】胃病胀满，五日少腹腰脊痛，胻痠。

【知要】五日之肾也。

【语译】胃发病则出现胀满，五日后，胃之病变传于肾，则小腹及腰脊疼痛，小腿酸痛。

【内经】三日背䏚筋痛，小便闭。

【知要】三日之膂膀胱也。

【语译】三日后，肾脏病变传于膀胱，则背部脊骨疼痛，背筋酸痛，小便闭塞。

【内经】五日身体重。

【知要】《病传论》曰：五日而上之心。此云体重，疑误。

【语译】《灵枢·病传篇》说：五日而上传于心。则又五日膀胱病变又传于心。此处说身体变得沉重，疑误。

【内经】六日不已，死。

【知要】心复传肺。

【语译】然后六日不能治愈，心脏病变再传于传肺，不治而死亡。

【内经】冬夜半后，夏日昳。

【知要】丑、未司湿土之化，气通于胃，失守则死。

【语译】在冬季是夜半后，即丑时死亡；在夏季是日昳，即未时死亡。这两个时辰正是湿土主时司化，土气通于胃，土气失守则死亡。

【内经】膀胱病，小便闭，五日少腹胀，腰脊痛，胻痠。

【知要】五日而之肾也。

【语译】膀胱发病，则小便不通，五日后，膀胱病变传于肾，则小腹胀满，腰脊疼痛，小腿酸痛。

【内经】一日腹胀。

【知要】一日而之小肠。

【语译】一日后，肾脏病变传于小肠，则出现腹胀。

【内经】一日身体痛。

【知要】一日而之心，腑传脏也。心主血脉，故为身体痛。

【语译】又一日，小肠病变传于心，即从腑传于脏。因心主血脉，则出现身体疼痛。

【内经】二日不已，死。

【知要】心病不已，必复传金，故死。

【语译】再过二日不能治愈，心脏病变必定再传于肺金，则不治死亡。

【内经】冬鸡鸣，夏下晡。

【知要】丑、未时也，土能制水，故膀胱畏之。相传死期各有远近，脏有要害不同也，以次相传者必死，间一二脏或三四脏者，可以治矣。

【语译】在冬季是鸡鸣，即丑时死亡；在夏季是午后下晡，即未时死亡。这两个时辰土能制水，因而膀胱畏惧土令。相传病人的死期各有远近，脏腑各有要害不同，按次序相传的情况必定死亡，间隔一二脏或三四脏相传的，则可以治疗。

【按语】腑病的传变结果：胃病死亡于冬夏丑未之时，子午之后，湿土司化，则胃气失守而死；膀胱病变死亡于冬夏丑未之时，湿土司化，土能制水，则膀胱畏而受制。

第三十五篇：经气亡绝，五死症见；阴阳离绝，死在旦夕。

【内经】《灵枢·经脉篇》曰：手太阴气绝则皮毛焦。太阴者，行气温于皮毛者也，故气不荣则皮毛焦。皮毛焦则津液去皮节，津液去皮节者则爪枯毛折，毛折者则毛先死。丙笃丁死，火胜金也。

【知要】肺属金主气，为水之母，故其气绝则津液去，而爪枯毛折也。

【注释】

笃：病势危重。

【语译】《灵枢·经脉篇》说：手太阴肺经之脉气亡绝，则皮毛焦枯。肺金主气而为肾水津液之母，肺经具有行气与温润皮毛的功能，功能失常则气绝血不荣而皮毛焦枯。皮毛焦枯则津液从皮毛与爪节脱失，从而导致爪节枯损、毫毛脱落。毫毛脱落就是皮毛先枯死而肺气绝的征象。遇丙日则病势危重，遇丁日则死亡，因丙丁属火，则火克肺金。

【内经】手少阴气绝则脉不通。脉不通则血不流，血不流则髦色不泽，故其面黑如漆柴者，血先死。壬笃癸死，水胜火也。

【知要】心主血脉，故心绝则血先死，其症在髦色不泽，面黑如漆，水化见也。

【注释】

髦：指毛发。

【语译】手少阴心经之脉气亡绝，则脉流不通。心主血脉，心气绝则脉流不通，血气瘀滞而毛发面色不泽。面枯色黑如漆柴般，就是血脉先枯死而心气绝的征象，是水胜克火的表现。遇壬日病势危重，遇癸日则死亡，因壬癸属水，则水克心火。

【内经】足太阴气绝则脉不荣肌肉。唇舌者，肌肉之本也。脉不荣则肌肉软，肌肉软则舌萎人中满，人中满则唇反，唇反者肉先死。甲笃乙死，木胜土也。

【知要】脾主肌肉，故脾绝则肉先死，其症在舌萎、人中满，唇反也。

【语译】足太阴脾经之脉气亡绝，则血脉不能营养肌肉。脾主肌肉，脾气绝则血脉不营；嘴唇与舌头为肌肉之本，血脉不营则肌肉萎缩以致舌头萎缩及人中肿满，进而口唇外翻。口唇外翻就是肌肉先坏死而脾气绝的征象。遇甲日病势危重，遇乙日则死亡，因甲乙属木，则木克脾土。

【内经】足少阴气绝则骨枯。少阴者冬脉也，伏行而濡骨髓者也，故骨不濡则肉不能著也。骨肉不相亲则肉软却，肉软却故齿长而垢，发无泽。发无泽者，骨先死。戊笃己死，土胜水也。

【知要】肾属水，故为冬脉。肾主骨，故肾绝则骨先死。其症在骨肉不相亲附，则齿长而垢，精枯发无泽也。

【语译】足少阴肾经之脉气亡绝，则骨髓枯竭。肾经属水而为冬脉，伏行阴分运行血液而濡养骨髓；肾主骨，肾气绝则骨节不能受濡养而肌肉不能附着于骨，骨肉不相亲附则肌肉萎缩，以致齿长而生垢，头发无泽。头发无泽就是骨头先坏死而肾精枯气绝的征象。遇戊日病势危重，遇己日则死亡，因戊己属土，则土克肾水。

【内经】足厥阴气绝则筋绝。厥阴者肝脉也，肝者筋之合也，筋者聚于阴气，而脉络于舌本也，故脉弗荣则筋急，筋急则引舌与卵，故唇青舌卷卵缩，则筋先死。庚笃辛死，金胜木也。

【知要】聚于阴气，当作阴器。肝绝者筋先死。其症在唇青舌卷而卵缩囊蜷也。

【语译】足厥阴肝经之脉气亡绝，则筋萎缩而丧失功能。厥阴为肝经之脉，肝为筋之合，宗筋聚于阴器之处，而肝脉络属舌本。肝气绝则肝脉不能受滋养而筋拘急，从而牵引舌本与阴囊，出现唇青、舌卷、阴囊蜷缩的症状。唇青、舌卷、阴囊蜷缩，就是经筋先坏死而肝气绝的征象。遇庚日病势危重，遇辛日则死亡，因庚辛属金，则金克肝木。

【内经】五阴气俱绝则目系转，转则目晕。目晕者为志先死，志先死则远一日半死矣。

【知要】五脏之精上注于目，故五阴气绝则目转而晕，志先死矣。志藏于肾，真阴已竭，死在周日间耳。

【语译】五脏阴经之气全部亡绝，则目系转动，目眩则头晕。五脏之精气上注于目，五脏阴气亡绝则目眩头晕，这是肾之志已先死的征象。肾志先死则真阴已竭，至多一日半死亡。

【内经】六阳气绝则阴与阳相离，离则腠理发泄，绝汗乃出。故旦占夕死，夕占旦死。

【知要】阳气不能卫外而为固，则汗泄。绝汗者，其形如珠，凝而不流；或气喘不休，汗出如洗者是也。

【注释】

绝汗：《类经》注："汗本阴精，固于阳气，阳气绝则阴阳相离，而腠理不闭，脱汗乃出，其死在顷刻间也。"阴阳相离，则汗出如珠，凝而不流；或气喘不休，汗出如洗。

占：征兆，指死亡危象。

【语译】六腑阳脉之气亡绝，则阴经与阳经相分离。阳气亡绝则不能固摄体表而腠理不闭，汗泄如珠而凝结不流，或气喘不止而汗出如洗。阳绝汗泄，为虚脱危征。早上绝汗出则晚上死，晚上绝汗出则早上死。

第三十六篇：四时脏腑，脉症对应；阴阳相类，死期可预。

【内经】《阴阳类论》曰：冬三月之病，病合于阳者，至春正月脉有死征，皆归出春。

【知要】冬三月阴盛之时，而见阳病者，至春初阳气发动之令，脉必有死征矣。出春者，交夏也，阳病当阳盛，则亢极而不可免矣。

【注释】

归：结局，归宿。

【语译】《素问·阴阳类论》说：冬季三月阴盛之时的疾病，而偏现阳脉阳症，至春季正月，阳气萌动升发的季节，脉必出现死亡征兆。因为春季刚过而交于初夏，正当阳盛之时，阳病则达到亢盛之极，死亡不可避免。

【内经】冬三月之病，在理已尽，草与柳叶皆杀。

【知要】在理已尽，谓色脉形症皆无生理，则交春草色青、柳叶见，皆其死期也。

【注释】

在理已尽：《素问直解》曰：“理，里通。若冬三月之病，在里之精气已尽，则不能出春。”

【语译】冬季三月的疾病，根据色脉形症，精气已尽，已无生机，则交春之时，草色青而柳叶出现时，就是其死期。

【内经】春阴阳皆绝，期在孟春。

【知要】冬月之病，甫交春而阴阳皆绝，则不待仲季，即于孟春是其死期矣。阴绝者，脉形不至，阳绝者，脉形微细，或上不至关为阳绝，下不至关为阴绝。

【注释】

阴阳皆绝：《类经》曰："阴阳皆绝，谓阴中无阳，阳中无阴，彼此相绝，不交通也。病由冬月而春犹若此，是生气之竭也，短期当在孟春矣。"

【语译】冬季之病，才交春而阴阳都已亡绝，那么死期不待仲春，即在孟春之时。阴绝则为脉形不至，阳绝则为脉形微细；或阳绝指上不至关脉，阴绝指下不至关脉。

【内经】春三月之病，曰阳杀。

【知要】杀，音赛。阳气衰也，阳气方生之令，而阳气衰败，不能应令也。

【注释】

杀（shài）：衰减，凋零。

【语译】春季三月的疾病，称作阳杀，即阳气衰减之症。正当春季阳气生发的节令，而身体阳气衰败，则不能适应节令。

【内经】阴阳皆绝，期在草干。

【知要】春令木旺之症，而阴阳俱绝，至秋令草干之时，金胜木而死矣。

【语译】春令木旺之症，而阴阳都衰竭，死期当在草干的秋令之时，因为金胜克木。

【内经】夏三月之病，至阴不过十日。

【知要】《金匮真言论》曰脾为阴中之至阴，五脏六腑之本也。以至阴之脏而当阳极之时，苟犯死症，期在十日。

【注释】

至阴不过十日：《素问直解》曰："六月长夏，属于至阴，时当至阴，阳气尽浮于外。夏三月而病不愈，交于至阴，不过十日死。"

【语译】夏季三月的疾病，到长夏至阴之时脾病不愈，存活不过十日。《素问·金匮真言论》说，脾为阴中之至阴，是五脏六腑的根本。至阴之脾脏患病而正当至阴之时，阳气全部浮越于外，如果犯死症，死亡期限在十日左右。

【内经】阴阳交，期在溓水。

【知要】溓，音廉。阴阳交者。阴脉见于阳，则阳气失守，阳脉见于阴，则阴气失守。夏月而见此逆象，则仲秋溓水之期，不能保其生矣。

【注释】

溓（liǎn）：薄冰。《类经》曰："溓，音敛，清（qìng）也。"《广韵·琰韵》曰："溓，薄冰也。"《集韵·琰韵》曰："溓，冰，其薄者溓。"溓水，指仲秋水寒霜冻时节。

阴阳交：《素问直解》曰："若越长夏而至于秋，则为阴阳交；夏三月之病而交于秋，期在溓水而死。"

【语译】若过了长夏至阴而到了阳明秋季，夏季之病出现阳气失守或阴气失守的逆象，死期当在溓水，即仲秋水寒霜冻时节。

【内经】秋三月之病，三阳俱起，不治自已。

【知要】秋时阳气渐衰。阴气渐长，虽三阳之病俱起，而阳不胜阴，故自已。

【语译】秋季三月的疾病，即使太阳、阳明、少阳之病一同发病，然而秋时阳气已经渐渐衰减，阴气渐渐生长，阳不胜阴，可以不治自愈。

【内经】阴阳交合者，立不能坐，坐不能起。

【知要】阴阳交合者，阴阳合病也。起坐不能者，屈伸不利也。

【注释】

阴阳交合：《类经》曰：“秋气将敛未敛，故有阴阳交合为病者，则或精或气必有所伤，而致动止不利。盖阳胜阴，故立不能坐；阴胜阳，故坐不能起。”

【语译】阴阳不和，交合而生病，或能站而不能坐，或能坐而不能起，关节屈伸不利。

【内经】三阳独至，期在石水。

【知要】阳当作阴。阴病而当阴盛，则孤阴不生矣。冰坚如石之候，不能再生，即上文三阳俱起，不治自愈。下文二阴；期在盛水，则此为三阴无疑。

【注释】

三阳：即太阳。《素问直解》曰：“太阳为水府（腑），少阴为水藏（脏）。死于冬之石水，金不生水也；死于春之盛水，水不生木也。”

石水：冰坚如石的寒冬之时。

【语译】如果太阳经之气独至，有阳无阴，则孤阳不生，死期在石水，即冰坚如石的寒冬之时。

【按语】此论太阳膀胱经之病的死期。

【内经】二阴独至，期在盛水。

【知要】二阴病比之三阴病者差缓焉、故期在盛水。盛水者，正月雨水也。

【注释】

盛水：正月雨水之时。

【语译】如果少阴经之气独至，死期较缓，则在盛水，即正月雨水之时。

【按语】此论少阴肾经之病的死期。

第三十七篇：六经气绝，不治而亡。

【内经】《诊要经终论》曰：太阳之脉，其终也，戴眼，反折，瘛疭，其色白，绝汗乃出，出则死矣。

【知要】戴眼者，目睛仰视而不能转也。反折者，腰脊反张也，筋急曰瘛，筋缓曰疭。绝汗者，汗出如油也，足太阳之脉起于目内 ，上额交巅入络脑，下项夹脊抵腰中，下至足之小指。手太阳之脉起于小指之端，循臂上肩，其支者循颈上颊，至目之外眦，故其病如此。又太阳为三阳之表，故主色白汗出。

【注释】

戴眼：目睛仰视而不能转。

巅：山顶，头顶。

绝汗：王冰注："谓汗暴出如珠而不流，旋复干也。"

【语译】《素问·诊要经终论》说：足太阳膀胱经之脉起于目内眦，上行至额头而交结于头顶入内络脑，下行于颈后而夹脊抵达于腰中，下至于脚的小趾；手太阳小肠经之脉起于小趾之端，循行臂上至肩，其支脉循行颈部而上至于面颊，到达目外眦。因而手足太阳经的脉气亡绝，则出现眼珠仰视而不能转，腰脊反张，筋脉痉挛的症状。太阳经为三阳经之表，主色白而汗出，所以其脉气亡绝，则面色发白，身出绝汗，绝汗一出则死则无治。

【内经】少阳终者，耳聋，百节皆纵，目瞏绝系，绝系一日半死。其死也，色先青白，乃死矣。

【知要】手足少阳之脉皆入于耳中，亦皆至于目锐眦，故为耳聋目瞏也。瞏者，直视如惊也。因少阳之系绝，不能旋转也，胆应筋，故百节纵也。木之色青，金之色白，金木相贼，则青白先见矣。

【注释】

瞏（qióng）：同瞏，《说文·目部》曰："瞏，目惊视也。"王冰注："瞏，谓直视如惊貌。"

绝系：一作系绝，即目系绝，目内深处精气绝，不能旋转。

【语译】手少阳三焦经与足少阳胆经之脉皆入而络属于耳中，也到达目锐眦，因而少阳经的脉气亡绝，则出现耳聋，眼睛惊视而目系气绝；少阳经之系绝，则气机不能升降旋转，胆应筋，所以诸关节都弛纵，目系气绝一日半后死亡。临死时面色先出现青白色，因木之色为青而金之色为白，金木相克的缘故。

【内经】阳明终者，口目动作，善惊妄言，色黄，其上下经盛，不仁则终矣。

【知要】手足阳明之脉皆挟口入目，故口目动作也。闻木音则惕然而惊，是阳明善惊也。骂詈不辨亲疏，是阳明妄言也。黄者，土色外见也。上下经盛，谓头颈、手足阳明之脉皆躁动而盛，是胃之败也。不知痛痒，谓之不仁，是肌肉之败也。

【语译】手阳明大肠经与足阳明胃经之脉皆夹口而入目，因而阳明经的脉气亡绝，则出现口动目颤，闻木音而怵然心惊，不分亲疏而胡乱骂人的症状。胃土已衰败，则面色外现黄色，头颈、手足阳明经之脉都严重躁动，不知痛痒而肌肉腐烂，最终死亡。

【内经】少阴终者，面黑齿长而垢，腹胀闭，上下不通而终矣。

【知要】手少阴气绝则血败，足少阴气绝则色如炲，故面黑也。肾主骨，齿者骨之余，故齿不固而垢也。手少阴之脉下膈络小肠，足少阴之脉络膀胱贯肝膈，故为腹胀闭，上下不通，是心肾不交也。

【注释】

炲（tái）：同炱，火烟凝积成的黑灰。

【语译】手少阴心经之脉气绝则血败，足少阴肾经之脉气绝则色如火烟黑灰而面黑。肾主骨，肾衰则作为骨之余的牙齿松动不固而出现污垢。手少阴心经之脉下行于横膈而络属小肠，足少阴肾经之脉络属膀胱而贯行于肝与横膈，心肾不交则产生腹部胀闭，上下不通，最终死亡。

【内经】太阴终者，腹胀闭不得息，善噫善呕，呕则逆，逆则面赤，不逆则上下不通，不通则面黑皮毛焦而终矣。

【知要】足太阴脉入腹属脾，故为腹胀闭。手太阴脉上膈属肺而主呼吸，故不得息。惟胀闭不得息，故为噫为呕。气逆于上，故面赤。不逆则脾之地气不上升，肺之天气不下降。上下不通者，天地不交也。脾败无以制水，故面黑。肺败不能主气，故皮毛焦也。

【语译】足太阴脾经之脉入于腹部而络属脾脏，手太阴肺经之脉上行于横膈络属肺脏而主呼吸。因而太阴经的脉气亡绝，则出现腹部胀闭，不能呼吸，继而时常嗳气作呕。呕则气上逆，从而面色通红；气不逆则又脾之地气不上升而肺之天气不下降，天地不交而上下不通，脾败无法制水而面色黧黑，肺败不能主气而皮毛焦枯，最终死亡。

【内经】厥阴终者，中热嗌干，善溺心烦，甚则舌卷卵上缩而终矣。

【知要】手厥阴心主之脉起于胸中，出属心包络，下膈，历络三焦；足厥阴肝脉循喉咙之后，上入颃颡，其下者循股阴，入毛中过阴器，故为中热嗌干、善溺心烦等症。舌者心之官也，肝者筋之合也，筋者聚于阴器，而脉络于舌本，故甚则舌卷卵缩也。

【语译】手厥阴心包经之脉起于胸中，络属心包络，下行于横膈，历经上中下而络属三焦；足厥阴肝经之脉循行于喉咙之后，上行入于咽喉上腭处，肝经的下行部分顺循大腿内侧，进入毛中经过阴器。因而厥阴经的脉气亡绝，则身中热而咽喉干，出现多尿、心烦等症。因舌为心之官，肝为筋之合，宗筋会聚于阴器，而经脉连接舌本，所以严重时则舌头卷缩，阴器上缩，最终死亡。

【薛注】

愚按：人之有病，犹树之有蠹也。病之有能，犹蠹之所在也。不知蠹之所在，遍树而斫之，蠹未必除而树先槁矣。不知病之所在，广络而治之，病未必去而命先尽矣。故病能至赜，即较若列眉，犹惧或失之，病能未彰而试之药饵，吾不忍言也。世医矜家传之秘，时医夸历症之多，悻悻卖俗而不知其非。叩之三因之自与其所变，翻以力赘，是不欲知蠹之所在，而弟思斫树以为功者，嘻！亦惨矣。

【注释】

能：同态（態），指症状。

至赜（zé）：极其幽深奥妙。

较若：同皎若，清楚明显的样子。

矜：自恃。

悻悻：刚愎傲慢貌。

翻：反而，却。

赘：添加，附着，赘述。

弟：姑且，仅仅。

【语译】薛雪总结《病能》篇：人有疾病，犹如树有蛀虫。疾病有其症状，犹如蛀虫的存在状态。不知蛀虫的所在位置，将整棵树全部砍伐，蛀虫未必除去而树先枯槁了。不知疾病的所在位置，包罗广治，疾病未必除去而性命先耗尽了。所以病症极其幽深奥妙，即使清楚了然如列眉一般，还是会担心有失误的地方；若病症不清楚而用药物作为试探，其后果我则不忍心说了。世传医生自恃是家传秘方，当世医生夸海口说历验病症之多，刚愎自用而卖弄于世俗却不知其过。询问其疾病所来之三因与其病变，却极力冗余赘述而实不能知，这就如同不想找到蛀虫之所在位置，而只想着把树砍伐了以求功效，唉！如果是这样，也太惨了。